U0115703

四库全书

中医眼科 证方药类注（下）

主编　魏琛琳　庞荣

副主编　徐小乔　杨斯钫　魏顺利　赵婉婷　徐靖知

编委　赵力瑶　刘倩　刘江英　令狐雅琪
　　　谢欣然　尹诗涵　吴俊　邓倩倩
　　　许墨芃菲　朱怿　李文静　阳馨慧
　　　郑可璇　乔媛　高辉　李焕丽
　　　路阿慧　杨介川　寇惟妙　宫伟彦
　　　陈思宇　杜伟

全国百佳图书出版单位

中国中医药出版社

·北京·

图书在版编目（CIP）数据

四库全书中医眼科证方药类注 . 下 / 魏琛琳，庞荣
主编 . -- 北京：中国中医药出版社，2024.4
　ISBN 978-7-5132-8629-9

　Ⅰ . ①四… Ⅱ . ①魏… ②庞… Ⅲ . ①眼病—中草药
Ⅳ . ① R988.1

中国国家版本馆 CIP 数据核字 (2023) 第 251388 号

中国中医药出版社出版
北京经济技术开发区科创十三街 31 号院二区 8 号楼
邮政编码　100176
传真　010-64405721
三河市同力彩印有限公司印刷
各地新华书店经销

开本 710×1000　1/16　印张 24　彩插 0.25　字数 369 千字
2024 年 4 月第 1 版　2024 年 4 月第 1 次印刷
书号　ISBN 978 - 7 - 5132 - 8629 - 9

定价　129.00 元
网址　www.cptcm.com

服 务 热 线　010-64405510
购 书 热 线　010-89535836
维 权 打 假　010-64405753

微信服务号　zgzyycbs
微商城网址　https://kdt.im/LIdUGr
官 方 微 博　http://e.weibo.com/cptcm
天猫旗舰店网址　https://zgzyycbs.tmall.com

如有印装质量问题请与本社出版部联系（010-64405510）

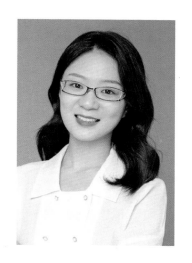

魏琛琳，西安交通大学人文学院副教授，研究生导师。本科就读于厦门大学人文学院、硕士就读于中国人民大学文学院，博士毕业于香港大学中文学院。2018 年入选中国博士后国际交流计划"引进项目"，2019 年被评为西安交通大学"青年优秀人才支持计划"A 类。目前，已主持国家社会科学基金、教育部项目、西安交通大学校级科研项目多项。在《中国文学研究》《中国比较文学》《中国出版》《人大复印资料（全文转载）》《明清小说研究》《国际汉学》等 CSSCI 权威期刊发表论文多篇。

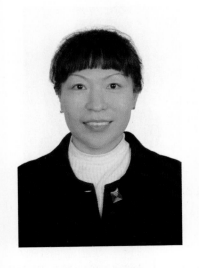

庞荣，中医眼科副主任医师，国家首批中医流派传承工作室河北庞氏眼科流派传承工作室负责人，采用中医药、针刺等方法治疗角膜炎、虹膜睫状体炎、麻痹性斜视、上睑下垂、视神经炎、视神经萎缩、视网膜中央静脉动脉阻塞、中心性视网膜脉络膜病变、糖尿病性视网膜病变等疑难疑难眼病。在国家及省级刊物上发表学术论文30余篇。承担河北省中医药管理局科研课题，名称"培土健肌方配合针刺四穴八针治疗麻痹性斜视研究"，荣获河北省中医药学会科学技术一等奖；"庞赞襄辨证治疗糖尿病性视网膜病变传承研究"，荣获河北省中医药学会科学技术二等奖。主编《庞氏中医眼科学术思想传承研究》《庞赞襄中医眼科验案精选》《实用中医眼科学》和《农村急病防治》，并参编《中小学生眼病防治300问》《五官科金方》等眼科类书籍数部。

整理说明

　　本书以《四库全书》《续修四库全书》子部医家类中医眼科文献证、方、药内容为主，整理所用底本为台湾商务印书馆出版之《景印文渊阁四库全书》及上海古籍出版社印行之《续修四库全书》所收中医眼科古籍文献影印本。其中，《银海精微》二卷，据清内府藏本抄录而成，业经太医院医官姜晟、编修仓圣脉等人校勘；《秘传眼科龙木医书总论》十卷，据辽宁图书馆藏明万历三年（1575）刻本影印，不题撰著之人，前有万历三年广东按察司金事王问所撰《龙木集序》，后附《葆光道人秘传眼科》一卷；《秘传眼科全书》六卷，据上海图书馆藏日本宽政三年（1791）刻本影印，题为"武夷精眼科后学晴峰袁学渊辑著"；《一草亭目科全书》一卷，据上海图书馆藏清康熙五十一年（1712）颍川鹿氏刻本影印，题为"清江博望邓苑自撰"；《傅氏眼科审视瑶函》六卷、卷首一卷、医案一卷，据湖南图书馆藏明崇祯十七年（1644）刻本影印，题为"秣陵傅仁宇允科纂辑"；《校刊目经大成》三卷、卷首一卷，据山东图书馆藏清嘉庆二十二年（1817）达道堂刻本影印，题为"卢汀不尘子黄庭镜燕台氏笔乘"。

　　《银海精微》旧题为唐孙思邈撰，但《四库全书总目提要》谓其"唐、宋艺文志皆不著录，思邈本传亦不言有是书"，兼以考论"银海"之典故，或出于苏轼《雪诗》"冻合玉楼寒起粟，光摇银海眩生花"句，而据王安石之说，谓道书以肩为玉楼，目为银海，故该书"为宋以后书明矣"。后世持此论者颇众，并据《银海精微》内容、著录情况及与《医方大成论》《明目至宝》《秘传眼科龙木医书总论》的关系进行详细论证，认为是书成于宋元间或元末明初。然而，《银海精微》内容驳杂，观点亦时或矛盾，似非出于一时一人之手，应为世代累积而成。《秘传眼科龙木医书总论》异名颇多，后人常以《龙木论》称之，其内容与北宋《崇文总目》、元代脱脱《宋史·艺文志》著录之一卷本《龙树眼论》及晁公武《读书后志》卷二著录之三卷本《龙树眼论》关系匪浅，当是宋元间医家基于两书并借鉴唐代刘皓《眼论审的歌》、宋陈言《三因极一病证方论》、许叔微《普济本事方》、王璆《是斋百一选方》、王惟一《铜人腧穴针灸图经》及《太平惠民和剂局方》等书内容增辑而成，亦非一时一人而成，这与《银海精微》的成书过程颇为类似。《银海精微》与《龙木论》不仅在眼科证名上颇多重复、相近之处，呈现出明显的学术渊源关系，而且《银海精微》多次提及"龙木"，犹足见其与《龙木论》的继承关系。《秘传眼科全书》的内容乃是承袭《龙木论》和《银海精微》两书而成，其中关于七十二证的分法即本乎《龙木论》，在具体病证的论述上则多取自《银海精微》。

《傅氏眼科审视瑶函》（简称《审视瑶函》）《校刊目经大成》（简称《目经大成》）都是撰者结合自己的临床实践，对此前中医眼科学的成就详加辨析后而成的眼科专著。两者不仅在编写体例、证名归纳等方面有着明显的学术渊源，而且关于病证的论述亦颇多相似者。两者更为明显的学术继承关系还体现于《目经大成》的作者黄庭镜对《审视瑶函》内容的批评纠谬上。如"暴风客热"条谓："《瑶函》既曰暴风，却从轻论，又曰客热，不教人急治，意欲将医病两家，皆勒令无目，可谓忍矣。""黄液上冲"条谓："是证诸书皆曰黄膜上冲，傅氏本专家，所辑眼科曰《瑶函》，曰《大全》，似无出其右者，曷亦相因称膜？不尘特正之曰液，盖液类浆水，比喻恰切。"黄氏对《审视瑶函》虽有所批驳，然亦承认"事贵先资，《瑶函》其可诋毁乎哉"。此外，黄氏对《审视瑶函》所持"五运六气"说及自《龙木论》以来诸眼科文献秉承之"五论八廓"说亦多有发挥。他还创新地运用明代张景岳所列"八阵"方，将治眼方药分为补、和、攻、散、寒、热、固、因等八类，并主张根据病证具体表现选择八阵药方"删易合式"，从而对证下药。《目经大成》继承了《审视瑶函》及此前中医眼科发展的成就，并加以发挥，对中医眼科学的发展有着不可忽视的作用。

综上，《银海精微》《秘传眼科龙木医书总论》《秘传眼科全书》《审视瑶函》《目经大成》有着明显的学术传承关系，对考察中医眼科学流变脉络大有裨益。此次出版分为上、下两册。上册收录《银海精微》《秘传眼科龙木医书总论》《秘传眼科全书》，下册收录《审视瑶函》《目经大成》。而

《一草亭目科全书》以其主于方药的汇编而对眼科病证少有论述，且与其他五书学术渊源不大，故单独编排，将其编入上册。据此，通过对上下册进行前后汇编，对照阅读，既可以互为考订文本之依据，又可以明见其内容异同，彰显着"辨章学术，考镜源流"的文献学价值。

现将下册《审视瑶函》《目经大成》的内容和学术特点分别介绍如下：

一、《审视瑶函》

《审视瑶函》，又名《傅氏眼科审视瑶函》《眼科大全》《审视瑶函眼科大全》，乃明末眼科医家傅仁宇及其子傅国栋、婿张文凯先后编集增补而成。据傅氏子国栋自序及凡例，此书是其父子在汇集前代眼科医书医方的基础上，结合家传及临床经验，"奕叶钻研，经历三十余载"，而后"芟繁辑简""博综而辑订之"乃成。日本丹波元胤《医籍考》卷六十八载清康熙中王协所刊无名氏《眼科全书》三卷、《青囊完璧》七卷及王氏所撰两书之序。王序谓《眼科全书》《青囊完璧》二书实为一书，而"傅氏全窃此书，改头换面"，将原书一百六十证改为一百八证；又云"傅氏之子，亦明季专门世业士，名于一时者，其论说中非无一二发明采取"。据此，则傅氏《审视瑶函》当有蓝本，虽出于汇集重编，但不无发明，"全窃"之说未免失之偏颇。

全书六卷，分礼、乐、射、御、书、数六集，定眼疾为108证。卷首列前贤医案二十四例，并五轮八廓、五运六气等图说、歌括。卷一则以"目为至宝论""识病辨证详明金玉赋"，分别阐述眼部解剖生理及眼证病因，推崇"五轮八廓"说，主张内外兼治，强调摄生预防。卷二重点论述眼病病因、病机，所录23篇议论大部采自《原机启微》淫热反克之病、阳衰不能抗阴之病等18节原文、方药。卷三至卷六以眼科病证为目，分载眼病108证及其证治，列方二百九十余首，每证之前先列歌括，概述病因、症状、治疗等，其证候描述多采自王肯堂《证治准绳》；并附针灸要穴及图像，载"秘制点眼丹药诸方"，对35个外用方制法、用法作了详细介绍。本书在继承前人眼科理论、治眼经验的基础上，又有所发展，如从经络学说角度认识和解决八廓的临床应用问题，重视针灸与外用眼药的配制与应用，反对滥用寒凉，力主开通明目，颇切合临床实用，可谓眼科专著中内容丰富、条理详备者。

二、《目经大成》

《目经大成》初名《不尘子笔乘》，乃清代闽中眼科医家黄庭镜所著，全书三卷。其《凡例》云："上卷立论，中卷考证，下卷类方，论未明详于症，症未明释于方。"每卷又分上下，另有卷首一卷。卷首载五运六气、五轮主属定位、八廓分属定位、开导针穴、针割钩烙图式用法等图表十一幅，对眼部生理结构、脏腑主属及病变等均有论述。卷一列医论四十余篇，对眼证相关医理学说详加辨析，并附外治点药十九方；卷二专述病证病因，列病因十二条，辨眼证八十一证，并附"似因非症"八条，诸病症后均详述治验方法及部分医案：卷三则仿张景岳"八阵"之例，分阵以统目疾方剂，计二百二十九首。卷三则仿明张介宾《景岳全书》"八阵"之例，列"补阵"四十五方，"和阵"三十三方，"寒阵"三十七方，"热阵"十九方，"攻阵"十九方，"散阵"二十九方，"固阵"十三方，"因阵"三十三方，分阵以统治目剂，合二百二十八方，另有"和阵"六郁汤一方附越鞠丸下，实得二百二十九方。

黄氏重视钩割针烙等手术疗法，不仅对眼科手术器械详加描绘，还对内外诸障、胬肉攀睛、黄液上冲等眼病手术操作步骤方法、术后调摄等内容进行了详实的阐述，总结了审机、点睛、射覆、探骊、扰海、卷帘、圆镜、完璧等针拨八法，为眼科手术确立操作规范。此外，该书还发挥了五轮八廓学说，强调端正医风与详细记录病历，并根据自身临床经验对《审视瑶函》等著作进行正误。《中国医学大成续集·目经大成提要》谓是书"能穷源竟委，阐幽发微，洵眼科学之第一要书也"，确为的评。

本编旨在收录与目疾相关之证、方、药等具体证治内容，而《审视瑶函》前两卷、《目经大成》卷之一多论述眼科病机病理病因等基础理论，与本编所收无甚关涉，故未予收录。本书以标点、考订、注释为主，前二者意在理清文本、辨析文义，而以考订为主；后者主于分析概念、疏解疑难，而以注释为宗。具体言之，凡诸错疏易致误处，皆考证以前后文义、行文规范及他书有所著录者而订正之，故谓之"考订"；凡诸中医相关概念、疑难须疏解处、典故须释义处、引用诸书之出处及部分歌诀所用词曲牌名须特别注明处，皆参考古今书籍详加阐释，故谓之"注释"。除此之外，本书于难字、僻字处，均酌情加以注音及解释。

鄙陋浅识，难免于穿凿附会，敢效献曝之忱，用博大方一粲。倘有舛讹，敬祈明教！

《四库全书中医眼科证方药类注》编委会

2023年12月

凡例

一、凡诸中药名与今通行有异者，主要依据《中华人民共和国药典（2020年版）》，并参照《中药大辞典（第二版）》《全国中草药汇编（第二版）》加以规范，不再出注。

二、凡诸繁体字、异体字、古今字、通假字、错别字，主要依据《通用规范汉字表》，并参考历代韵书、字书及今通用字形加以规范。除个别有必要备陈考订以规范之依据者，余皆径改，不再出注。

三、凡诸原文损渺致阙、漫漶不辨处，权以□为标识，如考订后足资增补者，则径以补正，并出注备陈考订依据，语如"原文'某'字漫漶，据某校补"。

四、凡诸原文讹误、脱略、衍出、颠倒处，能定其是非则于正文径改，并出注以存原文及说明考订依据，语如"原文作'某'，据某，当作'某'""原文脱'某'字，据某补""原文'某'前后衍'某'字，据某删""原文'某'字倒入'某'前后，据某改"；存疑则保留原文，亦出注以详列质疑依据及略陈一己之见，语如"据某，疑作'某'""某云'某'，疑作'某'"。

五、凡诸原文病证内所言宜服之方与本症所附方异名处，据各医籍同方方名及今通行方名加以规范，并出注以存原文，语如"原文作'某'，据某，当作'某'"。

六、凡诸关于文字的考订，除参考同类古籍文献、前后文义加以论证外，亦必依据字书、韵书详加考证，是者正之、疑者阙如；关于文义的考订，则以前后文义、行文规范及他书有所著录者为依据加以订正。

七、凡诸原文与他书可资考订之文句互异而无碍于理解处，皆以本书原文为正而留存之。凡诸原文引句与引文原出处句有别处，保留本书引文，并出注备陈引文原出处句，以明其间异同。

八、凡诸原文竖排作"右"以标识前文者，皆依横排规范径改为"上"字。

九、凡诸考释皆详其出处，力求信而有征；如所注之考订依据一致而次第相承者，仅于首次详出来历，而其后皆以"据上"略言之。

十、凡诸考释所引书籍，如为古刻本，则于注中首次出现时详列编著者、书名、卷数、条目，后之同书不再列编著者，余如故；如为现代出版物，除前述所列项目，还将于考释所引句后加列版权信息、页码等，并以圆括号标识之。

十一、凡诸原文事涉迷信鬼神，而与眼科证方药关系不紧要者，径删之。

目 录

目经大成

审视瑶函

明·傅仁宇

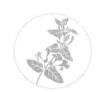

卷三 运气①原证

按《内经》：时行暴热，天气亢和，燥火犯淫，邪风所侮，民病目赤。大要有三：一曰风助火郁于上。经云：少阴司天之政②，风胜。初之气，阳气布，风乃行，寒气时至，气郁于上而热，目赤。经云：少阳司天之政③。二曰火胜，二之气，候乃大温，其病气拂于上，目赤。三曰燥邪伤肝，三之气，岁金太过，燥气流行。经云：阳明司天④。燥气下临，肝气上从，胁痛而目赤。虽其间病有不同，大要不出此三候也。

目痛

经云有二：一谓目眦白眼痛，一谓目珠黑眼痛。盖目眦白眼疼属阳，故昼则痛甚，点苦寒药则效，经所谓"白眼赤脉法于阳"故也；目珠黑眼痛属阴，故夜则痛甚，点苦寒药则反剧，经所谓"瞳子黑眼法于阴"故也。凡目痛皆属于热之所致，烦躁者气随火升也。东垣云：元气虚损而热，轻手扪之，热在皮毛血脉也；重手按之，筋骨热甚者，热在筋骨也；不轻不重而热，热在肌肉也。又云：昼则发热，夜则安静，是阳气自热于阳分也；昼则安静，夜则发热烦躁，是阳气下陷入阴中也，名曰热入血室；昼夜发热，是重阳无阴也，亟泻其阳，峻补其阴也。

天行赤热症

天行赤热，时气流行。三焦浮燥，泪涩睛疼。或椒疮沙擦，或怕热羞明。或一目而传两目，或七日自清宁。

① 运气：指五运六气。五运者，五行之气也，甲己岁土运，乙庚岁金运，丙辛岁水运，丁壬岁木运，戊癸岁火运；六气者，寒暑燥湿风热，而三阴三阳上应之，是有厥阴风木之气、少阴君火热之气、少阳相火暑之气、太阴湿土之气、阳明燥金之气、太阳寒水之气。
② 少阴司天之政：谓地支子午之年少阴司天，主宣布热气。
③ 少阳司天之政：谓地支寅申之年少阳司天，主宣布暑气；政犹言政令，谓司天职责所主。
④ 阳明司天：谓地支卯酉之年阳明司天，主宣布燥气。

往往尔我相惑①，因虚被火熏蒸。虽曰浅病，亦弗为轻。倘犯禁戒，变症蜂生。要分虚实，须辨六经。

此症目赤痛，或胞肿头重、怕日羞明、泪涕交流等病，一家之内，一里之中，往往老幼相传。然有虚实轻重不同，亦因人之虚实、时气之轻重若何，各随其所受，而分经络以发。病有轻重，不可概言，此章专为天时流行热邪感染。人或素有目疾，及痰火热病、水少元虚者，尔我传染不一。若感染轻而本源清，邪不胜正者，七日自愈。盖火数七，故七日火气尽而愈。七日不愈，而有二七者，乃再传也。二七不退者，必其触犯及本虚之故，须防变生他症矣。宜服驱风散热饮子。

驱风散热饮子

连翘　牛蒡子炒,研　羌活　苏薄荷　大黄酒浸　赤芍药　防风　当归尾甘草少许　山栀仁　川芎各等分

上锉剂，白水二钟，煎至一钟，去滓，食远热服。少阳经加柴胡，少阴经加黄连。

桑白皮散　治肺气壅塞，热毒上攻眼目，白睛肿胀，日夜疼痛，心胸烦闷。

旋覆花　枳壳　杏仁去皮尖　桑白皮　天花粉　玄参　甘草　甜葶苈甘菊花　防风　黄芩各等分

上为末。每服四钱，水一钟半，生姜三片，煎至八分，去滓，食后温服。

泻热黄连汤　见卷二②。按此手少阴、太阴，足阳明、少阳、少阴之药也。

---

① 惑：原文作"或"，同"惑"，迷乱貌，犹言交相窜乱而感染。北魏《元子直墓志》铭文部分末二行"惑寿惑夭"，惑即作"或"。（毛远明《汉魏六朝碑刻校注》第5册，线装书局2008年版，第282页）另见秦公《碑别字新编》第201页"惑"条。按，据本症"往往老幼相传""尔我传染不一""此章专为天时流行热邪感染"及"感染轻而本源清"诸句文义，"或"亦或即"感"字之讹；美国国会图书馆藏清文秀堂刻本、普林斯顿大学葛思德东方图书馆藏清醉耕堂刻本，皆作"感"。
② 见卷二：同书卷二"阴弱不能配阳之病"条附"东垣泻热黄连汤"。
东垣泻热黄连汤　治眼暴发赤肿疼痛。
黄连酒制　黄芩酒制　草龙胆　生地黄各五分　升麻　柴胡七分
上锉剂，水二钟，煎至一钟，去滓，午时食前热服。午后服之，则阳逆不行；临睡休服，为反助阳也。
上方治主、治客之剂也。治主者，升麻主脾胃、柴胡行肝经为君，生地黄凉血为臣，为阳明、太阴、厥阴多血故也。治客者，黄连、黄芩皆疗湿热为佐，龙胆草专除眼中诸疾为使，为诸湿热俱从外来为客也。

暴风客热症

暴风客热忽然猖，胞胀头疼泪似汤。

寒热往来多鼻塞，目中沙涩痛难当。

此症非天行赤热，尔我感染，并寒热似疟。病发则目痛，以及肿胀如杯，久积退迟之比也。乃素养^①不清，燥急劳苦，客感风热，卒然而发也。有肿胀，乃风热夹攻，火在血分^②之故，治亦易退，宜服局方洗心散。

局方洗心散 热胜者服。治风壅壮热，头目昏痛，肩背拘急，肢节烦疼；热气上冲，口苦唇焦，咽喉肿痛，痰涎壅滞，涕唾稠黏，心神烦躁，眼涩睛疼；及寒热不调，鼻塞声重，咽干多渴，五心烦热，小便赤涩，大便秘涩，并宜服之。

荆芥穗　甘草　当归　大黄煨　赤芍药　麻黄各六钱　白术五钱

上为末，每服二三钱，生姜薄荷汤煎服。

以白术合大黄入心，故名"洗心"；而从以麻黄、荆芥，亦是表里药。

洗肝散 风热俱胜者服，治风毒上攻，暴作目赤，肿痛难开，隐涩^③，眵泪交流。

薄荷叶　当归　羌活　甘草炙　山栀仁炒　防风　大黄　川芎

上等分为末，每服二三钱，食远沸汤调下。

---

① 素养：谓日常调养所用之饮食及所接触之外部环境。素，平素、日常也；养，调理之所需也。又佛家以无肉为素养。
② 血分：犹言经络，以血行经络故也，亦泛称人体内循环运行之血液；凡病邪在血者，皆可谓之血分。
③ 隐涩：谓目生隐疹而致磣涩。《广韵》卷三"隐第十九"韵"瘾"条："瘾胗，皮外小起。"《集韵》卷五"隐第十九"韵"瘾瘟"条："瘾胗，皮小起貌。"瘾瘟，同字而异体；胗，通"疹"。清代吴谦等编《御纂医宗金鉴》卷五十九"编辑痘疹心法要诀"下"疹门"之"瘾疹"条注云："瘾疹者，乃心火灼于肺金，又兼外受风湿而成也。发必多痒，色则红赤，隐隐于皮肤之中，故名曰瘾疹。"

羌活胜风汤　风胜者服，见卷二[①]。

火胀大头症

风火炎炎炽六阳，面浮脑肿泪如汤。

羞明赤涩头疼痛，晓夜无宁不可当。

此症目赤痛，而头面浮肿，皮内燥赤也。状若大头伤寒，夏月多有此患。有湿热、风热，湿热多泪而皮烂，风热多胀痛而憎寒。若失治则血滞于内，虽得肿消，而目必有变病矣。宜服普济消毒饮。

普济消毒饮　罗谦甫云：先师监济源[②]税时，四月，民多疫疾。初觉憎[③]寒体重，次传头面肿盛，目不能开，上喘，咽喉不利，舌干口燥，俗云大头天行。亲戚不相访问，染之多不救。先师曰，夫身半以上，天之气也，身半以下，地之气也。此邪热客于心肺之间，上攻头目，而为肿盛。

黄连　黄芩各五钱　白僵蚕炒，一钱　鼠黏子　连翘　橘红　板蓝根　黑玄参　柴胡　桔梗　甘草梢生用　马屁勃　升麻各二钱　人参三钱

上为末，半用沸汤调，时时服之，半用炼蜜为丸，噙化之。

上方以黄芩、黄连味苦寒，泻心肺间热，为君。橘红味苦平，玄参、柴胡苦寒，解利诸毒；生甘草甘寒，泻火；人参甘温，补气，为臣。连翘、鼠黏子味辛平，板蓝根味苦寒，马屁勃、白僵蚕、升麻味苦平微寒，行少

---

① 　见卷二：同书卷二"风热不制之病"条附"羌活胜风汤"。
羌活胜风汤　风胜者服，兼治眵多眵燥、紧涩羞明、赤脉贯睛、头痛鼻塞、肿胀涕泪、脑巅沉重、眉骨酸疼，外翳如云雾丝缕、秤星螺盖。
柴胡七分　黄芩　白术各六分　荆芥穗　枳壳　川芎　白芷　川羌活　防风　独活　前胡　苏薄荷各五分
桔梗　甘草各三分
上锉剂，白水二钟，煎至八分，去滓，食后热服。
上方为风热不制而作也。夫窍不利者，皆脾胃不足之证。故先以枳壳、白术调治胃气为君；羌活、川芎、白芷、独活、防风、前胡诸治风药，皆主升发为臣；桔梗除寒热，薄荷、荆芥清利上焦，甘草和百药，为佐；柴胡解热，行少阳厥阴经，黄芩疗上热，主目中赤肿，为使。又治伤寒愈后之病。热服者，热性炎上，令在上散，不令流下也。生翳者，随翳所见经络加药。翳凡自内眦而出者，加蔓荆子，治太阳经；加苍术，去小肠、膀胱之湿。内眦者，手太阳、足太阳之属也。自锐眦而入、客主人斜下者，皆用龙胆草，为胆草味苦，与胆味合；少加人参，益三焦之气；加藁本，乃太阳经风药。锐眦客主人者，足少阳、手少阳、手太阳之属也。凡自目系而下者，倍加柴胡，行肝气；加黄连，泻心火。目系者，足厥阴、手少阴之属也。自抵过而上者，加木通，导小肠中热；五味子，酸以收敛。抵过者，手太阳之属也。
② 　济源：今河南济源市，金代为河东南路孟州济源县，见《金史·志第七·地理下》卷二十六"河东南路"之"孟州"条。金李杲撰、元罗天益集《东垣试效方》卷九"杂方门"下"时毒治验"条："泰和二年，先师以进纳监济源税。"（《金元四大家医学全书》，天津科学技术出版社1994年版，第732页）李杲，号东垣，金元时名医；罗天益，字谦甫，东垣高弟；泰和二年，金章宗完颜璟之年号。
③ 　憎：原文作"增"，据文义改。

阳、阳明二经气不得伸。桔梗味苦辛温，为舟楫，不令下行。

或加防风、苏薄荷、川芎、当归身，㕮咀，如麻豆大。每服五钱，水二钟，煎至一钟，去滓，温热，食后时时服之。如大便硬，加酒制大黄一钱或二钱以利之；肿势甚，宜砭刺之。

愚按，时行疫疾，虽由热毒所染，其气实之人，下之可愈。气虚者概下之，鲜不危殆。故东垣先生制为此方，以救气虚者，其惠溥[1]矣。

住痛解毒丸

硼砂五钱　没药五钱　川芎　荆芥穗　朴硝　白芷　石膏　家菊花各一钱
麝香五分

上为末，米糊为丸，如桐子大。每服钱半，不拘时，温汤下。

怕日[2]羞明症

怕日羞明症，实虚两境施。
目疼并赤肿，络滞气行迟。
火炽兼脾燥，心肝脾辨之。
但分邪实治，病亦不难驱。
不疼不赤肿，单为血家虚。

此症谓目于明亮之处，而痛涩畏避不能开也。凡病目者[3]，十之七八，皆有此患。病原在心、肝、脾三经。总而言之，不过一火燥血热，病在阳分。是以见明亮而恶泪涩痛也。盖己之精光既弱，则阳光不能敌矣。是以阴黑之所则清爽，然有虚实之辨。盖怕热乃有余之病，羞明乃不足之症。若目不赤痛而畏明者，乃血分不足。胆汁少而络弱，故不能运精华以敌阳光也。宜服明目细辛汤。

明目细辛汤　治两目发赤微痛，羞明畏日，怯风寒，怕火，眼睫成

---

① 溥（pǔ）：广大也。《诗·小雅·北山》："溥天之下，莫非王土，率土之滨，莫非王臣。"西汉毛亨、毛苌传云："溥，大。"东汉郑玄笺云："此言王之土地广矣，王之臣又众矣。"（《毛诗》，《四部备要》第1册，中华书局、中国书店1989年影印版，第97页）《诗·大雅·公刘》："笃公刘，逝彼百泉，瞻彼溥原，乃陟南冈，乃觏于京。"郑笺云："溥，广也。"（第131页）《诗·大雅·召旻》："池之竭矣，不云自频，泉之竭矣，不云自中，溥斯害矣，职兄斯弘，不灾我躬。"郑笺云："溥，犹遍也。今时遍有此内外之害矣。"（第150页）盖遍之义乃广、大引申也。
② 日：原文作"热"，据参校本改。
③ 者：原文作"香"，误；据文义改。

纽①，眵糊多，隐涩难开，眉攒肿闷，鼻塞，涕唾稠黏，大便微硬。

川芎四分　藁本　当归身　白茯苓各五分　红花　细辛各二分　生地黄酒制　蔓荆子各六分　防风　羌活　荆芥穗各一钱　川花椒十粒　麻黄八分　桃仁泡，去皮尖，十个

上锉剂，水二钟，煎至八分，去滓，临睡温服。

按此足太阳、厥阴，手少阴药也。

归葵汤　一名连翘饮子，治目中溜火②，恶日与火，隐涩，小角紧，久视昏花，迎风有泪。

连翘　红葵花　当归　人参　甘草　蔓荆子　生地各五分　升麻八分　黄芪　酒黄芩　防风　羌活各七分　柴胡二分

上锉剂，白水二钟，煎至八分，食远温服。

按此足三阳、少阴、厥阴之药也。

吹云膏　治视物睛困无力、隐涩难开、睡觉多眵、目中泪下，及迎风寒泣、羞明怕日、常欲闭③目、喜在暗室塞其户牖、瞖膜遮睛。此药多点，神效。

防风　青皮　连翘各四分　生地黄一钱五分　细辛一分　柴胡五分　甘草　当归身各六分　黄连三钱　蕤仁去皮尖　升麻各三分　荆芥穗一钱

上锉剂，除连翘外，用净水二碗，先熬诸药，去半碗，入连翘，熬至一大盏。去滓，入银盏内，文武火熬至滴入水成珠，加熟蜜少许，熬匀点之。

决明益阴丸　见卷二④。

---

① 纽：纽结，此谓睫毛粘连而成结纽状。
② 溜火：谓目内有患处色红赤且痛热如火灼，亦作"流火"。
③ 闭：原文作"闲"，据上下文义改。
④ 见卷二：同书卷二"七情五贼劳役饥饱之病"条附"决明益阴丸"。
决明益阴丸　治畏日恶火、沙涩难开、眵泪俱多；久病不瘥者，并皆治之。
羌活　独活　归尾酒制　五味子　甘草　防风各五钱　黄芩一两五钱　石决明　知母　黄连酒制　黄柏酒制　草决明各一两
上为细末，炼蜜为丸，如梧桐子大，每服五十丸，加至百丸，清茶送下。
上方以羌活、独活升清阳，为君；黄芩去热毒，当归尾行血，五味收敛，为臣；石决明明目磨障，草决明益肾疗瞖，防风散滞祛风，黄芩去目中赤肿，为佐；甘草协和诸药，黄柏助肾水，知母泻相火，为使。此盖益水抑火之药也；内急外弛之病，并皆治之。

睑硬睛疼症

睑热睛疼似擦沙，血瘀脾热隐肝家。

睛疼头痛睑坚硬，泪涩昏蒙症变他。

此症不论有障无障，但两睑坚硬而睛疼，若头痛者尤急。乃风热在肝，肝虚血少，不能荣运于目，无水以滋，火反乘虚而入，会痰燥湿热。或头如缚，血滞于脾内，睛因火系而痛。轻则内生椒疮，重则肿胀如杯、瘀血贯睛等症。治当敷药，翻转开道。若坚硬不能翻，或头痛脑胀不退，此头风欲成毒之症也。宜服二术散。

二术散　治睑硬睛疼，去翳障。

蝉蜕去头足　龙胆草酒洗，炒　黄连酒洗，炒　枸杞子焙干　苍术米泔浸，炒
地骨皮　白术土炒　牡丹皮各等分

上为细末，每服一钱，食后荆芥汤调下。

爁①肿膏

腻粉少许　黄蜡　代赭石各五钱，研　细磁末　黄柏细末　麻油各一两

上为极细末，入铜勺内，入油蜡同煎为膏，涂敷于硬睑处。

寒热

凡患寒热者，由风邪外客于腠理，痰饮内渍于脏腑，致血气不足，阴阳更胜而所作也。阳胜则发热，阴胜则发寒，阴阳交争，邪正相干，则寒热往来，时发时止。然此症与疟相似，而发寒不致战栗、发热不致闷乱为异耳。

赤痛如邪症

赤痛如邪症，多招寒热魔。

不认风寒疟，炎凉勿用过。

下虚兼上实，里急外疏多。

皆因客热扰，宜治要中和。

---

① 爁：谓火燥而上炎状。《集韵》卷八"验第五十七"韵"爁"条："火干也。"又卷十"业第三十一"韵"爁"条："火迫也。"

此症专言目病而赤疼、头疼，寒热交作，如风寒疟疾状。凡病发目痛，轻则一年数次，重则举发频频，非比暴风客热，乍发之症也。此症系肝肾之故，肝肾俱虚，故热在内而阴虚火动，寒者荣卫虚损，外之腠理不实，而觉寒也。若作风热疟痰，再用刚剂治之，则血愈虚，而病愈深矣。宜服十珍汤。

十珍汤　治虚损血枯，上攻目痛，滋阴降火，养血清肝。

生地酒洗，三钱　当归酒洗，钱半　白芍药炒　地骨皮炒　知母盐、酒拌炒 丹皮童便浸炒　天门冬去心　麦门冬去心，钱半　人参去芦　甘草梢各五分

上锉剂，白水二钟，煎至八分，去滓，温服。

夫阴虚者，未有不动火。苦寒直泄之药，惟病端初起，元气未虚，势方蕴隆①，脉鼓而数者，暂取治标，稍久涉虚，便不可服。王太仆曰：治热未已，而中寒更起，且足太阴伤，而绝肺金孕育之原矣。斯以地黄为君，知母为佐，壮天一之水②，以制丙丁③，不与之直争也；当归、白芍药，以沃厥阴，肾肝同治之法也；水衰则火旺，是以牡、地二皮为克制，火盛则金衰，是以天、麦二冬为屏障，人参补金位之母；甘草生用，所以奉令承使、奔走赞成者也。

酒调洗肝散　治实热气攻眼，无时痛甚。

黑玄参　大黄　黄芩　山栀仁炒　生地黄　知母　桔梗　当归尾　玄明粉各等分

上为细末，每服二三钱，食远温酒调下，日进二服。

痛如针刺症

痛如针刺属心经，火燥珠疼炽盛行。

戒酒忌辛休躁怒，免教症变渐相生。

流火轻微惟一点，蓦然有处似针疼。

防微杜渐宣君火，泄破炎熇④目自明。

---

① 蕴隆：犹言蕴积而隆盛，此谓病势隆盛貌。
② 天一之水：先天真一之水，此谓肾水，以五脏肾应五行之水而为先天之本故也，且地黄、知母同归肾经，有补肾滋阴之效。
③ 丙丁：天干丙丁应五行之火，故以丙丁代火。
④ 炎熇（hè）：热极而如火之炎灼，此谓心火旺盛貌，亦作"炎歊"。

此症谓目珠疼如针刺也，病在心经，火实有余之症。若痛蓦然一二处，如针刺痛，目虽不赤，亦是心经流火，别其痛在何处部分，以见病将犯其经矣。按此症多有体虚目劳，兼染淋浊①之病，荣气不上潮于目，而如针刺之痛者，宜养其荣，若降火则急矣。宜服加减八正散。

加减八正散 治心热冲眼，赤肿涩痛，热泪羞明，兼治大小心经邪热，一切蕴毒，咽干口②燥，大渴引饮，心忪③面热，烦躁不宁，唇焦鼻衄，口舌生疮，咽喉肿痛，小便赤涩，或癃闭不通及热淋、血淋，并宜治之。

滑石　甘草梢　大黄面裹，煨　木通　瞿麦　车前子　栀子炒　萹蓄各等分，为末

上为末，每服五钱，水二钟，灯心三十段，煎至八分，去滓，温服。

经曰：膀胱不利为癃。理宜八正散以通之，滑可去涩，滑石、车前皆滑也；泻可去实，大黄、甘草、栀子皆泻也；通可去滞，瞿麦、萹蓄、木通、灯心皆通也。若虚弱辈，则大黄不宜用也，加生地黄、桑白皮、苦竹叶以清疗之。

头痛

子和云：头痛不止，乃三阳受病也。三阳分部，分头与项痛者，足太阳经也。攒竹痛，俗呼为眉棱骨痛者是也；额角上痛，俗呼为偏头痛者，足太阳经也。如痛久不止，则令人丧目。以三阳受病，皆胸膈有宿痰之致

---

① 淋浊：谓肾虚而膀胱生热，致小便滞涩淋沥且混浊不清。南宋杨士瀛撰《仁斋直指方论》卷十六"诸淋"之"诸淋方论"条："诸淋所发，皆肾虚而膀胱生热也。水火不交，心肾气郁，遂使阴阳乖舛、清浊相干，蓄在下焦，故膀胱里急，膏血砂石从小便道出焉。于是有欲出不出淋沥不断之状，甚者窒塞其间则令人闷绝矣。"（《新刊仁斋直指方论·小儿方论·医脉真经·伤寒类书活人总括》第3册，北京图书馆出版社2005年据上海图书馆藏宋景定元年至五年环溪书院刻本影印版，卷十六第4页）此概言诸淋症，而兼通淋浊也。

② 口：原文作"日"，疑误；据文义改。

③ 心忪（zhōng）：心动而惊悸不安貌，亦即"怔忪"。《玉篇》上卷第四"心部第八十七"之"忪"条："职容切，心动不定，惊也，遑遽也。"（南朝梁顾野王撰、唐孙强增、宋陈彭年等重修《大广益会玉篇》，中国书店1983年影印版，第156页）《广韵》卷一"钟第三"韵"忪"条："心动貌。"辽释行均《龙龛手鉴》卷一"心部第四"之"怔忪"条："上音征，下音钟；怔忪，心动惧貌也。"（《龙龛手鉴》第1册，北京图书馆出版社2003年据中国国家图书馆藏宋刻本影印版，卷一第18页）宋成无己撰《伤寒明理论》卷中"悸"条："悸者，心忪是也。筑筑踢踢然动，怔怔忪忪、不能自安者是矣。"（《伤寒明理论》，曹炳章辑《中国医学大成》第4册，上海科学技术出版社1990年版，卷中第4页）南宋杨士瀛撰《仁斋直指方论》卷十一"惊悸"之"惊悸方论"条："人之所主者心，心之所养者血，心血一虚，神气不守，此惊悸之所肇端也。曰惊曰悸，其可无辩乎？惊者，恐怖之谓；悸者，怔忪之谓。"（《新刊仁斋直指方论·小儿方论·医脉真经·伤寒类书活人总括》第2册，北京图书馆出版社2005年据上海图书馆藏宋景定元年至五年环溪书院刻本影印版，卷十一第3页）

然也。先以茶调散吐之，吐讫，可服川芎、薄荷辛凉清上之药。叔和云寸脉急而头痛是也。

大小雷头风症

雷头风痰，来之最急。症类伤寒，头如斧劈。目若锥钻，身犹火炙。

大便不通，小便赤涩。痛不可禁，祸亦难测。瘀滞已甚，应知爆出。

着意速医，勿延时刻。泻火为先，须防胃液。逼损清纯，终当一失。

此症不论偏正，但头痛挟痰而来，痛之极而不可忍。身热目痛便秘结者，曰"大雷头风"；若头痛大便先润后燥，小便先清后涩，曰"小雷头风"。大者害速，小者稍迟，虽有大小之说，而治则一。若失之缓，祸变不测，目必损坏，轻则糠凸，重则结毒。宜早为之救，以免祸成。宜服清震汤。

清震汤 兼治发热恶寒，口渴头痛。

升麻　赤芍药　甘草　荆芥穗　葛根　苏薄荷　黄芩　青荷叶　苍术_{米泔水浸一宿，炒，各等分}

上锉剂，白水二钟，煎至八分，去滓，热服。

加味调中益气汤 治气血俱虚，头痛，其效如神。

嫩黄芪_{蜜制，一钱}　升麻　细辛_{各三分}　广皮_{四分}　广木香_{二分}　川芎　人参　甘草_炙　蔓荆子　当归　苍术_{泔水制}　柴胡_{各五分}

上锉剂，白水二钟，煎至八分，去滓，热服。

将军定痛丸 治颠顶痛，夹痰湿实者，动辄眩晕用。

黄芩_{酒洗，七钱}　白僵蚕　陈皮_{盐煮，去白}　天麻_{酒洗}　桔梗_{各五钱}　青礞石_煅　白芷_{各二钱}　薄荷_{三钱}　大黄_{酒蒸九次，焙干，二两}　半夏_{牙皂、姜汁煮，焙干，一两}

上为细末，滴水为丸，如绿豆大，每服二钱，食后、临卧茶清吞之。

药枕方 治头风目眩。

通草　防风　菖蒲　甘草　犀角_{锉末}　羚羊角_{锉末}　蔓荆子_{各三钱}　细辛　白芷　藁本　真川芎　白术　黑豆_{一斤半，拣择挼^①令净}

---

① 挼（ruó）：两手相搓摩状。

上为细末，相拌均匀，以生绢囊盛满实，置在盒子内，其盒形如枕，枕时揭去盒盖，令囊药透气入头，不枕即盖之，使药气不散。枕之日久，渐低，再入前药，仍要满实，或添黑豆。三五日后，药气微则换之，枕旬日或一月，耳中雷鸣，是药祛风之验也。

左右偏头风症

左右偏头风，发则各不同。
左发则左坏，右发则右坏。
人多不为虑，致使失光明。

此症左边头痛，右不痛者，曰左偏①风；右边头痛，左不痛者，曰右偏风。世人往往不以为虑，久则左发损左目，右发损右目，有左损反攻右，右损反攻左，而两目俱损者。若外有赤痛、泪涩等病，则外症生；若内有昏渺、眩晕等病，则内症生。凡头风，痛左害左，痛右害右，此常病易知者。若左攻右、右攻左，痛从内起，止于脑，则攻害也迟；痛从脑起，止于内，则攻害也速。若痛从中间发，及眉棱骨，在上②星中发者，两目俱坏。亦各因其人之触犯感受，左右偏盛起患不同，迟速轻重不等，风之害人尤惨。宜服：

羌活芎藁汤 治太阳经头风头痛，夜热恶寒。

半夏姜汁炒 杏仁去皮尖 川羌活 藁本 川芎 防风 白茯苓 甘草 白芷 麻黄 广陈皮 桂枝各等分

上锉剂，白水煎服；内热，加酒制黄芩、薄荷叶，生姜三片，煎服。

柴芎汤 治少阳经头风头痛，寒热而呕。

川芎 白茯苓 柴胡 苏薄荷 细辛 制半夏 黄芩 炙甘草 陈皮 蔓荆子各等分

上锉剂，生姜三片，白水二钟，煎至八分，食后服。

苍术汤 治太阴经头风头痛，腹满不食，并腹痛。

苍术制 白芍药 枳壳 白茯苓 白芷 广陈皮 川芎 炙半夏 升麻 炙甘草各等分

---

① 偏：原文作"边"，据下文"右偏风"改。
② 上：原文作"工"，据文义及穴名改。

上锉剂，生姜三片，白水二钟，煎至八分，食后服。

细辛汤　治少阴经头风头痛，四肢厥，但欲寐者。

细辛　广陈皮　川芎　制半夏　独活　白茯苓　白芷　炙甘草各等分

上锉剂，生姜三片，白水二钟，煎至八分，食后服。

吴茱萸汤　治厥阴经头风头痛，四肢厥，呕吐痰沫。

半夏姜制　吴茱萸　川芎　炙甘草　人参　白茯苓　白芷　广陈皮各等分

上锉剂，生姜三片，白水二钟，煎至八分，食后服。

升麻芷葛汤　治阳明经头风头痛，身热口[①]渴者服。

升麻　家干葛　白芷　苏薄荷　石膏　广陈皮　川芎　制半夏　甘草各
等分

上锉剂，生姜三片，白水二钟，煎至八分，食后服。

眉骨痛

按眉棱骨痛有二，眼属肝，有肝虚而痛，才见光明则眉骨痛甚，宜服生地黄丸；有眉棱骨痛目不能开，昼夜剧，宜导痰丸汤之类加入芽茶，二陈汤吞清[②]州白丸子亦效。甫见眉棱骨痛者，多是肝火上炎，怒气甚者，多有此病。其谓风症，亦火之所致，热甚生风是也。大抵抑肝火，有风痰则兼而治之。

阴邪风症

阴邪额角痛，多向热时来。

元虚成内障，火实外生灾。

此症专言额角板骨及眉棱骨之病也。发则在阳明、少阳用事之时，元虚精弱者，则为内症；若兼火者，则为外症。宜服加味柴胡汤。

加味柴胡汤

柴胡　酒芩　荆芥穗　制半夏　甘草　川芎　香白芷　苏薄荷五片　防
风　前胡各等分

上锉剂，生姜三片，白水二钟，煎至八分，食后服。

---

① 口：原文作"日"，据文义改。
② 清：通"青"。

生熟地黄汤　治目不光明，眉骨痛甚。此系肝虚，法当养血、凉血、益血，痰火降而风热除。

熟地黄　甘草　生地　五味子　当归身　酒芩　枳壳　地骨皮　天门冬　人参　柴胡　川黄连

上锉剂，白水二钟，煎至八分，食远服。

驱风上清散　治风热上攻，眉棱骨痛。

酒黄芩一钱　白芷钱半　羌活　防风　柴胡梢各一钱　川芎一钱二分　荆芥八分　甘草五分

上为细末，每服四钱，白水二钟，煎至八分，食后服。

上清散　治因风头痛，眉骨、眼眶俱痛，不可忍者。

乳香另研　没药研，各一钱　脑子另研，五分　赤芍药　川芎　薄荷　芒硝　荆芥穗　郁金各五分

上为细末，每用一字，口噙水，鼻内搐之，甚妙。

阳邪风症

枕痛是阳邪，寒时痛最奢。

年来不着意，致使眼生花。

此症专言脑后枕骨痛之病也。多发于太阴用事之月，发则有虚昏耳鸣之患矣。久而不治，内障成耳。宜服：

防风羌活汤　治眉棱骨痛而风寒在脑，或感痰湿及脑昏痛，宜此。

防风　川羌活　半夏姜制　黄芩酒洗　南星姜制　北细辛　白术土炒　甘草炙　川芎各等分

上锉剂，白水二钟，煎至八分，去滓，热服。

子和搜风丸　治风热上攻，眼昏耳鸣，鼻塞头痛，眩运①，逆痰涎嗽，心腹疼痛，大小便涩滞。

人参　茯苓　天南星姜制　苏薄荷各五钱　黄芩酒炒　半夏姜制　干生姜　寒水石　蛤粉　大黄　生白矾各一两　黑牵牛　滑石各一两　藿香二钱

上为细末，水叠为丸，如桐子大。每服二三钱，量其体之虚实酌用，

---

① 运：通"晕"。

四库全书中医眼科证方药类注（下）

生姜汤送下，日进三服。

按此方名为搜风，其实乃下实热痰症药也。

磁石丸　治以上头风变成内障，服。

磁石_{烧红，醋浸三次}　干姜_炒　五味子_炒　牡丹皮　玄参_{各一钱}　附子_{炮，二钱}

上为细末，炼蜜为丸，如梧子大，每服十丸，食前茶清下。

目赤

戴复庵云：赤眼有数种，气毒赤者，热壅赤者，有时眼赤者，无非血壅肝经所致。盖肝主血，通窍于眼。赤，血病也。

瘀血灌睛症

无端瘀血灌睛瞳，丧目亡明是祸端。

变症风生休小视，急将开导用针砭。

此症为目病最毒，举世无知。若人偏执己见，不用开砭者，其目必坏。初起不过红赤，次后紫胀及白睛胀起，甚则胀形如虬筋[1]。盖其病乃血灌[2]睛中，滞塞不通。在睥则肿胀如杯、椒疮之患；在珠则轮涌起凝脂、黄膜、痕糜成窟、花翳白陷、鹘眼凝睛等症。失治者，必有青黄膜出、糜凸之祸。凡见白珠赤紫，睥肿虬筋紫胀，敷点不退，必有瘀滞在内，可翻胞内视之。若眼胞已发泛浮椒疮、粟疮者，皆用导之之法；不然，变症生矣。宜服安珠散。

安珠散　治眼患瘀血灌睛，恶血不散。

槐花　生地黄　白芷　炒栀子　荆芥　龙胆草　黄芩_{酒炒}　赤芍药　甘草　当归尾_{各等分}

上为末，每服三钱，白水二钟，煎至八分，去滓，热服。春加大黄泻肝，夏加黄连泻心，秋加桑白皮泻肺。

宣明丸　治眼内瘀血灌睛，赤肿涩痛，火热壅上。

赤芍药　当归尾　黄连　大黄　生地黄　薄荷叶　黄芩　川芎_{各等分}

---

① 虬筋：谓白睛内瘀血肿胀处有如皮肤表面突起的血管。

② 灌：原文作"贯"，据本症名及"无端瘀血灌睛瞳"句，宜统作"灌"，下同。

上为末，炼蜜为丸，如桐子大，每服三钱，食后米饮送下。

血灌瞳神症

血灌瞳神病最奇，世之患者亦云稀。

神膏胆汁俱伤损，急急医时亦是迟。

此症谓视瞳神不见黑莹，但见一点鲜红，甚则紫浊，病为甚危，一二日尚可救。盖肾之真一①有伤，胆中精汁皆损，元阳正气皆耗，故此一点之神光不见。而血之红色，来乘肾部，十患九不治者。今人但见瘀血灌时，便为血灌瞳神，不知血灌瞳神乃清阳纯和之气已损，其英华血色乘于肾部，命亦不久。岂若火入血分，瘀凝有形之急者比乎！宜服：

坠血明目饮

细辛　人参各一钱　赤芍药　五味子十粒　川芎酒洗,炒　牛膝酒洗,炒　石决明醋煅　生地黄　山药　知母盐水炒　白蒺藜研,去刺　当归尾　防风各八分

上锉剂，白水二钟，煎至八分，去滓，温服。

摩挲石散

摩挲石少许　曾青　龙脑　石胆各等分

上研极细腻粉，每日早晨、夜后点眼。

落红散　治血灌瞳神致成红障者。

穿山甲炒　桔梗炒　硇砂研细,另入　人蜕焙,各三钱　谷精草纸焙　蝉蜕去头足　蛇蜕蝉、蛇二蜕入甘草,水洗净,焙干　鹅不食草纸烘干为末,各一钱

上为细末，吹入鼻中，次日以筒吸目，渐次为之，自然障落。

造吸筒法：或用好铜打成漏斗相似，筒上留一窍，用猪脂薄皮扎筒窍上。如临用时，以筒口安病目上。医者吸气一口，次看其翳轻重，渐吸则渐除矣。

色似胭脂症

白珠火滞血难通，色似胭脂染抹红。

清肺制金频散血，莫教久滞在轮中。

① 真一：谓先天真一之水，即肾水。详前"天一之水"条。

此症白睛不论上下左右，但见一片或一点红血，俨似胭脂者是。此因血热妄行，不循经络，偶然热客肺膜之内，滞而成患。常有因嗽起者，皆肺气不清之故，须以清肺散血之剂，外点药逐之。宜服：

退赤散

桑白皮_{蜜[1]制} 甘草 牡丹皮_{酒洗} 黄芩_{酒炒} 天花粉 桔梗 赤芍药 归尾 瓜蒌仁_{去壳、油，为霜，各等分}

上为细末，每服二钱，麦门冬去心煎汤调服。

赤丝虬脉症

赤丝虬脉，起自白睛。纵横赤脉，绕在风轮。

虬来粗细，各有重轻。燥热湿热，涩急羞明。

或痒或痛，或泪如倾。或不疼痒，只是昏蒙。

勿视天行赤热，勿视赤脉贯睛。

久而不治，变症蜂生。量其虚实，治以安宁。

此是谓气轮[2]有丝脉赤虬。常时如是者，或因目病初起失养，致血滞于络而赤者，其病生在气轮，白珠有丝脉纵横，或稀密粗细不等。但久而不愈，非诸赤热之比。若只赤虬昏昧、涩紧不爽，或有微泪湿热者轻，因犯传变者重。若脉多赤乱，兼以黏涩而紧痛，泪湿而烂肿者，看从何部分来，或穿连某位，即别其所患在何经络，或传或变、自病合病等症，分其生克乘制，然后因症分经以治之。凡见丝脉乱紫，内服外点，点时细缩，不点即胀。若激动病变者，珠虽不紫，胞虽不肿，亦有滞在络中幽深之所，故未胀出耳。须揭开上胞深处看之，其内必有不平之色，因其滞而量其轻重，各略导之。不可太过，过则伤其真血，水亏膏涩，昏弱之患至矣。宜服、点并行。

退热散

赤芍药 黄连_炒 木通 生地黄 炒栀仁 黄柏_{盐水炒} 黄芩_{酒炒} 当归尾 丹皮 甘草梢_{各等分}

---

① 蜜：原文作"密"，据《药典》四部"0213炮制通则"之"蜜炙"条规定，当作"蜜"。
② 气轮：眼有血、风、气、水、肉五轮，五轮应五行、五脏，气轮位在白睛，应肺金，肺主气，与大肠相表里，故其患多于肺、大肠有关。

上为末，每服五钱，白水二钟，煎至八分，去滓，热服。

点眼蕤仁膏　治风热眼，飞血赤脉，痒痛无定。

蕤仁去壳，去皮心膜油，取霜，五钱　好酥一栗子大

上将蕤仁与酥和匀，研摊碗内。用艾一小团，烧烟出。将碗覆烟上熏，待艾烟尽即止。重研匀，每以麻子大点眼两眦头，日二度。

白痛

白眼痛有表里等症，或疼极而痛，从外走内者，宜温之散之。有不红肿而涩痛者，火伏气分[①]，泻白散为主。有白珠变青蓝色，乃郁邪蒸逼，走散珠中，极宜调气以养之。

白涩症

不肿不赤，爽快不得。沙涩昏蒙，名曰"白涩"。气分伏隐，脾肺湿热。

此症南人俗呼"白眼"，其病不肿不赤，只是涩痛，乃气分隐伏之火，脾肺络湿热，秋天多患此。俗称"稻芒赤目"者，非也。

桑白皮汤

桑白皮一钱半　泽泻　黑玄参各八分　甘草二分半　麦门冬去心　黄芩　旋覆花各一钱　菊花五分　地骨皮　桔梗　白茯苓各七分

上锉剂，白水二钟，煎至八分，去滓，温服。

白珠俱青症

邪攻精液神膏走，色变青蓝无白珠。

急访明医[②]求妙手，免教走尽悔之迟。

此症乃目之白睛，忽变青蓝色也。病症尤急，盖气轮本白，被郁邪蒸

---

① 气分：此谓脾肺，脾主运化而上输水谷精微之气于肺，故脾肺常两病焉，又肺主气，故为气分，且肺金主眼五轮之白睛气轮，是以脾肺有热则白睛涩痛；凡病邪在气者，皆可谓之气分。清·张志聪《侣山堂类辩》卷上"痘论"载："夫经络为血分，皮肤肌腠为气分。皮毛者，肺之合；肌肉者，脾之合。皮肤、肌肉之中，有充肤热肉之血，肝所主也，亦为气分。"（《张志聪医学全书》，胡国臣主编《明清名医全书大成》，中国中药出版社1999年版）

② 明医：谓医术精明之医者。

逼，走入珠中，膏汁游出，入于气轮之内，故色变青蓝，瞳神必有大小之患。失治者，瞳神损而终身疾矣。宜服：

还阴救苦汤 见卷二^①。

天麻汤

天麻　家菊花　川芎　当归身　羌活　白芍药　甘草_{各等分}

上锉剂，白水二钟，煎至八分，去滓，食后热服。

伤寒疟后白珠青者，加柴胡、麦门冬去心、黄芩、天花粉；毒气所攻白珠青者，加黄芩、牛蒡子炒研、连翘、黄连。

目痒

痒有因风、因火、因血虚而痒者，大约以降火为主。然有为血行而痒，目将复明、火散发痒，宜平肝滋营为主。

痒如虫行症

痒如虫行，病属肝心。

无病而痒，病始来侵。

有疾而痒，其病愈深。

常时小痒，又当辨明。

轻重进退，宜审其因。

此症非谓常时小痒之轻，如虫行之痒不可忍者，须验目上有无形症，决其病之进退。至于有障无障，皆有痒极之患，病源非一：有风邪之痒，有邪退火息、气血得行、脉络通畅而痒。大抵有病之目，久不治而作痒者，痒一番则病重一番。若医治用药后而痒作者，病必去速。若痒极难当，时

<hr />

① 见卷二：同书卷二"心火乘金水衰反制之病"条附"还阴救苦汤"。

还阴救苦汤　治目久病，白睛微变青色，黑睛稍带白色，黑白之间，赤环如带，谓之抱轮红；视物不明，昏如雾露中；睛白高低不平，其色如死，甚不光泽；口干舌苦、眵多羞涩、上焦应有热邪。

升麻　苍术　甘草梢炙　桔梗　柴胡　防风各五分　川羌活五分　细辛二分　藁本四分　川芎一钱　当归尾七分　黄连　黄芩　黄柏　生地黄　知母　连翘各六分　红花一分　龙胆草三分

上锉剂，白水二钟，煎至八分，去滓，热服。

上方以升麻、苍术、甘草温培元气为君，为损者温之也；以柴胡、防风、羌活、细辛、藁本，诸升阳化滞为臣，为结者散之也；以川芎、桔梗、红花、当归尾行血脉为佐，为留者行之也；以黄连、黄芩、黄柏、知母、连翘、生地黄、龙胆草，诸去除热邪药为使，为客者除之也。奇经客邪之病、强阳抟阴之病，服此亦俱验。

时频作，目觉低陷者，命亦不久矣。有痒极而目脱者，死期近矣。泪多者，血虚夹火。大抵痛属实，痒属虚，虽火乘虚而入，非其本病也。宜服：

驱风一字散　治目痒极难忍。

川乌炮　川芎　荆芥穗各五钱　羌活　防风各二两五钱

上为细末，每服二钱，食后苏薄荷汤调下。

人参羌活汤　治肝热涩痒昏蒙。

赤茯苓　人参　羌活　独活　地骨皮　川芎　柴胡　桔梗　细甘草　枳壳　前胡　天麻各等分

上锉剂，白水二钟，煎至八分，去滓，热服。痒甚者加防风、荆芥穗。

广大重明汤　治两目睑赤烂热肿痛，并梢赤，及眼睑痒极，抓至破烂，眼弦生疮痂，目多眵痛，隐涩难开。

防风　川花椒　龙胆草　甘草　细辛各等分

上锉如麻豆许大，内甘草不锉，只作一挺，先以水一大碗半，煎龙胆草一味，干一半，再入余三味，煎至小半碗，去滓；用清汁带热洗，以重汤顿①，令极热，日用五七次，洗毕，合眼须臾，痒亦减矣。

肿胀

按肿胀有风热上攻，有燥火客邪，或黑珠疼甚，或白睛肿痛，皆因肝经实热，或移热于肺，俱宜清火散风治之。

肿胀如杯症

肿胀如杯目最疼，泪多怕热与羞明。

若侵头脑连眶痛，水火为殃祸不轻。

勿使睛中灌瘀血，管教变症似风生。

此症谓目赤痛，胞胀如杯覆也。是肝火有余，脾土受克，而水不能生，故火邪反乘虚而为炙燥之病，其珠必疼，而脾紧硬。若暴风客热而作痛者，必多热泪，而珠痛犹为稍缓。风热外感易治，若木火内攻，则病退迟，重则瘀壅塞目，血灌睛中。而症变不测，须用开导，轻则敷治而退，重则必

---

① 顿：通"炖"。

四库全书中医眼科证方药类注（下）

须开导。若敷治不退，退而复返，开导不消，消而复痛，连于头脑，肿愈高而睥愈实，此风热成毒也。宜服、点：

散热消毒饮子

牛蒡子_{研炒}　羌活　黄连　黄芩　苏薄荷　防风　连翘_{各等分}

上锉剂，白水二钟，煎至八分，去滓，食后服。

金丝膏　治风热上攻，目赤肿痛。

黄连_{二两}　龙胆草　大黄　黄柏_{去皮}　当归　山栀仁_{各一两}　乳香_{去油，研}

硼砂_{明者}　灯心_{各二钱半}　青竹叶_{一百片}　大枣_{二十枚，去核}

上用水五升，不拘冬夏，浸一时辰取出，于银石器内慢火熬。不令大沸，候滓出汁外，下火放冷，用绢绞取汁，于无风尘处，澄一时辰，去滓，于器内用慢火熬，令减半。入白蜜半斤同搅，将有蜜者，以手挑起，有丝则止，放冷。再以夹绢袋滤过，用磁盒盛之。每取一茶匙许，研龙脑一字极细，入膏同研一二千遍，令匀，取少许点之。

状若鱼胞症

白睛胬肉起，其状若鱼胞。

缘因肺火搏，致为目祸招。

清凉宜早治，依旧复平消。

此症气轮肿起，不紫不赤，或水红，或白色，状若鱼胞，乃气分之病，不用开导，惟宜清凉，自然消复。若头疼泪热，及内燥而赤脉多者，防有变症。宜服：

玄参饮　治肺脏积热，白睛肿胀，遮盖瞳神，开张不得，赤涩疼痛。

玄参　汉防己　升麻　羚羊角_{锉末}　沙参　车前子　栀子_炒　桑白皮

大黄_{微炒}　火麻仁　杏仁_{去双仁皮尖，汤浸，麸炒黄，各等分}

上锉剂，白水二钟，煎至八分，去滓，热服。

洗眼青皮汤　治眼白睛肿胀，赤涩痛痒。

蕤蕤_{去壳，捶碎}　桑白皮　青皮_{各一钱}　玄参　大黄　栀子仁_{各五分}　青盐_{一分，另入}　竹叶_{十片}

上锉剂，水二钟，煎至一钟，滤去滓，入盐，微热淋洗，冷即再炖热洗。

鹘眼凝睛症

眸子起灾，转动不得。壅滞不通，三焦闭格。名鹘眼凝睛，防变出之疾。

此症有项强[①]、头面睑赤燥之患，其状目如火赤，胀于胞间，不能敛运转动，若庙堂凶神之目，犹鹘鸟之眼珠，赤而定凝，故曰"鹘眼凝睛"。乃三焦闭格[②]，阳邪实盛，亢极之害，风热壅阻，诸络涩滞，目欲爆出矣。先于内迎香、太阳、两睥、上星等穴，要隘之所，并针而攻治之。宜内服外贴：

泻脑汤

防风　车前子　木通　茺蔚子　茯苓　熟大黄　玄参　玄明粉　桔梗黄芩 酒炒，各等分

上锉剂，白水二钟，煎至八分，去滓，食远热服。

摩风膏

黄芪　细辛　当归　杏仁 去皮尖，为霜　防风　松脂 各一钱　白芷 以上为末黄蜡 各一两　麻油 四两

先将蜡油溶化，前药共研为细末，慢火熬膏绞入，退其火性，贴太阳穴。

旋胪泛起症

气轮自平，水轮[③]尚明。惟风轮[④]而涌起，或赤脉以纵横。

肝气独盛，血液欠清。莫使风轮俱突，致累损及瞳神。

此症目病，气轮自平，惟风轮高耸而起也。或有从风轮左边突起，亦有右边突起者，乃肝气独盛，胆液涩而木道滞，火郁风轮，故随火胀起，或上或下，或在左右，各随火之所致，从上胀者，多成此症。旋螺尖起，而黑轮俱凸起顶尖，不可医者类也。宜服：

---

① 强：通"僵"。
② 闭格：犹言闭塞隔绝，乃闭塞不通貌，亦作"关格"。
③ 水轮：位在瞳仁，应肾水，其疾患多与肾、膀胱有关。
④ 风轮：位在乌睛，应肝木，其疾患多与肝、胆有关。

泻肝散

升麻　木贼草　细辛　甜葶苈酒炒　黄连酒炒　五灵脂　陈皮　家菊花　黄芩酒炒　赤芍药　大黄酒炒　苏薄荷　防风　栀子仁炒　甘草　玄明粉各等分

上为细末，每服二钱，食远白滚汤调下；为剂，亦可煎服。胸胀者加枳壳、厚朴。

救睛丸　兼治内障，青盲有翳。

当归身　苍术泔水炒　荆芥穗　蝉蜕去头足翅　草决明炒　川芎酒炒　苏薄荷　甘草　谷精珠　枳壳麸炒　木贼草各等分

上为末，炼蜜为丸，如弹子大，每服一丸，食后茶清化下。

珠突出眶症

珠突出眶，疼痛难当。既离两睑，枉觅仙方。虚乃气血之不足，实则暴火之为殃。若然半出，尤可复康。脉络既动，终是无光。

此症专言乌睛暴然突出眶外，其与鹘眼症因滞而慢慢胀出者不同，有真元将散，精华衰败，致脉络俱损，痒极揩擦而出者，其人不久必死；有醉酒怒甚以及呕吐极而突出者，有因患病热甚致关格①亢极而胀出者，有因怒甚吼哮而挣出者，皆因水衰液少，精血亏损，故脉络涩脆，邪气盛

---

① 关格：谓脏腑阴阳之气格拒不通而致气血不相荣卫之证候。《灵枢·脉度》云："五脏不和则七窍不通，六腑不和则留为痈。故邪在腑则阳脉不和，阳脉不和则气留之，气留之则阳气盛矣；阳气大盛则阴不利，阴脉不利则血留之，血留之则阴气盛矣。阴气太盛则阳气不能营也，故曰'关'；阳气大盛则阴气弗能营也，故曰'格'；阴阳俱盛，不得相营，故曰'关格'。关格者，不得尽期而死也。"明张介宾《类经》卷八"经络类"之"五脏之气上通七窍阴阳不和乃成关格二十二"条注云："五脏属阴主里，故其不和则七窍为之不利；六腑属阳主表，故其不利则肌腠留为痈疡。"又注："阴阳之气贵乎和平，邪气居之，不在于阴，必在于阳。故邪气在腑则气留之而阳胜，阳胜则阴病矣；阴病则血留之而阴胜，阴胜则阳病矣。故阴气太盛，则阳气不荣而为'关'；阳气太盛，则阴气不荣而为'格'；阴阳俱盛，不得相荣，则阴自阴、阳自阳，不相浃洽而为'关格'，故不得尽天年之期而死矣。本经荣营通用；不能荣，谓阴阳乖乱不能营行，彼此格拒不相通也。人迎盛者为格阳，寸口盛者为关阴。"《素问·六节藏象论》云："故人迎一盛病在少阳，二盛病在太阳，三盛病在阳明，四盛以上为格阳。寸口一盛病在厥阴，二盛病在少阴，三盛病在太阴，四盛以上为关阴。人迎与寸口俱盛四倍以上为关格，关格之脉赢，不能极于天地之精气则死矣。"赢，通"盈"；张介宾以"关格之脉赢"之"赢"当作"赢败"之"赢"。唐启玄子王冰注云："阳盛之极，故格据而食不得入也。"《正理论》曰，格则吐逆。"又注云："阴盛之极，故关闭而溲不得通也。"《正理论》曰，关则不得溺。"介宾《类经》卷六"脉色类"之"关格二十二"条注云："'(人迎)四盛以上'者，以阳脉盛极而阴无以通，故曰'格阳'。"又注云："'(寸口)四盛以上'者，以阴脉盛极而阳无以交，故曰'关阴'。"又注云："凡脉盛而至于关格者，以阴阳离绝，不能相营，故至赢败。"又按云："夫所谓关格者，阴阳否绝，不相荣运，乖赢离败之候也。"亦详参后《目经大成》卷二下"暴盲七十"及"青盲八十"二症相关内容。

极，火无从出而窍涩，泄之不及，故涌胀而出；有因打扑而出，此亦偶然之祸。凡出虽离两睑而脉丝未断者，乘热纳入。虽入，脉^①络损动，终是无光。若虽突而犹含者，易入，光不损；若离睑脉丝络俱断而出者，不能救矣。宜服：

救睛丸

枸杞子　苍术　山栀仁炒黑　赤芍　苏薄荷各等分

上为细末，酒糊为丸，如桐子大，每服三钱，井花凉水送下，或冷茶清亦可。少年之人可服；年老之人，可服后方。

立退丸　一名定志丸。

朱砂另研，为衣　人参各二钱　天门冬去心，烘干　石菖蒲炒　远志去心　麦冬去心　预知子各一两　白茯苓二两

上为细末，炼蜜为丸，如桐子大，每服一钱五分，茶清送下，或沸汤亦可。

水淋法　治眼睛肿胀突出。新汲凉井水沃眼中，频数换水，眼睛自入，更以麦门冬、桑白皮、栀子仁煎汤温服。

外障

凡赤脉翳初从上而下者，属太阳，以太阳主表，其病必连眉棱骨痛，或脑顶痛，或半边头肿痛是也；治宜温之散之。赤脉翳从下而上者，或从内眦出外者，皆属阳明，以阳明主里，其症多热，或便实是也；治以下之寒之。赤脉翳初从外眦入内者，为少阳，主半表半里；治宜和解之。翳膜者，风热重则有之，或斑入眼，此肝气盛而发在表，翳膜乃生在表明矣；宜发散而去之也。若反疏利，则邪气内搐，为翳益深。邪气未定，谓之热翳而浮。邪气已定，谓之冰翳而沉。邪气牢而深者，谓之陷翳，当以焮^②发之物，使其邪气再动，翳膜乃浮，佐之以退翳之药，而能自去也；病久者不能速效，宜以岁月渐除之。新翳所主表散方、东垣羌活除翳汤；有热者，退云丸之类；焮发陷翳，《保命集》羚羊角散之类治之。在人消息^③；若阴虚

---

① 脉：原文作"脈"，误；据文义当作"脉"。
② 焮（xìn）发：此谓以羚羊角之类解热药发散热邪；焮，犹言炙烤，热极之谓也。
③ 消息：犹言斟酌损益，此谓视陷翳焮发之征兆斟酌用药。

有热者，兼服神仙退云丸。

黄膜上冲症

黄膜上冲病最真，风云膏内起黄云。白际黑云深处里，直从坎位[1]灌瞳神。只因大便结，最恶是头疼。经络多壅滞，火燥涩炎蒸。错认涌波翳[2]，空令目不明。

此症于风轮下际坎位之间，神膏内初起而色黄者，如人指甲根白岩相似，若凝脂之症。但凝脂翳从轮外生，点药可去；此在膏内，点药所不能及者。若漫及瞳神，其珠必破，不可误认为涌波治之。此是经络塞极，三焦关格，火土诸邪之盛实者，故大便秘而小便塞，黑膏火蒸，作脓而上冲；失治，凸糭之患必矣。宜服：

通脾泻胃汤　是症最逆，非一方可疗，看定脉之虚实，当随所因，置方施药可也。

麦门冬去心　茺蔚子各一钱半　知母　玄参　车前子　软石膏煅　防风各一钱　酒黄芩七分　天门冬七分　熟大黄七分

上锉剂，白水二钟，煎至八分，食远服。热甚者，加玄明粉一钱。

立应散　治内外障翳，昏涩多泪，及暴赤眼，一切目疾，并皆治之，搐鼻取嚏。

鹅不食草洗净晒干　香白芷洗　当归去须，洗　羊踯躅花减半　川附子炮，去皮　雄黄另研，后入，各等分

上为细末，入麝香少许，和匀，含水嗅鼻内，去尽浊涕，泪出为度。

赤膜下垂症

赤膜下垂脑蕴热，珠若痛时有滞血。
要求变症不生时，上胞瘀血须开决。

---

① 坎位：眼八廓之坎廓津液廓，位在黑珠风轮下部，络肾与膀胱。
② 涌波翳：谓翳膜从风轮外自下而上直灌瞳仁，与黄膜上冲之从风轮内自下而上直灌瞳仁不同。明王肯堂《证治准绳》卷十五"准绳"下"七窍门"之"目"条："涌波翳证，障从轮外自下而上，故曰'涌波'，非黄膜上冲从内向上之急甚者可比。白者，缓而不变；赤者，急而有变。亦有激犯变发他证者，就于此障之内变出黄膜，治宜先去上冲，后治此证，则万无一失矣。"（《景印文渊阁四库全书》第767册，台湾商务印书馆1986年影印版，第435页）

此症初起甚微，次后甚大，大者病急，其患有障色者，多赤脉从白轮贯下也。而黑珠上边，从白际起障一片，仍有赤丝牵绊胀大。丝粗、赤甚、泪涩、珠疼、头痛者，病急而有变。丝细少、色微赤、珠不疼、头不痛者，缓而不变。亦有珠虽不疼、头不痛者，如无他症，或只色赤而生薄障，障上仍有细丝牵绊；或于障边丝下，仍起星数点，此星亦是凝脂之微病也。此等皆是火在内滞之患，其病尚轻，治亦当善，盖无形之火潜入膏内，故作是症，非比有形血热之重也。若障上有丝，及星生于丝稍，皆是退迟之病。为接得丝脉中生气，故易生而难退，虽然退迟，亦善退为上。至于甚者，不得已而开导之。大抵白珠上半边，有赤脉生起，垂下黑珠者，不论多寡，但有疼痛虬赤，便是凶症。纵是丝少赤微，或细粗连断，或贯瞳神，或翳薄翳厚，皆是恶症。便是可治，亦当耐久。此症系湿热在脑，幽隐之火深潜在络，故有此脉之赤，四围虽无瘀血，其深处亦有滞积。故滞深而火赤甚，一旦触动，则患进发，疾亦甚矣。内见涩滞，外有此病，轻者消散，重者开导，此一定之治法也。宜服：

皂角丸 治内外一切障膜。此药能消膜除翳，治十六般内障，同生熟地黄丸用之，神效。

穿山甲_炒 蝉蜕 白术_{土炒} 玄精石_{生用} 谷精草 当归_{酒洗} 茯苓 木贼草 赤芍药_{各一两} 龙蜕_{七条，炒} 连翘_{一两半} 刺猬皮_{蛤粉炒} 龙胆草_炒 菊花_{各两半} 人参 真川芎_{各五钱} 猪爪_{三十枚，蛤粉炒}

上为细末，一半入猪牙皂角二条，烧灰和匀，炼蜜为丸，如桐子大，每服三十丸，空心杏仁汤送下。一半入仙灵脾一两，为末和匀，每服一钱，用猪肝夹药煮熟，细嚼及用原汁汤送下，每日进三服。

洗眼金丝膏 治远年近月，翳膜遮睛，攀睛胬肉，昏暗泪多，瞻视不明，或风气攻注，睑生风粟，或连眶赤烂，怕日羞明，隐涩难开。

黄连_{去须，五钱} 雄黄_{研飞，二钱} 麝香_{另研，三分} 赤芍药 朱砂_{另研} 乳香_{另研} 硼砂_{另研} 当归尾_{各二钱五分}

上为细末，后入研药拌匀，再研，炼蜜为丸，如皂角子大。每用一丸，安净盏内，沸汤泡开，于无风处洗；药冷，闭目少时，候三两时辰，再煨热，依前洗。一丸可洗三五次，勿犯铜铁器内洗。如暴赤眼肿者，不可洗也。

凝脂翳症

若问凝脂翳，世人皆不识。此是祸之端，变症不可测。

血滞神膏伤，气壅经络涩。热向脑中催，脓攻如风急。

有糜或无糜，嫩而带黄色。长大不多时，盲瞽定可必。

缓则膏俱伤，非枯应是凸。若不急早医，当作终身疾。

此症为疾最急，盲瞽者十有七八。其病非一端，起在风轮上，有点。初生如星，色白，中有糜如针刺伤，后渐渐长大，变为黄色，糜亦渐大为窟者；有初起如星，色白无糜，后渐大而变，色黄始变出糜者；有初起便带鹅黄色，或有糜无糜，后渐渐变大者；或初起便成一片如障，大而厚，色白而嫩，或色淡黄，或有糜无糜而变者；或有障，又于障内变出一块如黄脂者；或先有痕糜，后变出凝脂一片者。所变不一，为祸则同。治之不问星障，但见起时肥浮脆嫩，能大而色黄，善变而速长者，即此症也。初起时微小，次后渐大，其则为窟、为漏、为蟹睛。内消睛膏，外为枯凸，或气极有声，爆出稠水而破者，皆此郁迫之极，蒸灼肝胆二络，清气受伤，是以枯及神膏。溃坏虽迟，不过旬日而损及瞳神。若四围见有瘀滞者，因血阻滞道路，清汁不得升运之故；若四围不见瘀滞之甚者，其内络深处，必有阻滞。比见此症，必当昼夜医治。若迟，待长大而蔽满黑睛者，虽救得珠完，亦带疾矣。治后，珠上必有白障，如鱼鳞、圆状等翳，终身不能脱。若结在当中，则视昏渺耳。凡目病有此症起，但有头疼珠痛、二便燥涩，即是极重之症；二便通利，祸亦稍缓。一有于斯，尤为可畏。世之治者，多不能识其变幻，为害甚矣。宜服：

四顺清凉饮子

当归身　龙胆草酒洗　黄芩　桑皮蜜制　车前子　生地黄　赤芍　枳壳各八分　炙甘草三分　熟大黄　防风　川芎　川黄连炒　木贼草　羌活　柴胡各六分

上锉剂，白水二钟，煎至八分，去滓，食远服。

花翳白陷症

凝脂四边起，膏伤目坏矣。

风轮变白膏，低陷知沉翳。

虽是见瞳神，终归难料理。

此症因火烁络内膏液蒸伤，凝脂从四围起而漫神珠，故风轮皆白或微黄色。看之与湿障相似而嫩者，其轮白之际，四围生翳，而渐渐厚阔，中间尚青，未满者瞳神尚见，只是四围皆起，中间低陷，此金克木之祸也；或于脂下起黄膜一片，此二症夹攻尤急。亦有上下生起，名顺逆障，此症乃火上郁逼之祸也。亦有不从沿际起，只自凝脂色黄，或不黄，初小后大，其细条如翳，或细颗如星，四散而生，后终长大，牵连混合而害目，此是木火之祸也。以上三者，必有所滞，治当寻其源，浚其流，轻则清凉，重则开导。若病幔^①及瞳神，不甚厚重者，速救可以挽回，但终不能如旧，虽有瞳子，光不全矣。宜服、点：

洗肝散

当归尾　川芎　防风　苏薄荷　生地黄　红花　苏木　家菊花　白蒺藜_{杵去刺}　蝉蜕_{去头翅足}　羌活　木贼草　赤芍药_{各五钱}　甘草_{二钱}

上为末，每服三钱，白水二钟，松丝十余根，煎至八分，去滓，服。

琥珀散　治目积年生花翳。

乌贼鱼骨_{五钱，先于粗石磨去硬壳，用好者一钱}　硇砂_{白者}　琥珀　马牙硝　珊瑚　朱砂_{各五钱}　珍珠_{一两，为末}

上研极细腻，令匀，每日三五次，点于目翳处，久闭方可。

蟹睛症

膏出风轮破欲流，蟹睛形状吐珠眸。

及时医治毋迟缓，瞳子倾危不可收。

莫待青黄俱凸出，清光今世好难求。

此症谓真精膏损，凝脂破坏风轮，神膏绽出黑颗，小如蟹睛，大如黑豆，甚则损及瞳神，则有杏仁、枣核之状，至极则青黄凸出。此症与黑翳如珠相类，而治则不同。夫黑翳如珠，从膏内生起，此症因破而出。然有虚实二证，虚者软而不疼，来迟可去；实者坚而多痛，来速难去，今虽急

---

① 幔：通"蔓"。

治亦难免瘢痕矣。宜服：

防风泻肝散

远志肉　人参　桔梗　细辛　赤芍药　防风　黄芩　甘草　羚羊角_{锉细}

_{末，各等分}

上为细末，每服钱半，或二钱，食远沸汤调服。

泻肝汤　治实热蟹睛眼。

地骨皮　玄参　车前　玄明粉_{各一钱}　茺蔚子_{二钱}　大黄　知母_{各一钱半}

上锉剂，白水二钟，煎至八分，去滓，食后服。

冰瑕翳症

冰瑕翳，似水清，瞳神在内见分明。年月虽多终不去，世人尽道一圆星。每有愚人不治，两目终难朗照。光滑清薄又无多，阳看大兮阴看小。金水滞气最难医，点药整年犹未好。若在风轮不掩瞳，视有光明且休恼。

此症薄薄隐隐，或片或点，生于风轮之上，其色光白而甚薄，如冰上之翳。若在瞳神傍侧，或掩及瞳神者，人虽不觉，目自昏瞀[①]。大凡风轮有痕糜的，点服不久，不曾补得水清膏足；及凝脂、聚星等症，初发点服，不曾去得尽绝；并点片脑过多，障迹未去得尽，而金气水液凝结者，皆为此症。大抵治虽不能速去，然新患者必用坚守确攻，久而方退。若滑涩深沉及久患者，虽极治亦难尽去矣。宜服：

开明丸　治远年近日，翳障昏盲，寂无所见，一切目疾。

羊肝_{须用白羊肝一具切薄片，瓦上焙干研作末，或只以肝煮烂，研，为丸，庶可久留，少则以蜜渍之亦可}　官桂_{五钱}　菟丝子_{水淘，煮炒}　草决明　防风　杏仁_{炒，去皮尖}　地肤子　茺蔚子　葶苈_炒　黄芩_炒　麦冬肉_{去心，焙干}　五味子　蕤仁_{去皮}　细辛_{不可见火}　枸杞子　青葙子　泽泻　车前_{各一两}　熟地黄_{两半，酒水煮烂捣膏}

上为细末，炼蜜为丸，如桐子大，每服三十丸，白滚汤送下，日进三次，仍忌生姜、糟酒、炙煿热物。

---

① 昏瞀（mào）：眼目昏花不清貌。《孟子·离娄章句上》卷七："存乎人者，莫良于眸子，眸子不能掩其恶。胸中正，则眸子了焉；胸中不正，则眸子瞀焉。听其言也，观其眸子，人焉廋哉！"东汉赵岐注云："瞀者，蒙蒙目不明之貌。"（《孟子》，《四部备要》第2册，中华书局、中国书店1989年影印版，第67页）东汉许慎《说文解字》第四上"目"部"瞀"条："目少精也，从目㪍声。"

琥珀煎　治眼生丁翳①，久治不瘥。

明朱砂另研　贝齿各五钱　琥珀另研　龙脑各二钱半　马牙硝炼过者，七钱半

上同研极细腻如面，以水一盏，加白蜜一两，搅和，入干净磁罐中，重汤煮，以柳木枝煎，约计一合②即取起，再以绵滤过，于干净磁罐中盛之，或铜器亦可，每取少许点之；一方为细末点。

阴阳翳症

一片如圆翳，相连有数圈。一圈虚、一圈实，两两贯相连。名号阴阳翳，心坚久始痊。

此症黑睛上生二翳，俱白色，一中虚，一中实，两翳连环，如阴阳之圈。若白中略带焦黄色，或纯白而光滑沉涩者，皆不能去尽；若有细细赤丝绊者，退尤迟。大略此症非心坚耐久，不能得其效也。宜服：

羌活退翳散

羌活　五味子　黄连　当归酒洗　升麻各二钱　龙胆草酒洗　黄柏酒炒　甘草炙　黄芩炒　赤芍药　柴胡　黄芪各三钱　防风一钱五分　煅石膏三钱五分

上锉细末，每服五钱，水三盏，煎至一半，入酒少许，微煎，去滓，临卧热服，忌言语。

玛瑙内伤症

一障薄而不厚，偏斜略带焦黄。

---

① 丁翳：即"钉翳"。
② 合（gě）：古时量物之容积单位，为十分之一升。按，历代升合之具体量数虽异，但基本保持十合一升的换算比例，而明制一合则约为今之 100 毫升；或谓，量药之升合不当以世俗常制绳之，而应以南朝陶弘景《名医别录》所制刀圭方寸匕之升合为准。宋唐慎微《经史证类备急本草》卷一"序例上"引南朝陶弘景《合药分剂料理法则》云："凡散药有云刀圭者，十分方寸匕之一，准如梧子大也。方寸匕者，作匕正方一寸，抄散，取不落为度。钱五匕者，今五铢钱边'五'字者以抄之，亦令不落为度。一撮者，四刀圭也。十撮为一勺，十勺为一合。以药升分之者，谓药有虚实轻重，不得用斤两，则以升平之。药升方作，上径一寸，下径六分，深八分。内散勿案抑之，正尔微动令平调尔。今人分药不复用此。"（《经史证类备急本草》第二册，北京图书馆出版社 2004 年据中国国家图书馆藏宋嘉定四年刘甲刻本影印版，卷一第 21 页）明李时珍《本草纲目》卷一"序例上"之"陶隐居《名医别录》合药分剂法则"条云："药以升合分者，谓药有虚实轻重，不得用斤两，则以升平之。十撮为一勺，十勺为一合，十合为一升。升方作，上径一寸，下径六分，深八分。内散勿案抑之，正尔微动令平尔。"李时珍按云："古之一升，即今之二合半也。量之所起为圭，四圭为撮，十撮为勺，十勺为合，十合为升，十升为斗，五斗曰斛，二斛曰石。"清钱潢《伤寒溯源集》附录"铢两升合古今不同辨论"："药之升合，即刀圭方寸匕中之升合也，当以陶隐居之升法准之。"（《伤寒溯源集》，学苑出版社 2009 年版，第 421 页）

此翳最难除尽，名为玛瑙内伤。

膏损精伤之症，定知有耗神光。

若要除根净绝，必须术胜青囊①。

此症薄而圆缺不等，其色昏白而带焦黄，或带微红，但如玛瑙之状者是然。虽生在黑轮上，实是内伤肝胆，真气精液损坏，结成此翳，最不能治尽。或先有重病，过后结成者，久久耐心医治，方可得减薄，但要除尽，必不能矣。宜服补肝丸。

补肝丸

苍术米泔水制　熟地黄焙干　蝉蜕　车前子　川芎　当归身　连翘　夜明砂　羌活　龙胆草酒洗　菊花各等分

上为细末，米泔水煮猪肝，捣烂，入末为丸，如桐子大。每服五十丸，薄荷汤送下。

聚星障症

此症异他翳，团圆不放开。

分明星数点，怕热眼多灾。

四围有瘀滞，变出聚星来。

此症黑睛上有细颗，或白或微黄色，但微黄者急而变重，或连缀，或围聚，或散漫，或齐起，或先后逐渐相生。初起者易治，生定者退迟，能大者有变。团聚生来而作一块者，有凝脂之变；连辍四散，傍风轮白际起，变大而接连者，花翳白陷也。若兼赤脉痕绊者，退迟；若星翳生于丝尽头者，不惟退迟，亦且变重。大抵此症多病于痰火、水亏，能保养者庶几②；斫丧犯戒者，变症生焉。宜服海藏地黄散。

---

① 青囊：古人常以青囊盛药，后遂以"青囊"为医书、医术之代称。晋干宝《搜神记》卷十一"颜含"条云："颜含，字弘都，次嫂樊氏因疾失明，医人疏方须蚺蛇胆，而寻求备至，无由得之。含忧叹累时，尝昼独坐，忽有一青衣童子，年可十三四，持一青囊授含，含开视，乃蛇胆也。童子逡巡出户，化成青鸟飞去。得胆药成，嫂病即愈。"此即以青囊盛药之典，后世遂衍之而谓医家妙手。

② 庶几：犹言尚可，表希望；此谓人有患聚星而善保养者，尚有为治之希望。《诗·小雅·菀柳》："有菀者柳，不尚息焉。"东汉郑玄笺云："尚，庶几也。有菀然枝叶茂盛之柳，行路之人岂有不庶几欲就之止息乎。"（《毛诗》卷十五，《四部备要》第1册，中华书局1989年影印版，第110页）《尔雅》卷二"释言第二"："庶几，尚也。"晋郭璞注云：《诗》曰，不尚息焉。宋邢昺疏："释曰：尚谓心所希望也。"又疏云："郑笺云'尚，庶几也'。以心所念尚即是庶几，义相反覆，故引之。"（《尔雅注疏》卷三，《四部备要》第6册，中华书局1989年影印版，第25页）此皆以"庶几""尚"互训而为希望者也。

海藏地黄散　治大小男妇，心肝壅热，目赤肿痛、生赤翳，或白膜遮睛，四边散漫者，犹一治者，暴遮黑睛者，多失明，宜速用此方，亦治痘疮入目。

大黄煨　熟地黄　玄参　沙苑蒺藜　防风　谷精草　黄连酒洗，炒　白蒺藜杵去刺　犀角锉末　生地黄　蝉蜕去头足　木贼草　甘草减半　川羌活　木通　当归身各等分

上为细末，每服二钱，用羊肝煮汤调下。

垂帘障症

垂帘名逆障①，其障从上生。

淹延②年月久，混障始漫睛。

有犯遭瘀滞，方才变赤睛。

数般相似症，辨别要分明。

此症生于风轮，从上边而下，不论厚薄，但在外色白者方是。若红赤乃变症，非本病也。有初起水膏不清，而便成此症者；有起先色赤，退后膏涩，结为此症者。因其自上而下，如帘垂下，故得其名。有症数般相似，缓急③不同，治亦各异，不可误认。又胬肉初生，亦在风轮上起，但色如肉，且横厚不同，一偃月侵睛，俱风轮起，乃气轮膜内垂下，白色而薄，与此在外有形者不同；一赤膜下垂，与瘀滞火实之急者不同。此症只是白障慢慢生下来，而为混障者，间有红赤或微红而已，因其触犯，搏动其火，方有变症。其病从上而下，本称为顺，何以称逆？此指火而言，盖火性本上炎，今下垂，是逆其道矣，故称曰逆焉。宜服、点：

天麻退翳散　治昏暗失明。

白僵蚕热水泡，去丝，姜汁炒　当归身酒洗，炒　防风　石决明醋煅　白芷　熟地黄酒炒，烘干　黄芩炒　木贼草　枳壳麸炒　麦门冬去心，焙干　羌活　白蒺藜杵去刺，炒　川芎　荆芥穗　菊花　蔓荆子　蝉蜕去头足　赤芍药　天麻炒　密蒙花各等分

---

① 名逆障：原作"明道漳"，据文义及下文"故称曰逆焉"句改。
② 淹延：犹言淹留迟延；淹，滞也、留也。此谓障生而迁延久留，则日渐蔓延，遂致遮满睛瞳。
③ 急：原作"者"，据下"治亦各异"句文义改。

上为细末，每服二三钱，灯心汤调下。眼红，加黄连，酒洗，炒。

卷帘散 治新旧病根，昏涩难开，翳障遮睛，或成胬肉，连眼赤烂，常多冷泪，或暴发赤眼肿痛。

炉甘石_{四两，擂碎} 玄明粉_{五钱，入黄连内同煮} 川黄连_{七钱，捶碎，以水一大碗煮数沸，滤出滓用}

上先将炉甘石末入炀^①铜罐内，开口，煅红，令外有霞色为度，次将黄连、玄明粉水中浸，飞过，候干，又入黄连汤内，再飞过，再候干，次入：

铜青_{一两半} 白丁香_{另研} 乳香_{另研} 青盐_{另研} 胆矾_{另研} 铅白霜_{研，各一钱} 腻粉_{另研} 硇砂_{另研} 白矾_{半生半熟} 川黄连_{研为细末，各五钱}

上共研极细腻末，同前药再研匀，每用少许，点于眼翳处，每日点二三次，宜久闭为妙。

逆顺障症

有障名逆顺，泪出且睛疼。

上下围将至，中间未掩睛。

若不乘时治，遮满失光明。

此症色赤而障，及丝脉赤虬纵横，上下两边往来。若是色白不变者，乃治后凝定，非本症生来如是，治之亦不同。若色浮嫩而大，或微黄色者，又非此症，乃花翳白陷也。凡是风轮际处，由白睛而来，粗细不等，赤脉周围圈圆，侵入黑睛上，障起昏涩者，即此症，必有瘀滞在内。盖滞于左则从左而来，右则从右而来，诸脉络皆有所滞则四围而来。胞虽不赤肿，珠虽不障疼，亦有瘀滞在内，不可以为轻视。若伤于膏水者，则有翳嫩白，大而变为花翳白陷。若燥涩甚者，则下起一片，变为黄膜上冲之病。若头疼、珠痛胀急，其症又重而急矣。宜服羚羊角饮子。

羚羊角饮子

羚羊角_{锉末} 犀角_{锉末} 防风 桔梗 茺蔚子 玄参 知母 大黄_炮 草决明 甘草_{减半} 黄芩_炒 车前_{各等分}

上锉剂，白水二钟，煎至八分，去滓，食后温服。

---

① 炀（yáng）：炙也，炽热灼烧貌。

混睛障症

混障却分红白，有余不足之灾。

红速白迟皆退，久而点服方开。

红畏紫筋爬定，白嫌光滑如苔。

带此两般证候，必然难退易来。

此症谓漫珠皆一色之障，世之患者最多，有赤、白二症，赤者嫌其多赤脉，白者畏其光滑。若遇此症，必食发物，或用药发起，转觉昏肿红赤，再用点、服，愈矣。宜服地黄散。

地黄散

生地黄　当归　熟地黄焙干　大黄各七钱　谷精草　黄连酒炒　白蒺藜炒，去刺　木通　乌犀角锉细末　玄参　木贼草　羌活　蝉蜕尾去头足，各五钱

上为细末，每服二钱，煮猪肝，或羊肝汁，食远调下。

八宝膏

梅花片研细，三钱　珍珠研细　水晶研飞　贝齿研飞，各一两　石决明洗净，研飞　琥珀末，各七钱　空青研飞　玛瑙研飞，各五钱

上为一处，用水五升，入砂锅内煎至一升，再加净川蜜一两，复煎至一半为膏，后入冰片末搅匀，候退七日火气，每日临睡点之，早晨不宜点。

胬肉攀睛症

胬肉之病，肺实肝虚。其胬如肉，或赤如朱。

经络瘀滞，气血难舒。嗜燥恣欲，暴怒多之。

先生上匡，后障神珠。必须峻伐，久治方除。

此症多起气轮，有胀如肉，或如黄油，至后渐渐厚，而长积赤瘀，胬起如肉，故胬肉攀睛。性燥暴悖、恣嗜辛热之人，患此者多。久则漫珠积肉，视亦不见，治宜峻伐，久则自愈。若无瘀肉积聚，其人白珠尚露者，不必用钩割之治。宜服、点①。

还睛散　并治眼生翳膜，昏涩泪出，瘀血，胬肉攀睛。

---

① 点：原作"睛"，据所附方用法及前后各症时有"服、点"改。

龙胆草_{酒洗，炒}　川芎　甘草　草决明　川花椒　菊花　木贼　石决明_煅
野麻子　荆芥　茯苓　楮实子　白蒺藜_{杵去刺，各等分}

共为细末，每服二钱，食后茶清调下，日进三服，忌一切鸡、鱼厚味及荞麦面等物。

吹霞散　专点胬肉攀睛，星翳外障。

白丁香_{一钱}　白及　白牵牛_{各三钱}

上研细腻无声，放舌上试过无滓，方收贮，每日点三次。重者不出一月全愈，轻者朝点暮好。

定心丸

石菖蒲　枸杞子　家菊花_{各五钱}　麦门冬_{去心，烘干，一两}　远志肉_{二钱五分}
明辰砂_{研细，一钱，另入}

上为细末，炼蜜为丸，如桐子大，每服三十丸，食后白滚汤送下。

鸡冠蚬肉症

蚬肉与鸡冠，形容总一般。

多生于胞内，后及气轮间。

祸由火上燥，瘀滞血行难。

久则漫睛珠，无光渐渐添。

此二症谓形色相类、经络相同，治亦同法，故总而言之，非二^①病之同生也。其状色紫如肉，形类鸡冠、蚬肉者即是，多生眼胞之间，后害及气轮，而尽掩于目。治者须宜早割，不然，恐病久徒费药力，即欲割亦无益矣。然目大眦内有一块红肉，如鸡冠、蚬肉之状，此乃心经血部之英华，不可误认割之。若误割，轻则损目，重则丧命矣。慎之！慎之！宜服凉膈清脾饮。

凉膈清脾饮　治脾经蕴热凝聚而成其患；眼胞内生如鸡冠、蚬肉，根小头渐长，垂出甚者；眼翻流泪，亦致昏蒙。

荆芥穗　石膏　防风　赤芍药　生地黄　黄芩　连翘　山栀仁　苏薄荷　甘草_{减半，余各等分}

---

① 二：原作"三"，据前"此二症"及下"鱼子石榴症"之"亦非二病同生"句改。

上锉剂，白水二钟，灯心三十段，煎至八分，去滓，食远热服。

翠云锭　治眼胞内生菌毒，用左手大指甲点于患处，右手以锐刃尖头，齐根切下，血出不妨，随用此锭磨浓涂之，其血自止。

铜绿一钱，研末　杭粉五钱　轻粉一分

上研极细末，用黄连一钱，白粳米百粒，水一杯，煎一半，再熬，拣去黄连，和药作锭，阴干，临用清水磨搽。兼治烂弦风，或暴赤肿痛者，箍搽①更妙。

鱼子石榴症

鱼子石榴之症，世人罕见斯灾。

鱼子一宗而起，石榴四角而来。

俱是脾肺积毒，必须镰割方开。

此二症经络、治法相同，总而言之，亦非二病同生。鱼子障非聚星之比，又非玉粒之患。此其状一片，外面累颗丛萃而生，或淡红，或淡白色，状如榴子绽露于房。其病红肉颗，或四或六或八，四角生来，障满睛珠，视亦不见。以上二症，俱是血部瘀实之病，目疾之恶症，治须用割。割后见三光者方可；若瞑黑者，必瞳神有损，不必治之。如畏镰割者，以散服，点之。

抽风汤

防风　玄明粉　柴胡　大黄　黄芩　车前子　桔梗　细辛各等分

上锉剂，白水二钟，煎至一钟，去滓，食后温服。

化积散

白丁香五粒　净朴硝少许　硇砂一分　冰片少许

上研极细腻无声者，点之。

---

① 箍搽（gū chá）：犹言箍药而搽，即以药将患处箍围定后徐徐搽涂之，一则以防止病毒或患处溃破之脓血扩散而伤及其他，一则以促迫患处而令其徐徐缩愈，乃治一切疮肿痛疽所宜之妙法。元杨清叟编述、明赵宜真集《仙传外科秘方》卷二"用敷贴温药品第三"之"冲和仙膏"条："发背初生未成，单用紫荆皮末酒调箍住，自然撮细不开，服药只用柞木饮子，乃救贫良剂。"（《仙传外科秘方》，《道藏》第26册，文物出版社、上海书店出版社、天津古籍出版社1988年影印版，第666页）即谓痈疽初起，便用箍药之法。

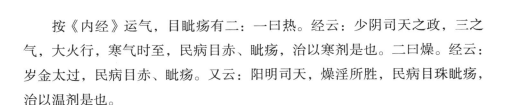

卷四　运气原证

按《内经》运气，目眦疡有二：一曰热。经云：少阴司天之政，三之气，大火行，寒气时至，民病目赤、眦疡，治以寒剂是也。二曰燥。经云：岁金太过，民病目赤、眦疡。又云：阳明司天，燥淫所胜，民病目珠眦疡，治以温剂是也。

目疡

《内经》曰：诸痛者疮疡，皆属心火。火郁内发，致有斯疾。盖心主血，而血热生风，郁甚则递相传袭，故火能生土。血注阳明，则肌肉风热与血热相搏，发见皮肤，其名不一。有黄浓而白者，土生金，母归子也。始生微痒而热轻，肿痛烂为热极，血凝化水，气滞成脓，甚至寒热作而饮食减，尤为虑。宜宣泄风毒、凉心火、解胃热。按目疮疡，皆因君火司令，燥火热邪所致，宜温宜凉，随症施治可也。

实热生疮症

实热生疮症，疮生各有经。

泪如汤样注，涩急且羞明。

睥或弦多溃，胞中椒粟成。

疮生于眦上，心火炽盈盈。

睑外睥家燥，唇边亦土形。

肺热形于鼻，周身旺六经。

耳热知肾燥，满面六阳蒸。

三焦炎项上，下部六阴乘。

失治应须变，伤睛目欠明。

此症谓目病生疮之故，轻重不等，痛痒不同。重则有堆积高厚，紫血脓烂而腥臭者，乃气血不和、火实之邪、血分之热尤重。如瘀滞之症，膏混水浊，每每流于睥眦成疮，瘀血散而疮自除。勤劳湿热之人，每患睥眦成疮，别无痛肿症者，亦轻而无妨。若火盛疮生，惟重滞肿痛者，又当急治，恐浊气沿于目内，而病及于珠。若先目病，后生疮，必是热沿他症。凡见疮生，当验部分，以别内因何源而来，随其轻重而治之。宜服：

加减四物汤

生地黄　苦参　苏薄荷　川芎　黍黏子　连翘　天花粉　防风　赤芍药　当归　荆芥穗各等分

上锉剂，白水二钟，煎至八分，食后服。

芎归汤

川芎　当归　赤芍药　防风　羌活各等分

上锉剂，白水二钟，煎至八分，去滓，频洗，则血活风去。

搽药方　治眼皮外满睑生疮，溃烂疼痛。

血竭　乳香　没药　轻粉　佗僧各等分

上为细末，掺于疮处。

又方　治眼胞上下或睑生疮破，流黄水荫开者。

青黛一钱二分　黄柏末　潮脑　轻粉各一钱　松香一钱半

上为细末，用旧青布卷药在内，麻油湿透，烧灰，俟油灰滴于茶钟内，蘸搽。

椒疮症

血滞脾家火，胞上起热疮。

泪多并赤肿，沙擦最难当。

或疼兼又痒，甚不便开张。

可恶愚顽者，全凭出血良。

目睛惟仗血，血损目无光。

轻时须善逐，重开过则伤。

胞间红瘰瘰[①]，风热是椒疮。

此症生于胞内，红而坚者是。目间沙擦难开，多泪而痛，人皆称粟疮，误矣。夫粟疮亦生在胞，但色黄软不易散，此症虽坚却易散，俗皆以龙须、灯心等物，出血取效。殊不知目以血为荣，血损而光华有衰弱之患，轻者

①　瘰瘰（luǒ luǒ）：此谓目中疮点累累丛聚而成片状。

只宜善治。至于瘰瘰连片，趷踏^①高低不平，及血瘀滞者，不得已而导之，中病即止，不可太过，过则血损，恐伤真水，难养神膏。大概用平治之法，退而复来，乃内有瘀滞，方可量病渐导。若初治，不可轻为开导，孟浪^②恐有损也，不如谨始为妙。宜服：

归芍红花散 治眼胞肿硬，内生疙瘩。

当归 大黄 栀子仁 黄芩 红花<small>以上俱酒洗，微炒</small>^③ 赤芍药 甘草 白芷 防风 生地黄 连翘<small>各等分</small>

上为末，每服三钱，食远，白水煎服。

粟疮症

> 脾经多湿热，气滞血行迟。
>
> 粟疮胞内起，粒粒似金珠。
>
> 似脓脓不出，沙擦痛无时。
>
> 睥急开张涩，须防病变之。
>
> 病来如软急，散亦不多时。

此症生于两睥之内，细颗黄而软者是，今人皆称椒疮为粟疮者，误矣。夫椒疮，红而坚，胞必肿硬，睛必沙涩，症尚易治。若粟疮，一见目疼头痛者，必有变症。粟疮是风热郁于上焦，极重，但以散风清热为主。二症虽皆生于胞内，属于血分，椒疮红坚易散，粟疮黄软不易散，故治亦不同，岂可概论哉！宜服：

除风清脾饮

广陈皮 连翘 防风 知母 玄明粉 黄芩 玄参 黄连 荆芥穗 大黄 桔梗 生地<small>各等分</small>

上锉剂，白水二钟，煎至八分，去滓，食远服。

---

① 趷踏（kē tà）：此谓目中疮点高低不平貌。
② 孟浪：犹言粗率冒失，此谓医者不顾病症轻重而鲁莽行事。《庄子·内篇·齐物论》卷一："夫子以为孟浪之言，而我以为妙道之行也。"唐陆德明音义云："向云，孟浪音漫澜，无所趣舍之谓。李云，犹较略也。崔云，不精要之貌。"（《经典释文》第 20 册，北京图书馆出版社 2003 年影印版，卷二十六第 9—10 页）"向云"者，三国魏向秀；"李云"者，东晋李颐；"崔云"者，东晋崔撰。此皆以孟浪为粗疏而不精当之义，盖谓言辞无所取会；引而申之，举凡粗率失措之行为，皆可谓之"孟浪"。明比丘大建《禅林宝训音义》"不涉典章"条云："孟浪之谈，取笑傍观也。作事轻率，曰孟浪。"（《禅林宝训音义》，《卍续藏经》第 113 册，新文丰出版公司 1995 年版，第 292 页）此即以举动轻率鲁莽为孟浪者。
③ 炒：原作"妙"，据文义改，形近致误。

目疣

此症或眼皮上下，生出一小核是也，乃脾胃痰气所致。上睑属脾经，下睑属胃经。若结成小核，红而自破，不药而愈；若坚白不破，久则如杯如拳，而成瘤矣。若初起小核时，即先用细艾如粟米壮，放患上，令患目者卧榻紧闭目，以隔蒜片灸三四壮，外将膏药贴之；又用紫背天葵①子，拣净二两煮甜酒一壶半，皂角子二三粒，炮热研细，饮酒时搽疣上自消。

睥生痰核②症

凡是睥生痰核，痰火结滞所成。皮外觉肿如豆，睥内坚实有形。或有不治自愈，或有壅结为瘿③，甚则流脓出血，治之各不同名。此火土之燥，毋向外求情，若能知劫治④，顷刻便清平。

此症乃胞外皮内生颗如豆，坚而不疼，火重于痰者，其色红紫，乃痰因火滞而结此，生于上胞者多，屡有不治自愈。有恣辛辣热毒、酒色斫丧之人，久而变为瘿漏重疾者，治亦不同。若初起知劫治之法，则顷刻而平复矣。宜服：

防风散结汤

玄参–钱　前胡　赤芍药　黄芩　桔梗　土贝母　防风　苍术　白芷陈皮　天花粉各八分

上锉剂，白水二钟，煎至八分，去滓，食后热服。

清胃汤　治眼胞红硬。此阳明经积热，平昔饮酒过多，而好食辛辣、炙煿之味所致也。

山栀仁炒黑　枳壳　苏子各六分　石膏煅　川黄连炒　陈皮　连翘　归尾荆芥穗　黄芩　防风各八分　甘草生，三分

上锉剂，白水二钟，煎至一钟，去滓，热服。

---

① 葵：原作"蔡"，据文义及诸本草改。
② 核：原作"痰"，据原文"卷之四目录"所列"胞生痰核症"改。
③ 瘿（yǐng）：瘤也，此谓眼胞上所生赘疣如小核者。
④ 劫治：谓以猛厉之药、峻补之剂夺截病邪，其法速而能取效于一时，是以非艺高者莫能用也，既用之亦当谨慎从事。

木疳症

木疳多在风轮生，碧绿青蓝似豆形。

如是昏沉应不痛，若然泪涩目多疼。

莫教变症侵眸子，不散瞳神便破睛。

此症生于风轮者多，其色蓝绿青碧，有虚实二症。虚者大而昏花，实者小而痛涩。非比蟹睛因破而出，乃自然生出者。大小不一，亦有渐变成尖长者。宜服：

羚羊角饮子

羚羊角锉细末　细辛　大黄　知母　五味子　芒硝各一两　防风二两

上锉剂，以上六味各一钱、防风二钱，白水二钟，煎至八分，去滓，食远服；为末，每服二钱，调服亦可。

平肝清火汤　治黑睛胀大，虚者服。

车前子　连翘各一钱　枸杞子　柴胡　夏枯草　白芍　生地黄　当归各一钱半

上为一剂，白水二钟，煎至八分，去滓，温服。

火疳症

火疳生如红豆形，热毒应知患不轻。

两眦目家犹可缓，气轮犯克急难停。

重则破烂成血漏[①]，轻时亦有十分疼。

清凉调治无疑惑，免致终身目不明。

此症生于睥眦气轮。其在气轮，为害尤急，盖火之实邪，而在金部，火克金，鬼贼相侵，故害最急。初起如粟疮、榴子一颗，小而圆，或带横长而圆，状如豆，次后渐大，痛者多，不痛者少，不可误认为轮上一颗，如赤豆症因瘀积在外，易消之，此则从内而生也。宜服：

洗心散

大黄　赤芍药　桔梗　玄参　黄连　荆芥穗　知母　防风　黄芩　当

---

① 漏：凡人津液流而不能禁止者皆谓之漏，此谓疮溃烂而脓汁、血液流下不止者。

归尾_{各等分}

上为细末，每服三钱，食后茶清调下。

土疳症

土疳之病，俗号偷针。脾家燥热，瘀滞难行。微则自然消散，甚则出血流脓。若风热乘虚而入，则脑胀痛而眸子俱红。有为漏之患，有吊败①之凶。

此症谓胞上生毒也，俗号为偷针。有一目生而传两目者；有止生一目者；有微邪不出脓血而愈者；有犯触辛热燥腻、风沙烟火，为漏、为吊败者；有窍未实，因风乘虚而入，头脑俱肿，目亦赤痛者。所病不一，因其病而治之。宜服、敷：

清脾散

薄荷叶　升麻　甘草_{减半}　山栀仁_炒　赤芍药　枳壳　黄芩　广陈皮　藿香叶　石膏　防风_{等分}

上为细末，每服二钱五分，白水煎服。

敷药方

生南星_{三钱，研末}　生地黄_{五钱}

上共捣烂为膏，贴太阳穴，其肿即消矣。

金疳症

金疳起如玉粒，胞生必碍睛疼，沙擦涩紧翳障生。若在气轮，目珠疼痛泪流，惟嫌阳分，最苦气升。时交阴降略清宁，目小涩而坚硬。

此症初起与玉粒相似，至大方变出祸患。生于胞内，必碍珠涩痛，以生障翳。生于气轮者，则有珠痛泪流之苦。子后午前阳分气升之时，病尤甚。午后时入阴分，则病略清宁。久而失治，违戒反触，有变漏之患矣。宜服：

泻肺汤

桑白皮　黄芩　地骨皮　知母　麦门冬_{去心}　桔梗_{各等分}

---

① 吊败：犹言牵吊败坏，谓眼皮翻转、胞睑败坏而成不治之症。

四库全书中医眼科证方药类注（下）

上锉剂，白水二钟，煎至八分，去滓，食后服。

水疳症

水疳眼忽一珠生，或在胞中或在睛。

或者痛如针样刺，连眶带脑赤烘疼。

或然不疼形多大，不散瞳神便漏睛。

此症生于睥眦气轮之间者多，若在风轮，目必破损，有虚实大小二症。实者小而痛甚，虚者大而痛缓。状如黑豆，亦有横长而圆者，与木疳相似，但部分稍异，色亦不同。黑者属水，青绿碧蓝者属木，久而失治，变为漏头风，人每有此患。风属木，肝部，何以病反属水？盖风行水动，理之自然，头风病目，每伤瞳神，瞳神之精膏，被风气攻，郁久则火胜，其精液被火击散，故随其所伤之络，滞结为疳也。疳因火滞，火兼水化，水因邪胜，不为之清润，而反为之湿热相搏，变为漏矣，故水疳属肾[1]与胆也。宜服：

蠲[2]毒饮

防风—钱　赤芍药　川芎　连翘　甘草　牛蒡子细研，各八分

上锉剂，白水二钟，煎至八分，去滓温服，此乃治实症小而痛甚者宜服；治虚症大而痛缓者，减去防风、连翘、牛蒡子，以四物治之，加熟地黄、当归身各八分，煎服。

漏睛

按此症由眦头结聚生疮，流出脓汁，或如涎水，粘睛上下，不痛，仍无翳膜。此因心气不宁，乃小肠邪热逆行之故，并风热停留在睑中。脓水或出于疮口，或在大小眦孔窍出者，多流出不止是也。歌曰：原因风热眼中停，凝结如脓似泪倾。驱毒除风无别病，黄连膏子点双睛。

---

① 肾：原文作"贤"，据上下文义改。
② 蠲（juān）：除也。西汉扬雄《方言》卷三："差、间、知，愈也。南楚病愈者，谓之差，或谓之间，或谓之知。知，通语也。或谓之慧，或谓之憀，或谓之瘳，或谓之蠲，或谓之除。"晋郭璞注云："蠲亦除也，音涓。"（西汉扬雄撰、晋郭璞注《輶轩使者绝代语释别国方言解》第1册，北京图书馆出版社2002年据国家图书馆藏宋庆元六年浔阳郡斋刻本影印，卷三第7—8页）

大眦漏症

大眦漏兮真火毒，时流血水胀而疼。

初起未损终须损，肾要盈兮心要清。

此症大眦之间生一漏，时流血而色紫，其病在心部火之实毒，故要补肾以泻心也。宜服：

燥湿汤

川黄连炒，一钱　苍术泔水制　白术土炒　陈皮各八分　白茯苓　半夏　枳壳　栀仁炒黑，各七分　细甘草三分

上锉剂，白水二钟，煎至八分，去滓，热服。

五花丸　治漏睛脓出，目停风热在胞中，结聚脓汁，和泪相杂，常流涎水，久而不治，至乌珠坠落。

金沸草二两　砂仁炒　川椒皮各七钱　甘草炙，四钱　白菊花　黄柏酒制　枸杞子各两半　巴戟八钱

上为细末，炼蜜为丸，如桐子大，每服二十丸，空心或盐汤或温酒送下。

小眦漏症

相火经行小眦伤，不时流血胀难当。

休教血少神膏损，致使终身不见光。

此症小眦之间生一漏，时流血水，其色鲜红。是病由心络而来，下焦火横行之疾，当于肾中补而抑之。宜服：

泻湿汤

车前子　黄芩　木通　陈皮各一钱　淡竹叶二十片　茯苓　枳壳　栀仁炒黑　荆芥穗　苍术各八分　甘草三分

上锉剂，白水二钟，煎至八分，去滓，热服。

白薇丸

白薇五钱　石榴皮　防风　白蒺藜杵去刺　羌活各三钱

上为细末，米粉糊为丸，如桐子大，每服二十丸，滚汤下。

益阴肾气丸　见卷二①。加羌活、防风，以补肝肾不足。

阴漏症

阴漏黄昏青黑水，或然腥臭不堪闻。

幽阴隐处升阳火，治用清温莫祷神。

此症不论何部生漏，但漏从黄昏时起，两目疼痛胀涩，流青黑水，至日间，病则稍可，非若他症之长流。乃幽阴中有伏隐之火，随阴气而升降，故夜间阴分则病重，法当以温剂治之。宜服：

黄芪汤

黄芪　麦门冬去心　白茯苓　防风　人参　地骨皮　漏芦　知母　远志去心　熟地黄各等分

上锉剂，白水二钟，煎至八分，去滓，热服。

阳漏症

阳漏阳升黄赤流，水腥目胀痛堪忧。

也知金火为灾害，温补清凉弗外求。

此症不论何部分生漏，但日间流水，色黄赤者。非若他症漏液长流，病在阳部，随其气而来。治当补正气，而清凉其燥热。以上二症，专言其有时而发，有时而止。若长时流者，各有正名，彼此不同。宜服：

保光散

龙胆草酒炒　白芷　白芍药　防风　牛蒡子炒，研　黄芩　山栀仁炒　川芎　生地黄　大黄炒，减半　当归身　羌活　荆芥穗　甘草减半，余各等分

上为细末，每服四钱，白水煎，食后服；或锉剂，煎服亦可。

补漏生肌散　以上诸症，皆可治之。

---

① 见卷二：同书卷二"气为怒伤散而不聚之病"条附"益阴肾气丸"。
益阴肾气丸
白茯苓乳蒸，八钱　泽泻四钱　当归尾酒制　丹皮　五味子　山药　山茱萸去核，酒制　柴胡各五钱　熟地黄酒蒸，三两　生地酒炒，四两
上为细末，炼蜜为丸，如桐子大，外水飞辰砂为衣，每服五六十丸，空心淡盐汤送下。
上方壮水之主，以镇阳光，气为怒伤散而不聚也。气病血亦病也，肝得血而能视，又目为肝之窍，肝藏血。故以生、熟地黄并用，补肾水真阴为君；茯苓健脾渗湿，山萸肉强阴益精，五味子补五脏虚损，收敛精气，使归于目，为臣；当归尾行血，牡丹皮治积血，泽泻除湿泄邪，为佐；山药益脾土，柴胡引入厥阴经，为使；蜜丸者，欲泥膈难下也；辰砂为衣者，为通于心也。

枯矾　轻粉　血竭　乳香各等分

上共研极细腻，对漏处吹点，外用盐花、明矾，煎水洗。

小牛黄丸　治一切眼漏，及诸恶毒疮等漏，皆可治之，大有神效。

牛黄　珍珠　朱砂要透明者　母丁香　乳香去油　没药去油　沉香锉末　明
雄黄要透明者佳　人参各一钱　琥珀八分，要真　麝香三分　滴乳石一钱半，明者良
白芷　归尾各二钱半

上各制为细末，老米饭为丸，如粟米大，每服一分，空心并临睡各一
服，用淡淡土茯苓汤送下。

此丸以牛黄、朱砂、雄黄解其毒；以珍珠、琥珀、滴乳生其肌；以乳
香、没药解毒生肌，兼之止痛；以麝香、沉香、丁香通窍，更引诸药入于
毒所；血凝气滞，始结成毒，故以当归尾消其血之凝；白芷稍散其气之滞，
又以人参扶其正气，所谓正人进而邪人退矣。如此为治，厥疾宁有弗瘳
者哉！

脾病

按脾喜燥恶湿，若内多湿热，外伤风邪，津液耗涩，膏血枯干，或内
急外弛，以致生诸病，阳虚则为倒睫等症，阴虚则为散大等症。大要湿热
所侵者，以和解①为要；阴阳偏胜者，滋荣调卫为先。

倒睫拳毛症

倒睫拳毛症，皆缘酒色沉。
风霜皆不避，弦紧外皮松。
致令毛倒入，扫翳渐侵瞳。
既成难用药，夹敷少安宁。

---

① 和解：犹言调解而使和平相处，此谓兼制两邪之证使互有退让，犹人之争讼而从中调停，乃成和解之
势，故常合用诸治法而缓其治。清秦之桢《伤寒大白》卷首"总论"之"宜和解论"："病在表则发汗；病
在里则清下；病在半表半里则宜和解；病有表复有里则宜和解。和解之法，视某经有某邪，用某经发表药
一二味以散邪；视某经有里热者，用某经退热之药一二味以清里。和解表里，内外分消而病愈矣。"又：
"大凡和解之法，散表清里又加和中之药，助其胃气，和其表里。"（《伤寒大白》，人民卫生出版社1982
年版，第13-14页）清柯琴《伤寒来苏集》卷二"麻黄汤证下"："正气已虚，邪犹未解，不可更汗，又
不可不汗，故立此和解法耳。"（《伤寒来苏集》，曹炳章辑《中国医学大成》第7册，上海科学技术出版社
1990年版，卷二第10页）凡邪入半表半里、病现表里复证者，皆可以和解法。此脾病，或"内多湿热，
外伤风邪"，或"内急外弛"，邪分内外而证复表里，故宜和解；至若阴阳有偏胜，则宜滋补其虚弱者。

调理如少缺，必定失光明。

此症皆由目病妄称火眼，不以为事。或酒或欲，风霜劳苦，全不禁忌，致受风邪，皮松弦紧，毛渐倒睫，未免泪出频频，拭擦不已，便自羞明。故毛渐侵睛，扫成云翳[①]，以药治最难，不得已用法夹之。如夹定，以敷药为主，俟夹将落，即敷其痕，可保。不然，依然复旧，其功费矣。宜服、敷：

石膏羌活散　治久痛患目，不睹光明，远年近日内外翳障，风热上攻，昏暗，拳毛倒睫之症。

苍术_{米泔浸，炒}　羌活　密蒙花　白芷　石膏_煅　牛蒡子　木贼草　藁本　黄连_{酒制}　细辛　家菊花　荆芥　川芎　甘草_{各等分}

上为细末，每服二钱，食后、临睡蜜汤或清茶调服。

流气饮　治两目怕日羞明，眵泪隐涩难开，睛赤疼痛，或生翳障，眼皮紧急，以致倒睫拳毛、眼弦赤烂等症。

荆芥　山栀　牛蒡子　蔓荆子　细辛　防风　白蒺藜　木贼草　玄参　人参　真川芎_{各等分}

上锉剂，白水二钟，煎至八分，去滓，食后服。

紧皮膏

石燕_{一对，煅末}　石榴皮　五倍子_{各三钱}　黄连　明矾_{各一钱}　刮铜绿_{五分}　真阿胶　鱼胶　龟胶_{各三钱}

以上除胶六味，共为末，用水三五碗，入大铜勺内，文火煎熬，以槐柳枝不住手搅为糊，入胶成膏，方入冰、麝各三分，研细搅匀，用瓷器内收贮。将新笔涂上下眼皮，每日涂三五次，干而复涂，毛自出矣。凉天可行此法，三日见效，轻者三十日全出，重者五十日向外矣。

五灰膏

荞麦_{烧灰一升，淋水}　石灰_{风化者佳，二两}　青桑柴_{烧灰一升，各淋水一碗，同风化灰共熬干，为末，听用}　白砒_{三钱，煅，研末}　白明矾_{一两，煅，烟尽为度，研末}

上共研一处，水十碗，熬末至一碗，方入风化石灰搅匀，用新笔扫眼弦睫上，数次，毛即落，勿入眼内。

---

① 云翳：谓睫毛侵扫目珠而生成翳膜如云雾之状。

起睫膏

木鳖子_{去壳，一钱} 自然铜_{制，五分}

上捣烂，为条子，嗜鼻，又以石燕末，入片脑少许研，水调敷眼。

东垣云：眼生倒睫拳毛，而两目紧急皮缩之所致也。盖内伏热攻，阴气外行，当去其内热并火邪。眼皮缓则眼毛立出，翳膜立退，用手攀出内睑向外，速以三棱针出热血，以左手指甲迎右针锋，立愈。《山居方》云：眼毛倒睫，拔去拳毛，用虱子血点数次，即愈。

按倒睫之症，系脾肺肝络凝滞，不能相生，以致眼皮宽纵，使毛内刺，令目不爽，病目者未有不频频揩拭，屡治未得除根，不得已必用夹治，毛向外生方安。然今人岂无色欲劳动、调摄失宜等情，眼肉必生翳障、瘀胬红筋、眼弦上下赤烂、羞涩、眵泪等症。依次点服施治，再无不愈者也。

夹眼法 须用脆薄笔管竹破开，做夹寸许，将当归汁浸一周时候。再用活龟一个，去肉取皮裹竹夹上悬挂，令其阴干，以香油润之，夹眼则灵易好夹。夹时翻转上眼，看过，倘有瘀滞即导平，血尽方可行夹。然夹不可过大，只在重弦，仔细看定，睫毛毫无倒入者，方着力扯紧。其夹外之肉，用小艾圆灸三壮，不可多灸，恐溃。俟干，夹脱下，用光粉调香油，逐早搽抹痕处，久则肉色如旧。

皮急紧小症

皮急紧小，膏血损了。

筋脉不舒，视瞻亦渺。

此症谓目皮紧急缩小之患。若不曾治而渐自缩小者，乃膏血津液涩耗，筋脉缩急之故；若治渐而小者，误治之故。患者多因皮宽倒睫，或只夹外皮，失于内治，则旋复，复倒复夹，遂致精液损而脉不舒，皮肉坏而血不足，目故急小。有不当割而频数开导，又不能滋其内，以致液耗而急小者。凡因治而损者，若不乘时滋补，则脉络气滞，虽治不复愈。宜服：

神效黄芪汤 治两目紧急缩小，羞明畏日，或隐涩难开，或视物无力，睛痛昏花，手不得近，或目少睛光，或目中热如火，服五六次，神效。

蔓荆子_{八分} 黄芪_{一钱} 人参 甘草_炙 白芍药_{各一钱} 陈皮_{五分}

上锉剂，白水二钟，煎至八分，去滓再煎，临睡温服。如小便淋涩，加泽泻五分；如^①有大热症，加黄柏七分，酒炒四次；如麻木不仁，虽有热，不用黄柏，再加黄芪五分；如眼紧小，去芍药。忌酒醋、湿面、酱料、葱蒜韭及食生冷硬物。

东垣拨云汤 戊申六月，徐总管患眼疾，于上眼皮下出黑白翳二颗，隐涩难开，两目紧缩，而不疼痛，两手寸脉细紧，按之洪大无力，知足太阳膀胱为命门相火煎熬，逆行作病，冰翳及寒膜遮睛，与拨云汤，一服神效。外症呵欠、善悲、健忘、喷嚏，时自泪下，面赤而白，能食不便，小便短数而少，气上而喘。

黄芪_{蜜炙}　柴胡_{各七分}　细辛叶　干葛根　川芎_{各五分}　藁本　当归身荆芥穗　知母　升麻_{各一钱}　甘草梢_{三分}　川羌活　黄柏_{盐水炒}　防风_{各一钱五分}

上锉剂，白水二钟，生姜三片，煎至八分，去滓再煎，食后温服。

皮翻粘睑症

皮翻粘睑，血瘀脾经。皮翻皮缩，风热所承。有自病翻转，有攀翻而成，若不调治变症乘。

此症目皮反转，贴在外睑之上，如舌舐唇之状。乃气滞血涌于内，皮急牵吊^②于外，故不能复转。有自病壅翻而转；有因翻胞看病，风热^③抟滞，不能复返而转。大抵多风湿之滞，故风疾人患者多，治亦难愈；非风者则易治，用镰割之法导之。宜服：

排风散

桔梗　明天麻　防风_{各五钱}　五味子_{焙干}　全蝎_{去钩，焙干}　乌风蛇_{焙干}细辛　赤芍药_{各一两}

上为细末，每服钱半，食远米饮调下。

龙胆丸 治两胞粘睑，眼皮赤烂成疮疾。

苦参　龙胆草　牛蒡子_{炒，各等分}

上为细末，炼蜜为丸，如桐子大，每服二十丸，食后米饮送下。

---

① 如：原文作"加"，据文义及上下文"如小便淋涩""如麻木不仁"句改。
② 牵吊：谓眼皮翻转如有物牵拽而吊于胞睑外。
③ 热：原文作"蘸"，据前"风热所承"句改。

胞轮振跳症

胞轮振跳，岂是纯风。气不和顺，血亦欠隆。牵拽振惊心不觉，要知平病觅良工。

此症谓目胞不待人之开合，而自率拽振跳也。乃气分之病，属肝、脾二经络之患，人皆呼为风。殊不知血虚而目不和顺，非纯风也。若赤烂及头风病者，方是邪风之故，久而不治为牵吊，甚则为败坏之病也。宜服：

当归活血饮

苍术制 当归身 川芎 苏薄荷 黄芪 熟地黄 防风 川羌活 甘草减半 白芍药各等分

上锉剂，白水二钟，煎至八分，去滓，食后服。

驱风散热饮子 见卷三。

胞虚如球症

两胞浮泛，其状如球。

微有湿热，重则泪流。

非干赤肿，清热是求。

此症谓目胞浮肿如球而虚起也，目上无别病，久则始有赤丝乱脉之患。火甚，眼皮或红，目不痛。湿瘀与火夹搏者，则有泪、有赤烂之疾，乃火在气分之虚症，不可误认为肿胀如杯血分之实病。以两手掌擦热拭之，少平，顷复如故，可见其为不足，而虚火壅于气也。宜服、洗：

调脾清毒饮

天花粉 连翘 荆芥穗 甘草 黍黏子 桔梗 白茯苓 白术 苏薄荷 防风 广陈皮各等分

上锉剂，白水二钟，煎至八分，去滓，食前温服。

广大重明汤 见卷三。

妊娠

按胎前产后，多因气血失和，以致荣火上攻，阴阳涩滞。或风邪乘虚，邪火侵淫，七情抑郁，六气引邪。不必拘泥其翳膜红痛，胎前惟用安胎清火，产后惟用养荣散郁。二症须分有余、不足，在气分者宜调之散之，在血分者宜补之行之，自无变症矣。

兼胎症

妇人有孕号兼胎，都是三阳痞塞来。

只是有余无不足，要分血气两家灾。

此症专言妇人有孕而目病也。其病多有余，要分在血、在气分之不同。在气分，则有如旋螺泛起、瞳神散大等症；在血分，则有如瘀血、凝脂等症。盖其痞隔，阴阳涩滞，与常人病眼不同，为病每多危急。人不知虑，屡见临重而措手不及，内伐又恐伤胎泄气，不伐又不中病，事在两难，善用内护外劫之治，则百发百中矣。如治胎前目病，不妨疏利，但避硝、黄等峻药，破血及泄小肠之剂勿用。经云：有故无殒，亦无殒也。或以参、术、归、芍固胎之药，监制之，佐使之，则无碍矣。宜服：

保胎清火汤

黄芩一钱二分　砂仁　荆芥穗　当归身　白芍　连翘　生地黄　广陈皮各一钱　川芎八分　甘草三分

上锉剂，白水二钟，煎至八分，去滓，食后温服。

简易知母饮　治妊娠心脾壅热，目赤、咽痛、口苦、烦闷、多惊。

赤茯苓　黄芩　麦冬肉　知母　桑白皮　黄芪　细甘草各等分

上锉剂，白水二钟，煎热去滓，再入竹沥一小钟，碗内冲服。

天门冬饮子　治蕴热，忽然两目失明，内热烦躁，一应热证。

羌活　白茯苓　人参各八分　天门冬去心　知母盐水制　茺蔚子各一钱二分　防风　五味子各五分

上锉剂，白水二钟，煎至八分，去滓，热服。

芎苏散　治孕妇外感风寒，浑身壮热，眼花头昏如旋。盖因风寒克于脾胃，伤于荣卫。或露背当风取凉，致令眼疼头痛，憎寒发热，甚至心胸烦闷，大抵胎前二命所系，不可轻易妄投汤剂。感冒之初，止宜芎苏，表其邪气，其病自愈。

紫苏　川芎　麦冬肉去心　陈皮　干姜炒①黑　白芍药各一两　甘草五钱

上为末，每服五钱，姜三片，葱头三段，水煎温服。

消风散　治孕妇头旋目昏，视物不见，腮项肿核。盖因胎气有伤，邪热上攻太阳，头痛呕吐，背项拘急，致令眼昏生花，若加痰壅，危在片刻，急宜服之。

石膏　防风　甘菊花　羌活　川芎　荆芥　羚羊角　当归　白芷　甘草　大豆黄卷炒，各等分

上为细末，每服三钱，细茶调，食后服。

天冬饮子　治孕妇将临月，两目忽然不明，灯火不见，头痛目昏，腮项肿满，不能转头。此症为怀孕多居暖阁，或烘火过热，衣被卧褥，伏热在内；或服补药及热物太过，肝脏壅极，致令胎热。

天门冬　知母　茺蔚子　防风　辽五味　茯苓　熟地黄　羌活　荆芥穗　川芎　白芍药　当归

上等分，锉剂，生姜三片，白水二钟，煎，食后服。

为产症

为产血不足，肝虚多损目。莫劳瞻，莫悲哭，流泪昏沉内不睦。窍虚引入风邪来，烂湿赤垢久成笃。或食燥腻五辛多，或有湿痰与劳碌。几般能致外生灾，早治免教多反复。

此症专言为产后而目病也。盖产则百脉皆动，气血俱伤，大虚血不足。故邪得以易乘，肝部发生之气甚弱，血少而胆失滋养，精汁少则目中精膏气液皆失化源②，所以目病者多。然轻重内外不同，有劳瞻竭思，悲伤哭泣，所为无时冷热泪流、内障、昏渺等症；有窍不密，引入风邪，为湿烂头风者；有因虚湿热，滞气归脑而为内障诸病者；有因虚劳碌，及恣辛嗜热，患热病而伤目血为外障者，皆内不足所致。若知爱护者，疾微而不变。不知爱养，反纵斫丧，则变症不一。大抵产后病宜早治，莫待其久，久则气血定而病深入，治亦不易。其外症之显而易知者，人皆知害而早治。其内

---

① 炒：原文作"沙"，据文义及制药之法改。
② 化源：谓生化之本源。明张介宾《类经》卷二十八"运气类"之"升降不前须穷刺法三十七"："当取其化源也。"注云："取，治也。化源，气化之本源也。"此以"运气"而言，故为"气化之本源"；而本症论"目病"之由，乃失目中精膏气液"生化之本源"所致也。

症之害隐微，而人不知虑，屡遭其患，而悔亦迟矣。若治产后，无有余之血，须护肝气，不可轻用伐肝之剂，当以四物汤养血之剂为主药也。服：

熟地黄汤 治产后妇人眼昏头晕，虚渴口干，气少脉弱。

熟地黄酒洗晒干，五钱　糯米一撮　人参一钱　麦门冬去心，二钱五分　甘草炙，五分　花粉二钱

上锉剂，水二钟，姜一片，枣二枚去核，煎至八分，去滓，温服。

四物补肝散 治妇人产后午后至夜昏花不明。

熟地黄焙干，二两　香附子酒制　川芎　白芍酒洗，炒　当归身酒洗，炒　夏枯草各八钱　甘草四钱

上共为细末，每服二三钱，食后滚白汤送下。

上方以熟地黄补血，当归养血，为君；夏枯草入厥阴，兼养血脉，为臣；甘草益元气、补脾胃，白芍补脾和血，为佐；川芎助清阳之气上升，香附理血气散郁，为使耳。

四制香附丸 治妇人产后崩漏亡血过多，致睛珠疼痛、经水不调等症。

香附子扫去皮毛，净子八两，分作四分，酒、醋、童便、盐水煮，晒炒　黄柏①酒炒　熟地黄各一两，酒、水煮烂，捣膏　泽兰叶净叶　川芎酒洗，炒　白芍药酒洗，炒　当归炒，各两半　益母草四两，勿犯铜器

除地黄膏另入，余共为细末，铺地一宿，去其火性，炼蜜为丸，如梧桐子大，每服二三钱，空心滚白汤送下，或食远亦可。

上方以四制香附为君，益血气之药也；熟地、川芎、当归、白术为臣，补血、养血、和血之药也；黄柏为佐，补肾滋阴之药也；泽兰叶、益母草为使，疗产后百病，行血、逐积血、生新血之药也。

痘疹

痘疹害眼，多因胎毒，或前或后，积热蕴深；或余毒攻侵，自脏达外，致成星翳膜朦。宜分虚实，但以活血解毒而已。活血不致于热，解毒不致于凉，俟靥后治之。虽有目翳，切不可用点药，只宜活血解毒，俟五脏平

---

① 黄柏：原文作"黄蘗"，据诸本草药名当作"黄檗"，即黄柏。东汉许慎《说文解字》第六上"木"部"檗"条："黄木也，从木辟声。"清段玉裁注云："俗加'艹'作'蘗'，多误为'蘖'字。"（段玉裁《说文解字注》，上海古籍出版社1981年影印版，第245页）

和，翳当自去。若误点药，则非徒无益，而反害之。即用丸散，须小剂调服。如眼无光，过百日后血气完复，则目自明矣。《海藏》云："东垣先生治癍后风热毒，翳膜气障遮睛，以泻青丸治之，大效，初觉易治。"《保命集》云："非斑后翳膜，亦能治之，泻青丸减大黄一半用之。"

浊害清和症

浊害清和，重轻非一。或病于前，或病于末。有久闭而不开，有肿痛而赤烂。有积热而内症昏蒙，或乘虚而中风泪湿。有阴邪结星而为翳，有阳邪烁膏而成疾。当因症而详源，毋偏泥而拗执。

此症专指痘疹以致目疾之谓。夫痘疹为毒最重，自禀受以来，蕴积恶毒深久之故。若痘疹发，则诸经百脉、清纯太和之气皆被搅扰，正气大虚则邪乘虚而入，各因其犯而为病。目窍于肝胆，肝胆乃清净之腑，邪正理不并立，今受浊邪熏灼，失发生长养之源。故病亦易侵，皆由乎人不能救而且害之之故也。或于病中食物发之太过，怀藏太暖，误投热药，多食甘酸而致病者；或于病后之虚弱未复，恣食辛辣燥腻，竭视劳瞻，炙衣烘火，冲冒风沙、烟障而致病者；有为昏蒙、流泪成内障者；有为赤烂、星障成外症者；有余邪蕴积，蒸燥肝胆，热郁之极，清气受伤，延及瞳神，而成凝脂、黄膜、花翳、蟹睛等症之重而目糊凸者；有余邪流为赤丝、羞明、微星、薄翳等症之轻而病自消者。轻重深浅，各随人之所受，所患亦不一。业斯道者，宜慎思明辨，以免不用刀而杀人，取罪冥冥，祸延子孙之报。当细验其症，审其经而投治之，不可执泥概治，恐有激变之祸。盖痘疹之后，正气虚而血脉伤，邪得易乘，非常人可比。大凡痘症目疾，惟瞳神未损，亦有可治之理，但宜蚤治，则易退而无变乱之患。迟则气血凝定，虽无变乱，其退亦甚迟矣。宜服：

谷精草汤

谷精草六分　白芍　荆芥穗　玄参　牛蒡子　连翘　草决明　菊花　龙胆草各五分　桔梗三分

上锉剂，白水二钟，灯心十段，煎至六分，去滓，不拘时服。

退翳散　治内外翳障，或疮疹后余毒不散。

真蛤粉另研　谷精草生研为末，各一两

上研匀，每服二钱，用猪肝三指大一片，批开，掺药在上卷定，再用麻线扎之，浓米泔水一碗，煮肝熟为度，取出放冷。食后临睡细嚼，却用原汁送下，忌一切毒物；如斋，素用白柿同煎，令干，去药食柿。

孙盈重云："凡痘疮，不可食鸡鸭子，必生翳膜。钱季华之女，年数岁，痘疮后两日皆生翳，只服此药，各退白膜三重，瞳子方了然也。"

望月丸 治痘入眼，致生翳膜。

望月砂四两，焙干 石决明二两 防风 白芍 谷精草 草决明 木贼各一两 当归五钱

上共为细末，炼蜜为丸，小儿量其大小，或用一钱，或五分一丸，荆芥汤化下。

疏风汤 治痘后患眼，其珠不红，眼皮弦生一小颗，数日有脓，俗谓狗翳，发后又发，甚至眼毛上发一白泡者。

荆芥穗 蝉蜕 桔梗 归尾 甘草梢各五分 防风 白芷各四分 石膏煅，一钱二分 白芍药七分 茯苓 连翘六分 苍术泔水制，各六分

共为剂，葱白一段，大米一撮，白水二钟，煎至七分，去滓，食后热服。

通窍散 治痘后眼生星翳。

辰砂三钱 珍珠 琥珀各二钱 麝香一钱 玛脑一钱五分 冰片五分

上研如细粉。若翳在右目，吹左耳；翳在左目，吹右耳；若两目有翳，即吹两耳，盖以吹耳能通心、肺二窍之故也。

胎兔丸 治小儿痘后余毒，或攻一目或两目，黑珠凸出，翳膜瞒睛，红赤肿痛，眵泪交作，服此获效之功甚著。

胎兔去毛洗净，用阴阳瓦①焙干，为末，每用一两一钱 蔓荆子去膜晒干，为末 菊花去梗叶晒干，为末，各加一两

上末共为一处，炼真川蜜为丸，量孩童大小，不拘钱分，俱白滚汤化下。

愚按，兔，《礼记》谓之"明视"，言其目"不瞬而了然"也。兔得金气之全，性寒而解胎中热毒，能泻肝热。盖肝开窍于目，热甚则昏蒙生翳，

---

① 阴阳瓦：即旧时建筑房屋所用之青色弧形板瓦，常为瓦口俯仰、参差交叠之合瓦屋面，俗以瓦间下仰上俯而呈阴阳交合状，遂谓之"阴阳瓦"；又合瓦多以青板瓦为之，故用阴阳瓦代称青板瓦，亦即小青瓦。

热极则珠胀突出。今痘后生翳，睛珠凸出者，皆胎毒盛极之所致也。方用胎兔为君者，取二兽之精血所成，可以解胎毒也。草木之性，难以取效，故借血气之属耳。臣以蔓荆微寒，取其能凉诸经之血，且能搜治肝风，及太阳头疼，目痛目赤泪出，利九窍而明目，性又轻浮，上行而散。更佐之以菊花者，取菊得金水之精英，补益金水二脏也。夫补水可以制火，益金可以平木，木平则风自息，火降则热自除。其药虽简，用意最深，用治痘后，目疾安有不愈者乎！

此方乃广陵甘棠镇王海明子痘后睛珠突出，偶一医见之，告曰："此目有一药可治，但不知能得否。"询之，乃兔胎也。其父遍觅得之，按方制，药成服之，果愈，推幼幼①之心，故广其传。

凡痘疹害目，皆言小儿受胎毒，感风寒而发痘疹。痘发则正气虚，邪气乘虚而入，调理失宜，则目为害。邪气入于肝、胆二经，兼真元未复，故发目疾。盖目窍于肝，专仗肾水。经云："目得血而能视。"肝藏血，邪热胎毒，蒸灼肝经，肝属木，木少水养，而灼损胆汁，盖肾属肝之母，肝无肾滋故胆汁涸，以致障生，神光不清，水不能滋其子也。经云："不能远视者，责其有火是也。"日渐深者，嗜欲日开，食物过辛，真元日不足耳。治法宜先清解肝经积热之毒，次补真元，水升而火自降，火降而邪气自除，目自明矣。

清解散 早服。

谷精草一两　石决明煅，八钱　白菊花去蒂酒洗，七钱　绿豆壳六钱

共为细末，每服二钱，用大陈柿饼一个，去蒂核，米泔水钟半，煎半干，空心食柿饼，原汁汤并服。

补元散 晚服。

夜明砂淘净，一两，为末　真蛤粉五钱，为末

上共研为细末，每服二钱，用公猪肝一大片，将肝披开，搽药在内，米泔水煮熟，任意食之，以原汁汤嚼下，每日早晚服；过一七，再服。

---

① 幼幼：谓爱护幼儿；前"幼"，名词作动词，爱护之；后"幼"，名词，幼儿、幼童也。《孟子·梁惠王章句上》卷一："老吾老，以及人之老；幼吾幼，以及人之幼，天下可运于掌。"东汉赵岐注云："老，犹敬也；幼，犹爱也。敬我之老，亦敬人之老；爱我之幼，亦爱人之幼，推此心以惠民，天下可转之掌上。言其易也。"（《孟子》，《四部备要》第2册，中华书局、中国书店1989年影印版，第11页）此即谓前之"老""幼"为名词用作动词，言敬爱也。

加味地黄丸

怀生地_{竹刀切片，酒洗，焙干，四两} 山萸肉_{酒洗，焙} 山药 白茯苓_{各二两} 泽泻 牡丹皮_{各两半} 菊花_{去梗叶} 麦冬肉_{焙干} 当归_{焙，各一两} 五味子_{五钱}

上共为细末，炼蜜为丸，空心淡盐汤化下，量小儿大小为丸。如少年火旺，加黄柏、知母各五钱，俱用盐水制；如目生翳，服前药不退，可用点药。

退云散

红珊瑚 珍珠 辰砂 硼砂_{各等分}

俱生用，共研极细无声，每日点二次。

按痘后余毒，则必见云翳遮睛，外障等症者多。如两目清白，外无翳障，止艰于视者，乃禀受天真虚弱，肝、肾二经不足。故神光淡白色，瞳神或开大，不必用点丹，不必服退翳等药，但服固本之剂，则精生气，气生神，非独益于目，更绵绵延寿算矣。

固本丸

熟地黄 生地 菟丝子_{各一两} 当归 五味子 枸杞_{各八钱} 麦门冬_{去心} 牛膝 天门冬_{各七钱} 茯神 地骨皮_{各五钱} 远志_{四钱}

以上各味，俱要法制，秤足分两，共为细末，炼蜜为丸，如桐子大。每服二三十丸，空心淡盐汤送下，晚服。茶酒任意送下，可以久服。

按设前后之二论并方，谓眼珠清白而无翳障，不知瞳子既有淡白色，既非外之障翳，乃内之障气也。但气翳二字，要辨明白，宜主孰治，不可错治，庶不误终身之患矣！

附治小儿斑疹疳伤并暴赤疼痛翳膜诸方

斑疹

症为风热夹痰而作也，自里而发于外，当散，切不可下。斑疹属热与痰在肺，清肺火降痰，或解散出汗，亦有可下者。瘾疹都属脾家，以其隐隐然在皮肤之间也，发则多痒。此因余毒不解，上攻于眼目也。宜服消毒化斑汤。

消毒化斑汤

白芷　黑栀仁炒，各八分　防风　黄芩炒　陈皮　白芍药各一钱　羌活七分　甘草三分　犀角锉细末，一钱

前八味共为一剂，白水二钟，煎至七分，去滓净，再煎滚。先将犀角生末，入在碗内，后入滚药于角末内，搅匀，温调服。

疳伤

疳症皆因饮食失节，饥饱失调，以致腹大面黄，重则伤命，轻则害目。患此勿治其目，竟治其疳，目病自愈。切忌油面、炙煿等物。

按小儿疳眼，无论肥瘦，但见白珠先带黄兼白色，睡起后微红生眵，怕亮不睁，上下眼胞频频札[1]动不定，黑珠上有白膜，成如此样⊙圈，堆起白晕，晕内一黑一白，亦有肥瘦不同，疳眼无疑也。但肥疳大便如豆腐渣、糟粕相似，瘦疳大便小如栗硬结燥，乃疳积入眼，攻伤肝经，亦难治矣。小儿患疳眼声哑，命将终。

疳眼症[2]

疳眼伤脾湿热熏，木盛土衰风毒生。

渴泻肚大青筋露，目札涩痒且羞明。

时时揉鼻常挦发，湿热生虫莫看轻。

急宜先服消疳散，瞬息延缓成突睛。

芦荟丸子依序治，肝平脾健保瞳神。

消疳退云饮

陈皮　厚朴姜汁炒　苍术米泔制　莱菔子炒，研碎，少许　柴胡　甘草炙，少许　枳壳麸炒　草决明炒，研碎　桔梗　青皮　黄连酒炒　密蒙花　栀子炒黑　黄芩酒炒　神曲炒　家菊花各等分

共锉剂，姜皮、灯心为引，水二钟，煎服，去[3]滓再煎。

鸡肺散　治疳疾眼生白膜、白翳，自然潜消，其效如神。

---

① 札（zhá）：目眨动貌。
② 疳眼症：原脱，据前后症及本症内容校补。
③ 去：原脱，据前后文校补。

四库全书中医眼科证方药类注（下）

雄鸡一只一斤三四两者，取其背脊血一块，即名鸡肺，将肺同后药共研烂 辰砂三分，研细 冰片三厘，研细

三共研细如膏，用无灰酒炖滚搅匀，食之即愈。

九味芦荟丸 治龈毒成疳，肝经积热，眼目生翳，齿蚀一龈，或透颊腮；或肝脾疳热结核，耳内生疮出水；或小便出津，拗中结核；或大便不调，肢体消瘦等症，皆效。

芦荟 木香 胡黄连 宣黄连炒 青皮 鹤虱 白雷丸 白芜荑炒，各一两 麝香三钱，拣去皮毛，另研细，入末为丸

共为细末，神曲糊为丸，麻子大，每服五分，空心米汤送下，量其病者大小用之。忌一切生冷、油面、炙煿等物。

生熟地黄丸 治肝疳眼，白膜遮睛，紧闭不开，羞明怕日，合面而卧，肉色青黄，发竖筋青，壮热一瘦，皆效。

生地黄 熟地黄各五钱 川芎 杏仁炮，去皮尖 赤茯苓 胡黄连微炒 半夏炮制 天麻 地骨皮 当归身 枳壳麸炒 甘草各二钱半 大黑豆四十五粒，煮熟，去皮，再煮烂，同汁捣膏，和前药末，后加炼蜜

上为细末，炼蜜为丸，如龙眼大，空心滚汤化下。

鸡肝散 治小儿疳眼，不赤不肿不疼，但开畏明，此药治之。

川乌大者一枚，去皮，生用 好坯子一字

上为细末，五岁一钱，雄鸡肝一具，净洗去筋膜，竹刀薄切开，掺药在内，箬叶包裹，麻皮扎定，用米泔水半盏，瓷器中煮熟，切作片，空心临卧冷食之，将煮肝汤送下。如脑热患目，鼻中干燥，吹通顶散。

龙胆芦荟丸 治三焦及肝、胆二经积染风热，以致目生翳，或结瘰疬[1]，耳内生疮，发寒作痛；或虚火内烧，肌体羸瘦，发热作渴，饮食少进，肚腹不调，皮干腹膨胀，口内有疮，牙龈烂或牙齿蚀落，腮颊烂，下部生疮等病。

芦荟 胡黄连炒 龙胆草各一两 川芎 芜荑六钱 当归身 白芍药各一两半 木香八钱 甘草炙，五钱

上为细末，炼蜜为丸，每两匀作十丸，量其大小而服，用白滚汤化下。

---

① 瘰疬（luǒ lì）：本谓颈项处所生核状疮瘤，小者为瘰、大者为疬；此谓目中及胞睑处所生累累结聚成片之疮粒。

是方以白芍药和血补脾胃，当归养血脉，为君；芦荟去疳清热，胡黄连疗骨蒸劳热，为臣；龙胆草治诸目疾，芜荑杀疳虫、逐五内滞气，川芎提清气上升，为佐；木香调气，甘草和诸药，为使。

消疳散 治疳积眼疾，生翳膜遮睛。

使君子<small>用白者，去油</small> 雷丸<small>去皮，用色白者，红者不可用；以米泔水浸，苍术少许，将雷丸同苍术用火温之，用雷丸去苍术，炒干，各等分，研为细末</small>

每一岁用一分，男用雌、女用雄鸡肝，勿犯铁器，洗去筋膜血水，炖半熟，蘸药食，重不过三四服见效；若翳厚，加木贼烧灰、雄黄、珍珠各一钱，另研极细末，入前药服。

天麻丸 治肝疳、风疳诸眼。

青黛 天麻 夜明砂<small>微炒</small> 五灵脂 川芎 芦荟 川黄连<small>炒，各三钱</small> 龙胆草 蝉蜕<small>去头退</small> 防风<small>各一钱半</small> 鸡内金<small>炙焦，三钱</small> 全蝎<small>二枚，焙</small> 麝香<small>少许</small>

上为细末，猪胆汁浸糕成丸，如麻子大，每服十丸，薄荷汤送下，或化下亦可。

《宝鉴》灸雀目疳眼法

小儿雀目，夜不见物，灸手大拇指甲后一寸内臁① 横纹头白肉际，灸一炷，如小麦大。

小儿疳眼，灸合谷二穴各一壮，炷如小麦大，在手大指、次指两骨间陷中者是。

升麻干葛汤 治暴发两目红肿疼痛，寒热相争。河间云："暴发者属腑，表散是也。"一二服即止。

升麻 桔梗<small>各五分</small> 羌活 川芎 防风<small>各一钱</small> 干葛<small>一钱五分</small> 麻黄 白芷<small>各三分</small> 蝉蜕<small>七个</small> 陈皮 甘草<small>各四分</small>

上锉剂，生姜一片，葱白一段，白水二钟，煎至一钟，去滓，食后热服，取汗为度。

车前子散 治小儿肝经积热上攻，眼中逆顺生翳，血灌瞳神，羞明多眵。

密蒙花 羌活 车前子<small>炒</small> 粉草<small>炒</small> 白蒺藜 黄芩<small>炒</small> 草决明 菊花

① 臁（qiǎn）：腰胯两侧之虚肉处，此谓手大拇指内侧甲后第一节骨处白肉。

龙胆草_{洗净，炒，各等分}

上为末，每服二钱，食后饭汤送下。

养肝丸　治小儿肝血不足，眼目昏花；或生眵泪，久视无力。

防风　当归身_{酒制}　白芍药_{酒洗，炒}　川芎_{酒洗，炒}　楮实子_{去膜，阴干}　车前子_{酒煮，焙}　熟地_{酒蒸，捣膏}　葳蕤仁_{去壳、皮、尖、油，取霜，各等分}

除熟地膏、蕤霜另入，余为细末，炼蜜为丸，或一钱或五分一丸，量婴孩大小，每服一丸，滚白汤不拘时服。若治大人，仍做小丸，每服三钱，滚汤送下。

通顶散　治小儿脑热，脑枕骨疼，闭目不开；或头风痛，攒眉啼哭，并赤目。

川芎　薄荷_{各五钱}　茵陈　甘草_{各四钱}　朴硝_{三钱，甜硝亦可}

上为细末，用少许吹鼻中，即效。如要嚏喷，加踯躅花一钱，只用朴硝吹鼻亦可。

惊搐

子和曰："诸风掉眩，皆属肝木，掉摇眩运，目喎筋急，手搐瘛疭[1]，皆厥阴肝木之用也。经曰，风淫所胜，平以辛凉。世何以热药治风邪乎？"

辘轳转关症

辘轳转关，人所罕闻。瞳睛勿正，那肯中存。

上垂下际，或倾或频。气所使动，人所不能。

筋脉振惕[2]，紧急难伸。急宜调治，免致伤深。

---

[1]　瘛疭（chì zòng）：谓手足筋脉痉挛，俗称"抽搐"。《素问·玉机真脏论》云："病筋脉相引而急，病名曰瘛。"启玄子王冰注云："筋脉受热而自跳掣，故名曰瘛。"汉史游《急就章》"章第二十三"："痈疽瘛疭痿痹胝。"又卷四颜师古注云："瘛疭，小儿之疾，即今之痫病也。"宋成无己《伤寒明理论》卷中"瘛疭"条："瘛者，筋脉急也；疭者，筋脉缓也。急者则引而缩，缓者则纵而伸。或缩或伸，动而不止者，名曰瘛疭，俗谓之搐者是也。"（《伤寒明理论》，曹炳章编《中国医学大成》第4册，上海科学技术出版社1990年影印版，卷中第19页）

[2]　振惕：筋脉急速振动跳跃貌。唐李鼎祚《周易集解》卷二"小畜"条引东汉荀爽注"有孚惕出"云："惕，疾也。"《国语·吴语》卷十九："既而皆入其地，王安挺志，一日惕，一日留，以安步王志。"三国吴韦昭注云："惕，疾也。留，徐也。"（《国语》，《四部备要》第44册，中华书局、中国书店1989年影印版，第119页）南朝梁萧统编《文选·畋猎下·扬子云长杨赋一首并序》卷九："二十余年矣，尚不敢惕息。"唐李善注云："贾逵《国语》注曰，惕，疾也。"此盖谓东汉贾逵《国语解诂》，则三国韦注或承贾注而为解，皆以惕为"疾速"之"疾"。

此症谓病目六气不和。或因风邪所击，脑筋如摸，神珠不待人转，而自驀然察上，驀然察下，下之不能上，上之不能下，或左或右，倏易无时。盖转动搏击不定，筋脉振惕，缓急无常，被其牵摸而为害。轻则气定，脉偏而珠歪，如神珠将反之状，甚则翻转而为瞳神反背矣。宜服：

钩藤饮子　治卒 ① 然惊骨 ②，眼目翻腾。

钩藤炙，五分　麻黄去节　甘草炙，各三分　天麻　川芎　防风　人参各七分　全蝎炒去毒，一钱　僵蚕炒，一钱二分

上锉剂，白水二钟，姜三片，煎至八分，不拘时服。

双目睛通症

双目睛通，庸医罕识。此幼时所伤，非壮年所得。欲看东而反顾其西，彼有出而反顾其入。为脑筋带转，幼因风热所逼。患即医之，庶无终失，至长求医，徒劳心力。

此症谓幼时目珠偏邪，而视亦不正，至长不能愈矣。患非一端，有脆嫩之时，目病风热，攻损脑筋急缩者；有因惊风天吊，带转筋络，失于散治风热，遂致凝结经络而定者；有因小儿眠于牖下亮处，侧视既久，遂致筋脉滞定而偏者。凡有此症，急宜乘其日近，血气未定治之。若至久，筋络气血已定，不复愈矣。宜服：

牛黄丸　治小儿通睛，皆因失误筑打，触着头面额角，兼倒扑，令儿肝受惊风，遂使两目斗睛，名曰通睛，宜服此丸。

牛黄　珍珠　天竺黄　琥珀　青黛　僵蚕各等分　白附子炮　地龙各等分　麝香少许　金箔量加为衣　苏合油　香油

以上前九味，各另研极细，共为一处，用甘草一两、水一碗，煎汁减半，入苏、香二油各少许，一处拌匀，和为丸，金箔为衣，量其大小，薄荷汤化下。乳母及小儿，忌一切酒面、猪肉、辛热、生痰等物。

---

① 卒：通"猝"，突然。
② 惊骨：犹言惊心，谓内心惊甚貌。

附：小儿目闭不开、睊①目直视、目仰视、目睛瞤②动、目札诸症验方

目闭不开

足太阳经为目上纲，足阳明经为目下纲，热则筋纵，目不开，宜服助阳活血汤见卷二。又小儿初生下，眼不开者，由产母过食辛热等物，致成斯疾。治法当以熊胆少许蒸水洗眼上，一日七次。如三日不开，用生地黄散服。凡小儿不洗净，则秽汁必致浸渍于目眦中，使眼赤烂，至长不瘥。

人参汤　治风头眩，但觉地屋俱转，目闭不敢开。

人参　麦门冬去心　当归酒制　白术　防风各八分　白芍药　独活　黄芪各一钱二分　官桂去皮，七分

上锉剂，白水二钟，煎至八分，去滓，食远服。

生地黄散

干地黄　赤芍药　川芎　甘草　当归身　天花粉各等分

上为细末，量其大小，灯心汤调，搽入口内。

目直视

《集成》：直视者，视物而目睛不转动者是也。若目睛动者，非直视也。伤寒直视者，邪气壅盛，冒其正气，使神气不慧，脏腑之气不上荣于目，则目为之直视。伤寒至于直视，为邪气已极，证候已逆，多难治。经曰，

---

① 睊（juàn）：目侧视貌。东汉许慎《说文解字》第四上"目"部"睊"条："视貌。"《孟子·梁惠王章句下》卷二引晏子语："睊睊胥谗，民乃作慝。"东汉赵岐注云："睊睊侧目相视。"（《孟子》，《四部备要》第 2 册，中华书局、中国书店 1989 年影印版，第 18 页）睊训侧目，谓视之异者。隋巢元方《巢氏诸病源候总论》卷二十八"目病诸候"之"睊目候"条："睊目者，是风气客于睑眦之间，与血气津液相搏，使眦目痒而泪出，目眦恒湿，故谓之睊目。"（《巢氏诸病源候总论》，曹炳章辑《中国医学大成》第 41 册，上海科学技术出版社 1990 年版，卷二十八第 10 页）此睊目者，睊通作"涓"，以泪流涓涓故也。明王肯堂《证治准绳》卷十六"准绳"下"七窍门"之"目"条："双目睊通，亦曰睊目。甲乙经云'睊目者，水沟主之'。此证谓幼时所患目珠偏斜，视亦不正，至长不能愈。"（《景印文渊阁四库全书》第 767 册，台湾商务印书馆 1986 年影印版，第 435 页）盖此"目珠偏斜，视亦不正"之睊目者，即此"睊目直视"之睊目；睊目直视，谓目斜视而睛珠无所转动。

② 瞤（rún）：目跳动貌。《素问·气交变大论》云："肉瞤瘛，目视眅眅。"明代张介宾《类经·运气类》之"五运太过不及下应民病上应五星德化政令灾变异候十"条注云："瞤瘛，动掣也。"又《素问·六常政大论》云："其病瞤瘛。"启玄子王冰注云："火之性动也。"东汉许慎《说文解字》第四上"目"部"瞤"条："目动也。"皆以瞤为目动。

衄家不可发汗，发汗额上陷，脉急，直视不能眴、不能眠①。以肝受血而能视，亡血，肝家气已虚，目气已弱，又发汗亡阳，则阴阳俱虚所致。此虽曰逆，犹未甚也。逮狂言反目直视，又为肾绝；直视摇头，又为心绝，皆脏腑气脱绝也。直视、谵语②、喘满者死，厥逆者亦死；又剧者，发狂则不识人，循衣摸床，惕而不安，微喘直视，脉弦涩者死，皆邪气盛而正气脱也。《素问》曰：少阳终者，其百节纵，目睘绝系。③王注曰：睘谓直视如惊貌。目系绝，故目不动而直视。

经曰：瞳子高者，太阳不足。戴眼者，太阳已绝。太阳之脉，其终也，戴眼，反折，瘛疭。④

泻青丸 兼治小男肝脏实热，手足扰乱捻物，目直视不语。按心热则搐，身反折强直，目内青；或脏腑气泄，诸药不止，脾胃不虚，眼暴发赤肿疼痛，并治。

龙胆草 当归 川芎 羌活 山栀仁 防风 大黄湿纸裹煨，各等分

上共为细末，炼蜜为丸，如鸡头子大，每服一丸，煎竹叶汤化下，或沙糖汤化下亦可。若治大人，每服二三钱，量服。

肝主风，少阳胆则其腑也。少阳之经行乎两胁，风热相干，故不能安卧。此方名曰"泻青"，泻肝胆也。龙胆草味苦而厚，故入厥阴而泻肝；少阳火实者，头角必痛，故佐以川芎；少阳火郁者，必生烦躁，故佐以栀子；肝者，将军之官，风淫火炽，势不容以易治，故又用熟大黄；用归身者，培养肝血，而不使其为风热所燥也；复用川羌活、防风者，二物皆升散之品。此火郁发之、木郁达之之意，乃上下分消其风热，皆所以泻之也。

和太师牛黄丸 治大小男妇卒暴中风，眩运倒仆，精神昏迷，不省人事，牙关紧急，目睛直视，胸膈、喉中痰涎壅塞，及诸痫潮发，手足瘛疭，

---

① 衄家……不能眠：语出东汉张仲景述、晋代王叔和撰次《伤寒论》卷三"辨太阳病脉证并治中第六"条，原文："衄家，不可发汗；汗出必额上陷，脉急紧，直视不能眴，不得眠。"（《伤寒论》，《中华医书集成·伤寒类》第2册，中医古籍出版社1999年版，第23页）眴（shùn），谓眼转动貌，犹言以目示意。
② 谵（zhān）语：谵语，谓病中神志不清、胡言乱语。
③ 少阳终者……绝系：语出《素问·诊要经终论》："少阳终者，耳聋，百节皆纵，目睘绝系，绝系一日半死。"百节纵，谓遍体筋骨关节松弛。目睘（qióng），谓两眼直视如惊恐之状。
④ 瞳子高者……瘛疭：语出同上。戴眼，谓目睛上视不动；启玄子王冰注云："戴眼，睛不转而仰视也。"反折，谓项背僵直反向弯曲；明张介宾《类经》卷十八"疾病类"之"十二经终九十七"条注云："反折，腰脊反张也。"

口眼相引，项背强直，并治之。

石燕 火煅，醋淬九遍，飞过　雄黄 研飞　蛇黄 火煅，醋淬九遍，飞　辰砂 研末，飞　磁石 火煅，醋淬九遍，飞过　石绿 研飞，各一两　轻粉 细研　牛黄 细研　粉霜 细研　麝香 细研，各五钱　金箔　银箔 各一百张，为衣

以上前十味，各另研极细，共为一处，用酒煮面糊和丸，如鸡头大，每服一丸，煎薄荷汤，并酒磨下。老人服半丸；小儿十岁以下，分为四服，蜜水磨下；四岁以下，分为五服；未满一岁，可分为七服。如牙关紧急，以物斡①开灌之。

目仰视

小儿瘛疭不定，翻眼抬睛，状若神祟，头自仰高，名为天钓②。亦惊风之症，宜服九龙控涎散。

碧霞丹　治大小男妇卒中急风，眩运僵仆，痰涎壅塞，心神迷闷，五种痫病，涎潮搐搦，牙关紧急，眼上视等症。

石绿 火煅，醋淬九遍，研飞，十两　附子尖 去皮　乌头尖 去皮　蝎梢各七十个

上将三味为末，入石绿令匀，面糊为丸，如鸡头大。每服宜用薄荷汁半盏，化下一丸，更入酒少许，温暖服之。须臾吐出涎痰，然后随证治之。如牙关紧急，斡开灌，立效。

九龙控涎散

赤脚蜈蚣 一条，去头足尾，酒涂，炙　荆芥穗 炒　白矾 煅，各一钱　滴乳石 另研

---

① 斡：犹言执物之一端旋转使开。屈原《天问》："斡维焉系？天极焉加？"东汉王逸注云："斡，转也。维，纲也。言天昼夜旋转，宁有维纲系缀？其际极安所加乎？斡，一作'筦'。"（《楚辞》卷三，《四部备要》第91册，中华书局、中国书店1989年影印版，第39页）东汉许慎《说文解字》第十四上"斗"部"斡"条："蠡柄也。"清段玉裁注云："执其柄则运旋在我，故谓之斡。引申之，凡执柄枢转运皆谓之斡。"（《说文解字注》，上海古籍出版社1981年版，第718页）

② 天钓：亦作"天瘹""天吊"，小儿惊风之证，病发之时小儿啼哭不止，头目仰视，手足抽搐兼或惊悸不已，又名天钓惊风、天吊惊风。宋杨士瀛《仁斋直指小儿方论》卷一"惊"下"急风慢风慢脾风总论"："天瘹者，身体壮热，翻眼抬精，手足抽掣，其状如鱼之上钓。"（《新刊仁斋直指方论·小儿方论·医脉真经·伤寒类书活人总括》第5册，北京图书馆出版社2005年影印版，卷一第10页）精，通"睛"。又卷二"惊风杂治"下"天瘹方论"："天瘹，壮热惊悸，眼目翻腾，手足抽掣，或啼或笑，喜怒不常，甚者爪甲皆青，如祟之状。"（卷二第10页）元曾世荣《活幼心书》卷中"明本论"之"急惊"条："天钓者，初得时顿频呵欠，眼忽下泪，身热脉浮洪实，是风痰壅寒，上贯心包，致经络闭而不通，目睛翻视，颈项强仰，两手掣转向后，大哭如怒，脚曲腰直，发热痰鸣，爪甲皆青，状如鬼祟，名曰天钓。"（《活幼心书》，曹炳章编《中国医学大成》第31册，上海科学技术出版社1990年影印版，卷中第7页）明楼英《医学纲目》卷三十六"肝主风"之"天吊"条："天吊亦惊风之证，但天吊发时头目仰视，惊风则无也。"（《医学纲目》，中国中医药出版社1996年版，第834页）

天竺黄炙，研，各一钱　甘草炙，一钱半　肥绿豆一百粒，半生半炒　雄黄另研，二钱
腊茶叶二钱五分

上件共为细末，每服五分，量其大小用之，人参薄荷汤调下。

目睛𥆧动

目者，肝胆风木之所归，相火所乘肝脏血，血不足则风火内生，故目睛为之𥆧动。经曰：曲直动摇，风之象也。宜用四物益其血，加柴胡、山[1]栀清其肝，阴血内荣，则虚风自息矣。

目札

按目札者，肝有风也。风入于目，上下左右如风吹，不轻不重而不能任，故目连札也。此恙有四：两目连札，或色赤，或时弄眉，此胆经里热，欲作肝疳也，用四味肥儿丸加龙胆草而瘥；有雀目眼札，服煮肝饮兼四味肥儿丸，而明目不札也；有发搐目札，属肝胆经风热，先用柴胡清肝散治，兼六味地黄丸补其肾而愈；因受惊眼札搐搦，先用加味小柴胡汤加芜荑、黄连以清肝热，兼六味地黄丸以滋肾生肝而瘥。

四味肥儿丸　治呕吐不食，腹胀成疳，或作泻不止；或食积脾疳，目生云翳，口[2]舌生疮，牙龈腐烂，发热瘦怯，遍身生疮；又治小便澄白，腹大青筋，一切疳症。

黄连炒　芜荑　神曲　麦芽炒，各等分

上为细末，水糊成丸，如桐子大。每服一二十丸，空心白滚汤送下。

柴胡清肝饮　治肝、胆、三焦风热怒气，或乍寒乍热、往来寒热、发热，或头发疮毒等，并治之。

柴胡一钱五分　黄芩　人参　川芎各一钱　栀仁炒，一钱　连翘　甘草各五分
桔梗八分

上锉剂，白水二钟，煎至八分，去滓，热服。

---

① 山：原作"出"，据上下文各方用药即诸本草改。
② 口：原作"日"，据文义改。

割攀睛胬肉手法

按胬肉之症，或大小眦间生出者，乃活肉也。若用点药、服药不能退者，必至侵遮黑睛，恐碍瞳神，须用割法施治为妙。或未侵及黑珠者，亦无伤也。只宜点、服丸散，缓以退之，不可轻易钩割。慎之！慎之！

凡割之际，先用明矾不拘多少，热水泡化，以新羊毛笔蘸矾水于胬肉上，其肉始能皱起，然后易于下手。先用锋利之针，穿入肉中，上下露针挑起，横于上下眼胞担定，方用锄刀从中锄至近黑珠边，微微轻浮搜拨切下，不可碍动黑珠要紧，复又从针处搜拨白睛，至大小眼眦尽处。或用刀割，或用小花剪剪断亦可。不可碍动大小眦头红肉一块，此乃眼窍通于心之精华也。若一出血则必伤之，多至成漏，为害非浅。如胬肉白者，不烙无妨。如割胬肉有出血者，用绵纸揉软，蘸水湿拭之即止。

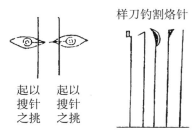

样刀钓割烙针

起以
搜针
之挑　　起以
　　搜针
　　之挑

凡用割眼之日，须择不犯尻神^①，方可施治，如犯者，恐则害矣。胬肉红者不烙，有变成鸡冠蚬肉者，亦宜割之，割后要戒色欲、恼怒、冲风冒

---

① 尻（kāo）神：古医针灸禁忌之神，依九宫八卦逐年巡行，所在不同，避忌各异，是称"九宫尻神"。《黄帝明堂灸经》卷上"胡侍郎奏过尻神指诀"："一岁十岁起，二宫顺行，逐日人神，就甲子内捡尻神者，神农之所制也。凡人年命巡行九宫，值此尻神所在，不可针灸。"捡，通"检"；并附九宫尻神巡行图。（元窦桂芳辑《针灸四书》第2册，北京图书馆出版社2005年据天一阁博物馆藏元至大刻本影印版，第63页）元王国瑞《扁鹊针灸神应玉龙经》"尻神歌诀"："针家若要辨尻神，一岁坤宫外踝轮。二震还当牙共腨，三头口乳巽宫陈。四中肩尾并脊骨，五耳乾宫背面循。六管兑宫当手膊，七为腰项艮之门。八离膝肋毋轻视，九坎当脐肘脚存。十岁依前零顺走，明医仔细与评论。"注云："其法一岁起坤宫，二岁震宫，若一十岁仍在坤宫，二十岁震宫，三十岁巽宫，零年随顺一岁一宫顺行矣。"（《摘藻堂四库全书荟要》第254册，世界书局1990年影印版，第364-365页）《四库全书》作"瑞"为"端"，形近致讹。明杨继洲《针灸大成》卷四"九宫尻神禁忌图"下歌诀："坤踝震腨指牙上，巽属头兮乳中。面背目乾手膊兑，项腰艮膝肋肩从。坎肘脚肚轮流数，惟有肩尻在中宫。"注云："此神农所制。其法一岁起坤，二岁起震，逐年顺飞九宫，周而复始，行年到处，所主伤体，切忌针灸。"又卷末按云："惟四季避忌与《素问》相同，惟避此及尻神、逐日人神可耳。若急病，人、尻神亦不必从也。"九宫尻神逐年所在可参本卷附《九宫尻神禁忌图》。按，人一岁而尻神居坤宫，忌针外踝轮；二岁居震宫，忌牙、指及小腿肚；三岁居巽宫，忌头、口、乳；四岁居中宫，忌肩及尾骨；五岁居乾宫，忌面、背、目（一作耳）；六岁居兑宫，忌手、膊；七岁居艮宫，忌腰、项；八岁居离宫，忌膝、肋；九岁居坎宫，忌脐、肘、脚。后每九年依次往复巡行。

日、辛苦劳碌，静养三七日可也。禁食鱼腥、煎炒、酒面、鸡、鹅、驴、马、猪头、犬肉、葱、蒜、韭、芥、胡椒辛辣等物。割后宜服清热活血疏风煎剂十余贴，始妙。

卷五　运气原证

按《内经》：原气所乘，风燥火侵。或水复金弱，木侮所胜，民病目昏。大要有四：一曰风热。经曰：少阴司天之政，风热参布，云物沸腾，太阴横流，寒乃时至，往复之作，民病聋瞑。此风热参布目昏也。二曰热。经云：少阴在泉，热淫所胜，病目瞑，治以咸寒。此热胜目昏也。三曰风。经云：岁水不及，湿乃大行，复则大风暴发，目视䀮䀮。此风胜目昏也。四曰燥。经云：阳明司天，燥淫所胜，目眛眦伤，治以苦热是也。

目昏

经云：肾足少阴之脉，动则病生，目䀮䀮如无所见。又云：少阴病，目䀮䀮无所见者，阴内夺，故目䀮䀮无所见也。此盖房劳目昏也。左肾阴虚，右肾阳虚。刘河间曰：目眛不明，热也。然玄府者，无物不有，人之脏腑、皮毛、肌肉、筋膜、骨髓、爪牙，至于世人万物，尽皆有之，乃气出入升降之道路门户也。人之眼耳鼻舌身意神识能为用者，皆升降出入之通利也。有所闭塞者，不能为用也。目无所见，耳无所闻，鼻不知臭，舌不知味，筋痿骨痹，爪退齿腐，毛发堕落，皮肤不仁，肠胃不能渗泄者，悉由热气怫郁①、玄府闭塞，而致气液血脉、荣卫精神不能升降出入故也。各随郁结微甚，而为病之重轻，故知热郁于目，则无所见。故目微昏者，虽至近转难辨物，由目之玄府闭塞，如隔帘视物之象也。或视如蝇翼者，玄府有所闭塞者也。或目昏而见黑花者，由热气甚而发之于目。亢则害，承乃制，而反出其泪泣气液眯之，以其至近，故虽微而亦见如黑花也。②娄

---

① 怫（fú）郁：犹言郁结不畅；怫，郁结貌。东汉许慎《说文解字》第十下"心"不"怫"条："郁也，从心弗声。"

② 目眛不明……黑花也：上三语皆出金刘完素《素问玄机原病式》"六气为病"下"火类"之"目眛不明"条。（《素问玄机原病式》，《中国医学大成续编》第17册，上海科学技术出版社2000年版，第76—79页）"亢则害，承乃制"句出《素问·六微旨大论》，乃以五行生克言五运六气之胜复。胜犹克也，复犹制也。气胜则亢而为害，下必有所承以制之。譬之于五运六气，若水克火而为偏胜，至其亢极，则火必有所生之土以为反制，是以经谓"相火之下，水气承之；水位之下，土气承之；土位之下，风气承之；风位之下，金气承之；金位之下，火气承之；君火之下，阴精承之"，盖取子复母仇之义；譬之于病证，如此症之热甚为亢害，目遂流泪承而制之，以五行水克火故也。其义详参明张介宾《类经》卷二十三"运气类"下"天地六六之节标本之应亢则害承乃制六"条注。

全善曰：诚哉，河间斯言也。目盲耳聋，鼻不闻臭，舌不知味，手足不能运用者，皆由玄府闭塞，而神气出入升降之道路不通故也。故先贤治目昏花，如羊肝丸，用羊肝引黄连等药入肝，解肝中诸郁。盖肝主目，肝中郁解，则目之玄府通利而明矣。故黄连之类，解郁热也；椒目之类，解湿热也；茺蔚之类，解气郁也；芎、归之类，解血郁也；木贼之类，解积郁也；羌活之类，解经郁也；磁石之类，收敛真气精华，归明于目也；蔓荆下气通中，理亦同也。凡此诸剂，皆治气血郁结目昏之法，而河间之言，信不诬矣。至于东垣、丹溪治目昏，用参、耆①补血气，亦能明目，又必有说通之。盖目主气血，盛则玄府得通利出入升降而明，虚则玄府不能出入升降而昏，此则必用参、耆、四物汤等剂，助气血运行而明也。②

瞻视昏渺症

视瞻昏渺有多端，血少神劳与损元。若是人年过五十，要明须是觅仙丹。曾经病目后，昏渺各寻缘。

此症谓目内外无症候，但自视昏渺蒙昧不清也。有神劳，有血少，有元气弱，有元精亏，而昏渺者。若人年五十以外而昏者，虽治不复光明，其时犹月之过望，天真日衰，自然目光渐衰，不如一元还返之初，虽妙药难回，故曰不复愈矣。此章专言平人之昏视，非若因目病昏渺之比，各有缘故，须当分别。凡目病外障而昏者，由障遮之故。欲成内障而昏者，细视瞳内，必有气色。若有障治愈后而昏渺者，因障遮久，滞涩其气，故光隐耗，当培其本而光自发。有因目病渐发渐生，痛损经络，血液涩少，故光华亏耗而昏。有因目病失治，其内寒热过伤，及开导针烙炮熨失当而损，因伤其血气耗其精华而昏者。以上皆宜培养根本，乘其初时而治之，久则气脉定，虽治不愈。若目因痛而昏暗者，此因气滞火壅，络不和畅而光涩，譬之烟不得透彻，故火光不明；如目暴痛，愈后尚昏者，血未充足，气未和畅也，宜慎养，以免后患；若目病久愈而昏渺不醒者，必因六欲七情、五味四气、瞻视哭泣等故，有伤目中气血精液脉络也，宜早调治；若人未

---

① 耆：原文作"著"，误；据下文"用参、耆、四物汤等剂"句及诸本草，当作"耆"。耆即黄耆，以黄耆乃黄芪之别名故也。

② 诚哉……而明也：语出明楼英《医学纲目》卷十三"目疾门"下"内障"之"气血郁者目昧"条下注。娄全善即楼英，全善其字也，娄乃"楼"之误。

四库全书中医眼科证方药类注（下）

70

五十，目又无痛赤内障之病，及斫丧精元之因，而昏渺无精彩者，其人不寿。凡人年在精强，而多丧失其元真，或苦思劳形纵味，久患头风，素多哭泣，妇女经产损血，而目内外别无症候，但复昏花，月复月而年复年，渐渐昏渺者，非青盲即内障也。宜服：

明目地黄丸 治肾虚、目暗不明。

熟地黄焙干，四两　生地黄酒洗　山药　泽泻　山茱萸去核，酒洗　牡丹皮酒洗　柴胡　茯神乳蒸，晒干　当归身酒洗　五味子烘干，各二两

上为细末，炼蜜为丸，如桐子大，每服三钱，空心淡盐汤送下。忌萝卜。

精生气，气生神，故肾精一虚，则阳光①独治。阳光独治，则壮火②食气，无以生神，令人目暗不明。王冰曰："壮水之主，以制阳光。"故用生熟地黄、山萸、五味、当归、丹皮、泽泻味厚之属，以滋阴养肾，滋阴则火自降，养肾则精自生。用山药者，所以益脾而培万物之母；茯神者，所以养神而生明照之精；柴胡者，所以升阳而致神明之气于精明之窍也。孙思邈曰："中年之后，有目疾者，宜补不宜泻。"可谓开万世之蒙矣。

龟鹿二仙膏 此膏最治虚损、梦泄遗精、瘦削少气、目视不明等症，久服大补精髓，益气养神。

---

① 阳光：此谓肾阳命门之火。《素问·至真要大论》云："诸寒之而热者取之阴，热之而寒者取之阳，所谓求其属也。"唐启玄子王冰注云："言益火之源以消阴翳，壮火之生以制阳光，故曰'求其属也'。"生，后亦作"主"。明张介宾《类经》卷十二"论治类"之"寒之而热取之阴热之而寒取之阳七"条注云："'诸寒之而热者'，谓以苦寒治热而热反增，非火之有余，乃真阴之不足。阴不足则阳有余而为热，故当取之于阴，谓不宜治火也，只补阴以配其阳，则阴气复而热自退矣。'热之而寒者'，谓以辛热治寒而寒反甚，非寒之有余，乃真阳之不足。阳不足则阴有余而为寒，故当取之于阳，谓不宜攻寒也，但补水中之火，则阳气复而寒自消也。"又注启玄子王冰"益火之源以消阴翳，壮水之主以制阳光"句云："然求其所谓益与壮者，即温养阳气、填补真阴也；求其所谓源与主者，即所谓'求其属也'。属者根本之谓，水火之本，则皆在命门之中耳。"盖"诸寒之而热者"，乃真阴不足而真阳有余，宜"壮水之生以制阳光"；"热之而寒者"，乃真阳不足而真阴有余，宜"益火之源以消阴翳"。又水火本乎命门，乃谓肾阴、肾阳，此言阳光者即肾阳命门之火。

② 壮火：人身亢盛之阳气，以其能耗损元气，故为邪火。《素问·阴阳应象大论》云："壮火之气衰，少火之气壮。壮火食气，气食少火；壮火散气，少火生气。"启玄子王冰注云："火之壮者，壮已必衰；火之少者，少已壮。"又注云："气生壮火，故云'壮火食气'；少火滋气，故云'气食少火'。以壮火食气，故气得壮火则耗散；以少火益气，故气得少火则生长。人之阳气壮少亦然。"明张介宾《类经》卷二"阴阳类"之"阴阳应象一"条注云："火，天地之阳气也。天非此火，不能生物；人非此火，不能有生。故万物之生，皆由阳气。但阳和之火则生物，亢烈之火反害物，故火太过则气反衰，火平则气乃壮。"明周慎斋《周慎斋遗书》卷一"阴阳脏腑"："夫言阳重者，乃天之阳，人身之真阳，而非壮火食气之亢阳也。"（《周慎斋遗书》，曹炳章辑《中国医学大成》第1册，上海科学技术出版社1990年版，第2页）又："火在丹田之下者，是为少火，少火则生气；离丹田而上者，是为壮火，壮火则食气。食气之火，是为邪火；生气之火，是为真火。"（第6页）

鹿角二斤　龟板一斤　枸杞子六两　人参三两

上将鹿角截碎，龟板打碎，长流水浸三日，刮去垢，入砂锅，用河水慢火鱼眼沸，桑柴煮三昼夜，不可断火，当添滚水，不可添冷水，至三日，取出晒干，碾为末。另用河水将末并枸杞、人参又煮一昼夜，滤去滓，再慢火熬成膏。初服一钱五分，渐加至三钱，空心无灰酒①化下。

精、气、神，人身之三宝也。经曰："精生气，气生神。"是以精损极，则无以生气，以致瘦削少气，气少则无以生神，以致目昏不明。鹿得天地之阳气最全，善通任脉，足于精者，故能多淫而寿。龟得天地之阴气最厚，善通任脉，足于气者，故能伏息而寿。其角与板，又二物聚精气神之最胜者，取而为膏以补之，所谓补以类也。且二物气血之属，非草木药之可比，况又得造化之玄微，异类有情，以血气而补血气之法也。人参为阳，补气中之怯；枸杞为阴，清神中之火。是膏也，补阴补阳，无偏治之失；入气入血，有和平之美。由是精日生而气日旺，气日旺而神日昌，庶几享龟鹿之年矣，故曰二仙。

三仁五子丸　治肝肾不足、体弱眼昏、内障生花，不计近远。

柏子仁　肉苁蓉酒浸，制　车前酒浸，炒　苡仁　酸枣仁去壳，炒　枸杞子

---

①　无灰酒：谓酒之无灰者。灰，盖谓石灰、草木灰也；古酒酿造而入灰，防其变质也。酒行药势，然性喜升，易于痰聚溺下，若加以石灰、草木灰之毒热物，尤忌医用，故医家所用多新熟无灰酒。北宋寇宗奭《本草衍义》卷二十"酒"条："古方用酒，有醇酒、春酒、社坛余胙酒、糟下酒、白酒、清酒、好酒、美酒、葡萄酒、秫黍酒、粳酒、蜜酒、有灰酒、新熟无灰酒、地黄酒。今有糯酒、煮酒、小豆曲酒、香药曲酒、鹿头酒、羔儿等酒；今江浙、湖南北又以糯米粉入众药和为曲，曰饼子酒；至于官务中亦用四夷酒，更别中国，不可取以为法。今医家所用酒，正宜斟酌。但饮家惟取其味，不顾入药何如尔，然久之未见不作疾者。盖此物损益兼行，可不谨欤？"（《本草衍义》，北京图书馆出版社2003年据国家图书馆藏宋淳熙十二年江西转运司刻庆元元年重修本影印版，卷二十第4页）盖酒于人身兼行损益，用之于药尤当慎重，古今方用殊甚。宋唐慎微、寇宗奭《新编类药图注本草》卷三十八"米谷部中品"之"酒"条："味苦、甘、辛，大热有毒，主行药势，杀百邪恶毒气。"又引晋陶弘景语："大寒凝海，唯酒不冰，明其性热独冠群物，药家多须以行其势。"凝，通"凝"。明李时珍《本草纲目》卷二十五"谷之四"下"造酿类"之"酒"条引明汪颖《食物本草》："入药用东阳酒最佳，其酒自古擅名。"又："金陵瓶酒，曲米无嫌，而水有碱，且用灰，味太甘，多能聚痰。"又："淮南绿豆酒，曲有绿豆，能解毒，然亦有灰不美。"又李时珍按云："东阳酒即金华酒，古兰陵也，李太白诗所谓'兰陵美酒郁金香'即此，常饮、入药俱良。山西襄陵酒、蓟州薏苡酒皆清烈，但曲中亦有药物；黄酒有灰；秦、蜀有咂麻酒，用稻、麦、黍、秫、药曲，小罂封酿而成，以筒吸饮，谷气既杂，酒不清美，并不可入药。"又"东阳酒"条引元王好古《汤液本草》："古人惟以麦造曲酿黍，已为辛热有毒。今之酝者，加以乌头、巴豆、砒霜、姜、桂、石灰、灶灰之类大毒大热之药，以增其气味，岂不伤冲和、损精神、涸荣卫、竭天癸而夭夫人寿耶？"灶灰，盖即草木灰，以古人灶烧草木之余故也。凡酒入石灰、草木灰，虽以增味，亦以益毒，非但有损于人身，抑且无助于药势，是以入药须选之无灰者。东阳酒，盖无灰酒，入药甚佳，而他如金陵瓶酒、淮南绿豆酒、黄酒等，或曲酿杂质，或入灰，皆不宜入药。又其后谓米酒"行药势"、东阳酒"用制诸药良"，则无灰酒非唯一，乃酒之不入灰者之统称。

酒蒸，焙干　菟丝酒煮，焙干　当归酒洗，炒　覆盆子酒蒸　沉香锉末，五钱　白茯苓乳拌蒸，晒干，各二两　五味子焙干，一两　熟地黄三两，酒水煮烂浓，捣膏

上除沉香末、熟地膏另入，余为细末，炼蜜为丸，如桐子大，每服五十丸，空心青盐汤送下，即白滚汤亦可。

地黄丸　一名菊花丸。治用力劳心，肝虚风热攻眼，赤肿羞明，渐生翳膜，兼肝肾风毒热气上面而目痛。久视伤血，血主肝，故勤书则伤肝而目昏，肝伤则木生风而热气上凑，目昏赤涩。不宜专服补药，当益血镇肝，而目自明矣。

熟地黄一两半　防风　川羌活　桂心　白菊花　没药　明朱砂各五钱　黄连　决明子各一两

上为细末，炼蜜为丸，如桐子大，每服三钱，食后沸汤送下，每日三次。

洞见碧霄　此鹰、鸬、鼠睛三法，点目之说，似乎不经，然载《医统》，故录之，俟高明酌用。

用鹰眼一对，炙干为末，研令极细，以人乳汁再研，每以簪脚少挑，点于瞳仁上，日夜三度，可以夜见物。或取腊月鸬鹚眼，依上法用，效，三日能见霄中之物。

又方

点目能见妖魔，不能遁形。用鸬鸟眼汁注目中，则见妖物神鬼。

睛黄视渺症

风轮好似黄金色，视亦昏蒙清不得。

熏蒸湿热入睛瞳，清气每遭浊气逼。

壮年不肯听医言，及至衰羸视昏黑。

此症专言风轮黄亮如金之色，而视亦昏渺。为湿热重，而浊气熏蒸，清阳之气被其扰乱，故轮黄色也。好酒、恣食热燥腥腻之人，每有此病，与视瞻昏渺不同也。宜服：

葛花解毒饮　此药清湿热，解酒毒，滋肾水，降心火，明目之剂也。

黄连炒　黑玄参　当归　龙胆草炒　茵陈　细甘草　葛花　熟地黄　茯苓　山栀仁　连翘　车前子各等分

上锉剂，白水二钟，煎至八分，去滓，食远服。

干涩昏花症

干干涩涩不爽快，渺渺蒸蒸不自在。

奈因水少精液衰，莫待枯干光损坏。

此症谓目日觉干涩不爽利，而视昏花也。因劳瞻竭视，过虑多思，耽酒恣燥之人，不忌房事，致伤神水，目必有此症。如细细赤脉及不润泽等病生焉，合眼养光，久则得泪略润，开则明爽，可见水少之故。若不谨戒保养，甚则伤神水，而枯涩之病变生矣。惟急滋阴养水，略带抑火，以培其本，本立则清纯之气和，而化生之水润。若误认为火症，而用开烙针泄之治，则有紧缩细小之患。宜服：

四物五子丸 治心肾不足、眼目昏暗。

熟地黄 当归酒洗 地肤子 白芍 菟丝子酒煮烂，焙 川芎 覆盆子 枸杞 车前子酒蒸，量虚实加减，各等分

上为细末，炼蜜为丸，如桐子大，每服五十丸，不拘时，盐汤送下。

黄牛胆煎 治眼涩痛。

猪胆汁 黄牛胆汁 羊胆汁 鲤鱼胆汁，各半合 白蜜二两 胡黄连研末 青皮研末 川黄连研末 熊胆各二钱半

上将诸药末，与蜜并胆汁和匀，入瓷瓶内，以细纸封头，牢系，坐饭甑[①]中蒸，待饭熟为度，用新净绵滤过。每以象箸取如麻子大，点于目眦，每日二三次。

一方

治人至夜则目涩好睡。取鼠目一枚，烧为末，水和，频注目中，久则不睡，取目以囊盛，久久佩之使不离身，亦不夜寐。

① 甑（zèng）：古人用以蒸米为饭之炊具，其底七孔，蒸饭时须加以箅子。《周礼·考工记·陶人》卷四十一“冬官考工记第六”之“陶人”条：“甑，实二鬴，厚半寸，唇寸，七穿。”东汉郑玄注云：“量六斗四升曰鬴。郑司农云‘甗，无底甑’。”（《周礼》，《四部备要》第 1 册，中华书局 1989 年影印版，第 274 页）东汉许慎《说文解字》第十二下“瓦”部“甑”条：“甗也，从瓦曾声。”（《说文解字》第十二下，北京图书馆出版社 2004 年据中国国家图书馆藏宋刻元修本影印版，第 8 页）清段玉裁注云：“甑所以炊烝米为饭者，其底七穿，故必以箅蔽甑底，而加米于上，而饙之，而馏之。”（《说文解字注》卷二十四，上海古籍出版社 1981 年影印版，第 638 页）

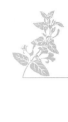

坐起生花症

坐起生花不必疑，君心仔细自寻思。

外由竭视劳瞻故，内为荒淫酒色迷。

元气弱，络力微，眼花头晕强支持。

若能保养真元水，胜似千金访妙医。

此症内外别无他症，但其人动作少过，坐起少频，或久坐，或久立、久眠、久视，便觉头眩、目花、昏运也。乃元气怯弱，阴精亏损，致水少液枯，脉络衰疲之咎，惟阴弱阳盛，水不胜火，每有此患。宜服：

加减驻景丸 治肝肾气虚，视物眈眈，血少气多，瞳仁内有淡白色，昏暗渐成内障。久服能安魂定魄，补血气虚耗。

车前子_{略炒} 枸杞 五味子_{各三两} 当归_{去尾，酒洗} 熟地黄_{各五两} 川椒_{去目} 楮实子_{晒干，无翳者不用，各一两} 菟丝子_{水淘净，酒煮焙干，半斤}

上为细末，蜜水煮糊为丸，如桐子大。每服三十丸，空心温酒送下，盐汤亦可。

止痛散 治两额角痛，目睛痛，时见黑花，及目赤肿痛，脉弦作内障也。得之于饥饱劳役。

瓜蒌根_{二两} 柴胡_{一两半} 炙甘草_{七钱半} 当归 生地黄_{各一两} 黄芩_{四两，一半酒浸，一半炒}

上为粗末，每服三钱，水一钟半、姜三片、枣一枚，煎，去滓，临睡热服；若小便不利，加茯苓、泽泻各五钱。

摩顶膏 治肝肾虚风上攻两目，瞻视生黑花或如水浪。

空青_研 青盐_{研，各五钱} 槐子 白附子_炮 木香_{各一两} 牛酥_{二两} 鹅脂_{四两} 旱莲草_{取自然汁，一升} 丹砂_{研，二钱半} 龙脑_{五分}

上为细末，先以旱莲草汁、牛酥、鹅脂入银器或铜器锅中，熬至三五沸。再下诸药末，煎减一半，即倾入瓷器内盛之。临卧用旧锈铁一片，重二三两，蘸药，于顶上摩二三十遍，令入发窍中，次服驻景丸。忌铁锅。

云雾移睛症

云雾移睛，元虚者殃。自视目外，有物舒张。或如蝇蛇飞伏，或如旗斾^①飘扬。有如粉蝶，有带青黄，昏属肾肝，内障难当。真气耗损，精汁有伤。自宜谨慎，思患须防。

此症谓人自见目外有如蝇蛇、旗斾、蛱蝶、绦环等状之物，色或青黑、粉白、微黄者，在于眼外空中飞扬缭乱，仰视则上，俯视则下也。乃玄府有伤，络间精液耗涩，郁滞清纯之气，而为内障之患，其源皆属肝肾自病。白者，因痰火，肺金清纯之气不足；黄者，脾胃清纯之气有伤。盖瞳神乃先天之元阳所生，禀聚五脏之精华，因其内损，故有其状。虚弱不足之人，及经产去血太多或悲泣太过、深思积忿之妇女，每有此病。小儿疳症、热症，及疟痰伤寒热久，致目痛久闭，蒸伤清纯之气，亦有此患。幼儿无知，至长始晓，气络已定，治亦不愈。宜服、摩：

猪苓散 治肾弱不能济肝，则生虚热。胆生肝傍，肝木枯，胆气不足，故行动举止，则瞳内神水荡漾，有黑影如旗斾、蛱蝶、绦环等状。先服此散，清其肝肾之邪；次服蕤仁丸，黑花自消矣。

木猪苓　木通　萹蓄　苍术_{泔水制}　黑狗脊　大黄_炮　滑石_{飞过}　栀仁_{各一两}　车前子_{酒蒸过，五钱}

上为细末，每服三钱，空心青盐汤调下。

蕤仁丸 治眼黑花飞蝇，涩痛昏暗，渐变青盲。

蕤仁_{去皮尖}　地肤子　白茯苓　细辛　人参　石决明_{洗净，另研}　地骨皮　白术_{炒，各一两}　石胆_{另研，五钱}　熟地黄_焙　楮实子_{各三两}　空青_{另研}　防风_{各一两}　青羊胆_{一枚}　鲤鱼胆_{五枚}

上为细末，研匀，以胆汁同蜜炼，搜和为丸，如桐子大，每服二三钱，食后米饮送下。

摩顶膏 治眼前见花，黄黑红白不定。

白附子_{炮，去皮脐}　木香_{各一两}　龙脑_{五钱}　青盐_{一两半}　明朱砂_{二钱半}　牛酥_{二两}　鹅脂_{四两}

上将前药末同酥、脂，以慢火熬成膏，每用少许，不拘时，顶上摩之。

---

① 斾（pèi）：谓垂于旌旗末之燕尾形飘带，尤指旌旗末垂状之装饰物。《尔雅》卷中"释天第八"之"旌旗"条："继旐曰斾。"晋郭璞注云："帛续旐末为燕尾者。"（《尔雅》卷中，北京图书馆出版社2002年据中国国家图书馆藏宋刻本影印版，第9页）《春秋公羊传·宣公十二年》卷十六："庄王亲自手斾。"汉何休注云："自以手持斾也。缯广充幅长寻曰旐，继旐如燕尾曰斾，加文章曰旐，错革鸟曰旟，注旄首曰旌。"（《春秋公羊传》，《四部备要》第2册，中华书局1989年影印版，第115页）

羚羊羌活汤　治肝肾俱虚，眼见黑花，或作蝇翅。

黄芪二两　炙甘草一两　羚羊角锉末　羌活　黄芩去黑心　山萸肉　车前子　附子去皮脐，炮　人参　青葙子　决明子微炒　泽泻　秦艽去苗　柴胡去苗，各一两半

上为末，每服五钱，水二钟，煎至八分，去滓，不拘时温服。

治眼花见物法

有患心疾，见物皆如狮子形。伊川教之，若见其形，即以手向前捕执之，见其无物，久久疑疾去，遂愈。

萤星满目症

两目萤星乱散，六阳贼火上炎。

要救神光不坠，清心滋肾当先。

此症谓人自视目外有无数细细红星，如萤火飞缭乱也，甚则如灯光扫星矣。其人必耽酒嗜燥，劳心竭肾，痰火上升，目络涩滞，精汁为六贼之邪火熏蒸所损。故阳光散乱而飞伏，乃水不胜火之患。此病之最重者，久而不治，内障成矣。宜服：

滋阴降火汤　治阴虚火动，起于九泉，此补阴之剂也。

当归一钱　川芎五分　生地黄姜汁，炒　熟地黄　黄柏蜜水，炒　知母同上　麦冬肉各八分　白芍药薄荷汁炒　黄芩　柴胡各七分　甘草四分

上锉剂，白水二钟，煎至八分，去滓热服。

按，此剂乃滋肾益阴，升水降火之圣药。并治咳嗽，加阿胶、杏仁各七分，五味子三分。咯唾、衄血，加牡丹皮八分，藕节取自然汁三匙，犀角末五分。若加玄明粉、秋石，皆降火甚速，宜频用之，童便亦好。

加味坎离丸　此丸能生津益血，升水降火，清心明目。盖此方取天一生水，地二生火之意，药轻而功用大，火症而取效速，王道之药，无出于此，上盛下虚之人，服之极效。

怀庆熟地黄八两，一半用砂仁一两以绢袋盛，放砂罐内，用酒二碗，煮干，去砂仁不用，一半用白茯苓二两，研末，如前，用酒二碗煮干，去茯苓不用，捣膏　甘州枸杞子拣去梗，烘干　当归全用，好酒浸一日，洗净，晒干　白芍药好酒浸一日，切片，晒干　川芎大而白者，洗净切片，小的不用　女真实即冬青子，冬至日采，蜜水拌，九蒸九晒，净，各四两　甘

菊花去梗叶，家园者佳，野菊花不用，晒干，净，三两　厚川黄柏去粗皮，净，切片，八两，二两酒浸，二两盐水浸，二两人乳浸，二两蜜浸，各一昼夜，晒干，炒褐色　知母去皮，切片，六两，分作四份，如黄柏四制同

　　除地黄膏另入，余八味修制如法。合和一处，铺开日晒夜露，二昼夜，取天地之精，日月之华，再为细末，炼蜜为丸，如梧桐子大。每服八九十丸，空心白滚汤送下，或青盐汤亦可。并忌萝卜、生冷。

妄见

　　《灵枢·大惑论》：帝曰，予尝上清冷之台，中阶而顾，匍匐而前，则惑。予私异之，窃内怪之，独瞑独视，安心定气，久而不解，独抟独眩，披发长跪，俯而视之，复久而不已也。卒然自上，何气使然？岐伯曰，五脏六腑之精气皆注于目，而为之精，精之窠为眼，骨之精为瞳子，筋之精为黑眼，血之精为络，其窠气之精为白眼，肌肉之精为约束，裹撷筋骨血气之精，而与脉并为系，上属于脑，后出于项中。故邪中于项，因逢身之虚，其入深则随眼系以入于脑，入于脑则脑转，脑转则引目系急，目系急则目眩以转矣。邪中其精，其精所中，不相比也。则精散，精散则视歧，故见两物。又云，目者，五脏六腑之精也，荣卫魂魄之常营也，而神气之所生也。故神劳则魂魄散，志意乱。是故瞳子黑睛法于阴，白睛赤脉法于阳也，故阴阳合转而睛明也。目者，心之使也。心者，神之舍也。故神精乱而不转，卒然见非常处，精神魂魄，散不相得，故曰惑也。帝曰，予疑其然。予每之东苑，未曾不惑，去之则复。予唯独为东苑劳神乎，何其异也？岐伯曰，不然也。心有所喜，神有所恶。卒然相惑，则精气乱，视误，故惑，神移乃复。是故闻者为迷，甚者为惑。《素问》云：睛明者，所以视万物，别白黑，审长短。以长为短，以白为黑，颠倒错乱，神光暗曜，则精衰而视变矣。宜分虚实治之可也。

神光自现症

　　神光人自见，起初如闪电。

　　阴精涡纯阳，阳光欲飞变。

　　惟见一片茫，何用空哀怨。

此症谓目外自见神光出现，每如电光闪掣，甚则如火焰霞明。盖时发时止，与瞻视有色之定者不同，乃阴精亏损，清气怫郁，玄府太伤，孤阳飞越，而光欲散内障之重者，非比萤星、痰火之轻也。宜服：

补水宁神汤 补肾水，则火不妄动；宁心神，则光自消除。

熟地黄 生地_{各二钱} 白芍药 当归 麦门冬_{去心} 茯神_{各一钱半} 五味子_{三十粒} 甘草_{用生，六分}

上锉剂，白水二钟，煎至八分，去滓，空心温服。

肾水亏虚，真阴不足，故用熟地黄，乃天一生水之剂，大补真阴；生地黄有滋阴退热之效，麦门冬有清心降火之功；补血滋阴，须凭当归、白芍；神光荡漾，昼夜不宁，此神思间无形之火妄动故也，必用茯神与五味子养精安神定志，能敛元精之气不走散；生甘草降神中之火。八味共建厥功，庶几肾水上升、心火下降而神自宁，光亦可定矣。

黑夜睛明症

黑暗之间，倏忽见物。莫道精华，祸患将出。此阳光欲坠之机，而水火背违之疾。若不关心，定应有失。

按此症人体天地之阴阳，昼明夜晦，理之自然。今黑暗间开目倏忽看见者，是背于阴阳矣，必水火不交，精华关格，乖乱不和之甚。而阳光飞越，神膏不能摄养阴虚。而阳光无制矣，反曰精华聚盛而不为虑，往往罹害，遗悔非小也。宜服：

加减八味丸 治肾水不足，虚火上炎，以致目之神光失序；阴精亏耗，不能制阳，并发热作渴，口舌生疮，或牙龈溃烂、咽喉作痛，或形体憔悴、寝汗发热、五脏齐损、火拒上焦等症。

熟地黄_{八两，忌铁，酒煮烂，捣膏} 山药_{烘干} 山茱萸_{酒洗，焙，各四两} 白茯苓_{乳拌蒸，晒干} 泽泻_{酒洗，焙干} 牡丹皮_{酒洗，烘，各三两} 辽五味_{烘干，两半} 肉桂_{去皮，忌火，一两}

上除地黄膏另入，余共为细末，炼蜜为丸，如桐子大。每服三钱，空心淡盐汤送下。忌食萝卜。

肾水不足，虚阳僭上之症，若不滋肾水以益真阴，则水不升而火不降，神光失序，不能收藏。故黑暗睛明，用七味丸加五味子。夫五味，滋肾水要药也；津液既生，肾水自壮，水足而神光内敛，何有失序之虞？得桂辛热，能引火归源，其患必瘳。夫在君火，可以湿伏，可以直折；在相火，惟当从其性而伏之。肉桂性热，与火同性，杂在下焦壮水药中，能引无根虚火，降而归经，此方以类聚之义也。且肉桂之质，在中半以下，故其性专走肾经下部，此本乎地者亲下之义也。又况相火寄于甲乙①之间，肝胆木旺，则巽风动而烈火焰明。古人谓北方②不可泻，泻肝即所以泻肾。《本草》曰：木得桂而枯，乃伐肝之要药也。经曰"热因热用，从治之妙法"，正与从其性而伏之义相合。或者畏其热而遗之，岂达造化升降之微乎？黄柏、知母治相火，仅可施于壮实者暂用之。若虚火而误用之，则肾因泻而愈虚，愈虚而虚火愈炽矣。《素问》："气增而胜，及久用寒凉。"反从火化之说，独不闻乎？

视正反斜症

视正如何却是斜，阴阳偏胜眼生花。

元精衰败元阳损，不久盲临莫怨嗟。

此症谓物之正者，而反视为歪斜也，乃内之阴阳偏胜，神光欲散之候。阳胜阴者，因恣辛、嗜酒、怒悖，头风、痰火、气伤之病。阴胜阳者，色欲、哭泣、厚味，经产、血伤之病。此内之玄府，郁遏有偏，而气重于半边，故发见之光，亦偏而不正矣。治用培植其本，而伐其标。久而失治，内障成矣。宜服：

补阳汤 治阳不胜其阴，乃阴胜阳虚，则九窍不通。令青白翳见于大眦，乃足太阳、少阴经中郁遏，足厥阴肝经气不得上通于目，故青白翳内

---

① 甲乙：谓脏腑肝胆。《素问·脏气法时论》云："肝主春，足厥阴、少阳主治，其日甲乙。"唐启玄子王冰注"肝主春"云："以应木也。"又注"足厥阴、少阳主治"云："厥阴肝脉、少阳胆脉，肝与胆合，故同治。"又注"其日甲乙"云："甲乙为木，东方干也。"又同篇："心主夏，手少阴、太阳主治，其日丙丁。""脾主长夏，足太阴、阳明主治，其日戊己。""肺主秋，手太阴、阳明主治，其日庚辛。""肾主冬，足少阴、太阳主治，其日壬癸。"按，十天干应之于五行，甲乙木、丙丁火、戊己土、庚辛金、壬癸水，奇位阳、偶位阴；脏腑应之于五行，肝胆木、心小肠火、脾胃土、肺大肠金、肾膀胱水，腑为阳、脏为阴；四季应之于五行，春木、夏火、长夏土、秋金、冬水；四方应之于五行，东方木、南方火、中央土、西方金、北方水。是以，五行木应东方、春、甲乙，甲为阳木治足少阳胆经、乙为阴木治足少阳肝经；火应南方、夏、丙丁，丙为阳火治手太阳小肠经、丁为阴火治手少阴心经；土应中央、长夏、戊己，戊为阳土治足阳明胃经、己为阴土治足太阴脾经；金应西方、秋、庚辛，庚为阳金治手阳明大肠经、辛为阴金治手太阴肺金；水应北方、冬、壬癸，壬为阳水治足太阳膀胱经、癸为阴水治足少阴肾经。

② 北方：谓肾，以其应五行水属北方故也。

阻也。当于太阳、少阴经中九泉之下，以益肝中阳气，冲天上名，此乃先补其阳；后于足太阳、太阴标中，泻足厥阴肝经阴火伏于阳中者，正治也。《内经》云："阴胜阳虚，则当先补其阳，后泻其阴。"此治法是也。每日清晨，以腹中宿食消尽，先服补阳汤；午后食远，次服升阳泄阴丸；临睡，再服连柏益阴丸。此三方，合治前症。若天色变大寒大风，并过于劳役损目，饮食不调，精神不足或气弱，俱不得服。候时气和平，天气如常，服之。盖先补其阳，使阳气上升，然后空窍通利，而眼目明矣。

炙甘草　羌活　独活　人参　熟地黄　白术土炒　黄芪制，各一两　白茯苓　生地黄　知母炒，各三钱　柴胡去苗，二两　肉桂一钱　白芍药　陈皮　泽泻　防风　当归身各五钱

上为粗末，每服五钱、水二钟，煎至八分，去滓，温服。空心使药力行尽，方许食。

连柏益阴丸　治阳胜阴者服。

甘草梢　羌活　独活　当归身酒制　五味子　防风　黄芩　草决明　川黄柏　知母　黄连酒洗或拌蒸，炒焦色，各一两　石决明烧存性，六钱

上为细末，炼蜜为丸，如绿豆大，每服五十丸，渐至百丸止，临卧清茶送下。当以助阳汤多服，少服此药。一则妨饮食，二则力大。如升阳汤，不可多服。

升阳泄阴汤　一名升阳柴胡汤，治阴胜阳者服。

羌活　当归身　独活　甘草梢　白芍　熟地黄各一两　人参　生地黄酒洗，炒　黄芪　楮实子酒蒸，焙　白术制，各两半　白茯苓　防风　广陈皮　知母酒炒，各三钱，如大暑再加一钱　柴胡去苗　厚肉桂去皮，各一钱半

上锉剂，或为粗末亦可，每服五钱，白水煎服；另合一料，炼蜜为丸，如桐子大，食远茶清送下，每日五十丸，与煎药合一服，不可饱服。如天气热甚，加五味子三钱或半两，天冬肉五钱，楮实子五钱。

视定反动症

视定反动水不足，火邪上转故如斯。
莫教动极神光坠，始悔当年不听医。

此症谓物之定者，反觉振而动也，乃气分火邪之害，水不能救之。故

阳邪虚火，上旋转运，而振掉不定，光华欲坠，久则地觉亦动，内障即成。恣酒嗜燥、头风痰火之人，阴虚血少者，屡有此患矣。宜服：

钩藤散

钩藤钩　陈皮　麦门冬　石膏　家菊花　人参　明天麻　防风　白茯苓　鹿茸　制半夏　甘草各等分

上为粗末，每服四钱、姜三片，白水煎服。

视物颠倒症

颠倒光华病最奇，头风痰气火为之。

阴阳反复光华损，屋宇如崩地若移。

莫言眩运无他患，直待盲时悔失医。

此症谓目视物，皆振动而颠倒也，譬诸环舞后，定视则物皆移动而倒植。盖气不正，阴阳反覆，真元损伤，阴精虚弱，而阳邪上干，虚眩而运掉，有一年数发，有一月数发者。若发而视物颠倒，神光坠矣。因其发时，别其因风、因虚、因痰、因火而治之。若以风眩不为虑，反研丧而触激者，内障之患终莫能逃矣。宜服：

羚羊角散

半夏制七次　当归身　川芎　白芷　防风　明天麻　枳壳　甘草各二钱半　茯神　羚羊角锉细末，各一两

上为粗末，每服四钱、姜三片煎，去滓服。

视一为二症

视一为二阴阳渺，肾肝不足精华少。

神光将欲落瞳神，急急求医休去祷。

不逢妙手理真元，内障昏昏何日了。

若然赤痛犹轻微，火退自然容易好。

常时视二尤难医，休道精光还得早。

此症谓目视一物而为二也，乃光华耗衰，偏损败坏矣。病在胆肾，胆肾真一之精不足，而阳光失其主倚，故错乱而渺视为二。若目赤痛，而视一为二者，乃火壅于络，阴精不得升运，以滋神光，故反为阳邪错乱神光，

而渺其视也。譬诸目病时，见一灯火而为二三也。宜服：

补肝散 治肝风内障，不痛不痒，眼见花发黄白黑赤，或一物二形难辨。

车前子　黄芩　川羌活　细辛　黑玄参_{各一两}　人参　白茯苓_{各二两}　防风　羚羊角_{锉末，各三两}

上为细末，每服一钱五分，食后米饮调服。

千金磁朱丸 见卷二[①]。主明目，百岁可读细字书，常服大益眼目。按此方磁石法水入肾，朱砂法火入心，而神曲专入脾胃，乃道家黄婆[②]媒合[③]婴姹[④]之理。倪生释之，为费词矣。或加沉香五钱升降水火，尤佳。

古人于肾虚及种子方中，每用磁石，近代泥于金石之说，多不知用。然磁石性能引铁，则用之者，亦是假其引肺金之气入肾，使其子母相生尔。水得金而清，则相火不攻自去矣。呜呼！医之神妙，在于幽微，此言可与知者道也。

---

① 见卷二：同书卷二"气为怒伤散而不聚之病"条附"千金磁朱丸"。
千金磁朱丸　治神水宽大，渐散昏如云雾中行，渐睹空中有黑花，渐睹物成二，病久则光不收，及内障神水淡绿色、淡白色者。
磁石吸针者佳　辰砂　神曲
先以磁石置巨火中煅，醋淬七次，晒干，另研极细二两；辰砂，另研极细一两；生神曲末二两，与前药和匀。更以神曲末二两，水和作饼，煮浮为度，搜入前药，炼蜜为丸，如桐子大，每服十丸，加至三十丸，空心饮汤下。
上方以磁石辛咸寒，镇坠肾经为君，令神水不外移也。辰砂微甘寒，镇坠心经为臣；肝其母，此子能令母实，肝实则目明。神曲辛温甘，化脾胃中宿食为佐，生用者发其生气，熟用者敛其暴气；服药后俯视不见、仰视渐睹星月者，此其效也。亦治心火乘金水衰反制之病，久病屡发者服之，则永不更作。空心服之，午前更以石斛夜光丸主之。
② 黄婆：谓五脏之脾；脾应五行中央土，其色黄，能调和诸脏，故曰"黄婆"。北宋苏轼《与孙运勾一首》："脾能母养余脏，故养生家谓之黄婆。"（《苏轼文集》卷五十八，中华书局1986年版，第1747页）南宋曾慥《道枢》卷五"百问篇"："纯阳子曰，黄婆何谓欤？正阳子曰，脾，土也，故称黄焉，盖脾之气也。"又："纯阳子曰，婴儿、姹女何谓欤？正阳子曰，姹女者，心之涎也；婴儿者，肾之水也。"（《道枢》，《道藏》第20册，文物出版社、上海书店出版社、天津古籍出版社1988年影印版，第634页）又："纯阳子曰，脾者谓之黄婆而不谓之黄庭，何也？正阳子曰，脾能接心之液、肾之气，和合而成丹，非黄庭也。"（第635页）清汪昂《本草备要》卷四"金石水土部"之"慈石"条注云："黄婆，脾也；姹女，心也；婴儿，肾也。"（《增订本草备要》，《续修四库全书》第993册，上海古籍出版社2002年影印版，第715页）清沈金鳌《要药分剂》卷八"重剂"之"慈石"条按云："黄婆，脾也；婴儿，肾也；姹女，心也。黄婆媒合婴姹云者，乃调养脾气使心肾相交也。"（《四库未收书辑刊》第6辑第16册，北京出版社2000年版，第748页）
③ 媒合：犹言撮合，此谓以神曲入水煮糊和磁石、朱砂二细末为丸药，以神曲佐行药势而调和朱砂、磁石入心肾而为治故也。
④ 婴姹：即道家所谓婴儿、姹女。婴儿者，五脏之肾；姹女者，五脏之心。

冲①和养胃汤　见卷二②。

视赤如白症

视物易色，病原非一，要当依色辨分明，方识重轻与缓急。

此症谓视物却非本色也，因物着形，与瞻视有色、空中见色之症不同。譬诸观太阳若水轮，睹灯火反粉色，视粉墙转如红如碧者，看黄纸而如绿如蓝等类，此内络气郁、玄府不和之故。当视色而别之，以知何脏腑乘侮之为病也。宜服：

复明汤

黄芪蜜制　当归身　柴胡　连翘　甘草炙　生地黄各一钱半　黄柏三分半　川芎　苍术米泔洗，炒　广陈皮各五分

上锉剂，白水二钟，煎至八分，去滓，热服。忌酒、湿面、辛热、酱料等物。

益气聪明汤　见卷二③。治饮食不节，劳役形体，脾胃不足，得内障耳鸣；或多年目暗，视物不能见。此药能聪耳明目，久服无内外障、耳鸣耳聋之患。又能令人精神过倍，元气日益，身轻体健，手足便捷。此药治老人腰已下沉重疼痛如神。若其人上体重，精神不足，两足轻浮，不知高下，

---

① 冲：原文作"中"，据文义改。
② 见卷二：同书卷二"阴弱不能配阳之病"条附"冲和养胃汤"。
冲和养胃汤　治成内证，兼治内障初起，视觉微昏，空中有黑花，神水变淡绿色；次则视物成二，神水变淡白色；久则不睹，神水变纯白色。
白茯苓四分　柴胡七分　人参　甘草炙　当归身酒制　白术土炒　升麻　葛根各一钱　白芍药六分　羌活一钱二分　黄芪蜜制，一钱五分　防风各五分　黄芩八分　五味子三分
上锉剂，水三钟，煎至二钟，生姜一片，入黄连、黄芩二钱，再煎至一钟，去滓，稍热食后服。
上方因肝木不平，内夹心火。故以柴胡平肝，人参养心，黄连泻心火，为君；酒制当归荣百脉，五味敛百脉之沸腾，包络主血，白芍药顺血脉、散恶血，为臣；白茯苓泻膀胱之湿，羌活清利小肠之湿，甘草补三焦，防风升胆之降，为佐；阴阳皆总于脾胃，黄芪补脾胃，白术健脾胃，升麻、葛根行脾胃之经，黄芩退壮火，鲜生姜散壮火，为导、为使。此方逆攻从顺，反异正宜俱备。
③ 见卷二：同书卷二"阴弱不能配阳之病"条附"益气聪明汤"。
益气聪明汤　治眼暴发赤肿疼痛，并治耳聋耳鸣。
蔓荆子钱半　黄芪　人参各五分　黄柏酒炒　白芍药各一钱　甘草炙，四分　升麻　葛根各三分
共为一剂，水二钟，煎至一钟，去滓，临睡制好，五更再煎服。
上方以黄芪、人参之甘温治虚劳，为君；甘草之甘平承接和协，升麻之苦平微寒　行手阳明、足阳明、足太阴之经，为臣；葛根之甘平、蔓荆子之辛温皆能升发，为佐；芍药之酸微寒补中焦、顺血脉，黄柏之苦寒治肾水、膀胱之不足，为使。酒制又炒者，因热用也。或有热，可渐加黄柏，春夏加之，盛暑倍加之，脾胃虚者去之。热倍此者，泻热黄连汤主之。
编者按，"治眼暴发赤肿疼痛"原文作"治证同上"，此据"益气聪明汤"上之"东垣泻热黄连汤"补。

以此空心服之，或少加黄柏，轻浮自减。若治倒睫拳毛，去黄柏、芍药。忌烟火、酸物。

内障

娄全善云："内障先患一目，次第相引，两目俱损者，皆有翳在黑睛，内遮瞳子而然。今详通黑睛之脉者，目系也，目系属足厥阴、足太阳、手少阴三经。盖此三经脏腑中虚，则邪乘虚入，经中郁结，从目系入黑睛内为障翳。《龙木论》所谓'脑脂流下作翳'者，即足太阳之邪也；所谓肝气冲上成翳者，即足厥阴之邪也。故治法以针言之，则当取三经之腧穴[①]，如天柱、风府、太冲、通天等穴是也。其有手巧心审谛者，能用针于黑眼里拨其翳，为效尤捷也。以药言之，则当补中，疏通此三经之郁结，使邪不入目系而愈。"饮食不节，劳伤形体，脾胃不足，内障眼病，宜人参补胃汤、益气聪明汤、圆明内障升麻汤、复明汤。娄云："上四方治目不明，皆气虚而未脱，故可与参、耆补中，微加连、柏；若气既脱，则黄柏等凉剂不可施。经云'阳气者，烦劳则张，精绝'。'目盲不可以视，耳闭不可以听'之类，是其症也。""内障，右眼小眦青白翳，大眦亦微显白翳，脑痛，瞳子散大，上热恶热，大便涩滞艰难，小便如常，遇热暖处头疼睛胀，能食口渴，或天阴暗则昏，此症可服滋阴地黄丸。翳在大眦，加升麻、葛根；翳在小眦，加柴胡、羌活。""东垣云'肝木旺则火之胜，无所畏惧而妄行也，故脾胃先受之'。'或病目而生内障者，脾裹血，胃主血，心主脉，脉者血之府也；或曰心主血，又曰脉主血，肝之窍开于目也'。治法宜地黄丸、当归汤之类是也。"[②]

瞳神散大症

瞳神散大为何如，只为火热熏蒸胆。

悠悠郁久精汁亏，致使神光皆失散。

---

① 腧（shù）穴：人身穴位之总称。
② 上四方……是也：上语皆出明楼英《医学纲目》卷十三"目疾门"下"内障"诸条。"东垣云"者，出金李杲《脾胃论》卷上"脾胃胜衰论"，原文作："肝木旺，则夹火势无所畏惧而妄行也，故脾胃先受之。""或目病而生内障者，脾裹血，胃主血，心主脉，脉者血之府也；或云'心主血'，又云'肝主血'，肝之窍开于目也。"

阴精肾气两衰虚，相火邪行无管制。

好如鸡鸭卵中黄，精气不足热所伤。

热胜阴虚元灵损，至死冥冥不见光。

此症专言瞳神散大，而风轮反为窄狭，若过甚则一周如线也，乃热邪郁蒸，风湿攻击，以致神膏游走散坏。若初起即收可复，缓则气定膏损则不复收敛。若未起内障颜色，只散大者，直收瞳神，瞳神收而光自生矣。散大而有内障起者，于收瞳神药内渐加内障药治之。如瞳神难收，病既急者，以收瞳神为先，瞳神但得收复，目即有生意，有何内障？或药或针，庶无失收瞳神之悔。若只攻内障，不收瞳神，瞳神愈散，而内障不退。缓而疑治不决者，其症皆气定而不能治，终身疾矣。大抵瞳神散大症有数种，皆因头风痛攻之害，虽有伤寒、疟疾、痰湿、气怒忧思、经产败血等病，久郁热邪火症，致令肝肾中所蕴精汁亏耗，不能滋养目中神膏，故精液散走而光华失，水中隐伏之火发矣。水不足不能制火，火愈胜阴精愈亏，致清纯太和之元气总皆乖乱，精液随之而走。是故因头风攻散者，最难收也，且伤寒、疟疾、痰火等热症，炎燥上蒸，神膏渐坏，内障渐起，来迟而收亦易敛。若因风攻，则内障来速，亦难收敛，而光亦损矣。宜服：

羌活退翳丸一名地黄丸　治内障，右眼小眦青白翳，大眦微显白翳，脑疼，瞳子散大，大便涩或时难，小便如常，遇天热暖处头痛睛胀，能食口渴，复兼天阴则昏暗等症，亦可服滋阴地黄丸。

熟地八钱　生地酒制　当归身酒制　茺蔚子　黄柏酒制　丹参各五钱　黑附子炮　寒水石　柴胡　知母盐水　牡丹皮酒洗　真川芎酒洗　羌活各三钱　防己酒制，二钱　白芍药酒制，一两三钱

上为细末，炼蜜为丸，如小豆大，每服五六十丸，空心白滚汤送下；如宿食未消，候饥时服之。忌言语，随后以食压之。

东垣《兰室秘藏》方云：夫翳在大眦，加葛根、升麻；翳在小眦，加柴胡、羌活是也。

泻肾汤　治因喜食辛辣、炙煿之物过多，以致瞳神散大，服此后兼[1]服磁朱丸。

---

① 兼：原文漫漶，据本症"调气汤"条"服此后兼服磁朱丸"句校补。

枸杞子—钱二分　生地黄　黄柏酒洗，炒　知母酒洗，炒　麦门冬去心　山萸肉去核　白芍　归尾各—钱　五味子七粒　白茯苓八分　独活八分

上锉剂，白水二钟，煎至一钟，去滓，热服。

调气汤　治因暴怒以致瞳神散大者，服此后兼服磁朱丸。

白芍药　陈皮　生地黄　黄柏盐水炒　香附子醋制　知母盐水炒　当归身各—钱　枳壳　白茯苓各八分　甘草用生，五分

上锉剂，白水二钟，煎至一钟，去滓，热服。

按瞳神散大属肾。若肾水固，则气聚而不散；不固，则相火炽盛而散大。若神水初变淡绿、淡白色者，可治；若纯绿、纯白色者，终为废疾矣。

滋阴地黄丸　见卷二①。治血弱阴虚，不能养心，致火旺于阴分，瞳子散大。少阴为君火，主无为，不行其令，相火代之，与心胞络之脉，出心系，分三道；少阴相火之体无形，其用在其中矣。火盛则能令母实，乙木肝旺是也。其心之脉挟目系，肝之脉连目系，况手、足少阳之脉，同出耳中，至耳上角斜起，终于目外小眦。风热之盛，亦从此道来，上攻头目，致偏头痛闷，若瞳子散大，视物昏花，血虚阴弱故也。法当养血、凉血、益血②，收火、散火、而除风热，则愈矣。

每服百丸，食后茶清送下，日进二服。大忌辛辣之物，恐助火邪，及食寒凉之物，伤其元气，药不上行也。又一论云：瞳子黑眼法于阴，由食辛热之物助火，乘于胸中，其睛故散，睛散则视物大矣。

东垣云：凡心胞络之脉，出于心中，代心君行事也。与小肠为表里，瞳子散大者，少阴心之脉挟目系，厥阴肝之脉连目系，心主火，肝主木，此木火之势盛也。其味则宜苦、宜酸、宜凉，大忌辛辣热物，是泄木火之邪也，饮食中常知此理可也。以诸辛主散热则助火，故不可食；酸主收心气制木火也，诸苦泻火热则益水也。尤忌食冷水、大寒之物，因寒能损胃

---

① 见卷二：同书卷二"气为怒伤散而不聚之病"条附"滋阴地黄丸"。
滋阴地黄丸　治少血、神劳、肾虚。眼目昏暗，神水淡绿色、淡白色，内障者，眵多眊燥者，并治。
当归身酒制　黄芩　熟地黄各半两　枳壳炒，三钱半　天门冬去心，焙　柴胡　五味子　甘草各三钱　生地黄酒制，两半　黄连七两　地骨皮　人参各二钱
上为细末，炼蜜为丸，如桐子大，每服百丸，食后茶汤送下，日进三服。
上方治主以缓，缓则治其本也。以黄连、黄芩苦寒，除邪气之盛，为君。当归身辛温，生、熟地黄苦甘寒，养血凉血，为臣。五味子味酸色寒体重，收神水之散大；人参、甘草、地骨皮、天门冬、枳壳苦甘寒，泻热补气，为佐。柴胡引用，为使。治亡血过多之病；有热者，兼服当归养荣汤。
② 血：原作"马"，据文义及前"阴邪风症"条"法当养血、凉血、益血"句改。

气；胃气不行则元气不生，元气不生致胃气下陷，胸中三焦之火及心火乘于肺，上入脑灼髓，火主散，故瞳子之散大者以此。大热之物直助火邪，尤为不可食也；药中去茺蔚子，以味辛及主益肝，是助火也，故去之。加黄芩五钱、黄连三钱，黄连泻中焦心火，黄芩泻上焦肺火，以酒洗之，乃寒因热用也。亦不可用青葙子，恐助阳火也。更加五味子三钱，以收瞳神之散大也。且火之与气，势不两立。故经云："壮火食气，气食少火，少火生气，壮火散气，诸酸物能助元气。"孙真人曰："五月常服五味子，助五脏气以补西方肺金。"又经云①："以酸补之，以辛泻之。"则辛泻气明矣。或曰："药中有当归，其味亦辛甘，不去之，何也？"此一味辛甘者，以其和血之圣药也。况有甘味，又欲以为乡②导，为诸药之使，故不去也。宜服熟地黄丸。

瞳神缩小症

瞳神细小，精气俱伤。

元阳耗散，欲坠神光。

莫使没尽，医术无方。

此症谓瞳神渐渐细小如簪脚，甚则缩小如针也。视尚有光，早治少挽，复故则难。患者因恣色之故，虽病目亦不忌淫欲，及劳伤气血、思竭心意，肝、肾二经俱伤，元气衰弱，不能升运清汁以滋胆。胆中三合之精有亏，则轮汁亦乏，故瞳神中之精亦日渐耗损，甚则陷没而贻为终身疾矣。亦有头风热症烁脑，蒸干精液而细小者，皆宜乘初早救，不然悔之不及也。宜服：

清肾抑阳丸　治水亏而目坏，其病神水紧小，小而又小，积渐之至，竟如芥子。若能久服此丸，则阳平阴秘，瞳神细小之恙，自日后无虑耳。

寒水石细研　黄柏盐水制　生地黄　知母盐水制　枸杞子　黄连酒炒　白茯苓各二两　独活八钱　草决明炒　当归酒洗，炒　白芍药酒洗，炒，各一两

上为细末，炼蜜为丸，如梧桐子大，每服三钱，空心滚白汤送下。又

---

① 云：原作"行"，据文义改。

② 乡：通"向"。

宜用抑阳酒连散①，或还阴救苦汤②，或嗅鼻碧云散③，以上见卷二。

能远怯近症

怯近症兮视远明，眼前之物反无睛。

阴精太涩阳邪见，痰火之人极欠宁。

治之之法，补肾清心。

此症谓目能远视，而不能近视也，盖阴精不足，阳光有余。病于水者，故光华发见散乱，而不能收敛近视，治之止在心肾。心肾平则水火调，而阴阳和畅，则远近发用，各得其宜。夫血之所化为水，在身为精液；其轻清之血上升，在目为膏汁。若贪淫恣欲，饥饱失节，形脉甚劳，极其悲泣，皆斫耗阴精。阴精亏而阳火盛，火性炎而发见，阴精之水不能制伏乎火，故火发越于外而远照，不能治火反触激者，内障之患有矣。宜服：

地芝丸　治目能视远，责其有火，不能近视，责其无水，当宜补肾水疗之。

天门冬_{去心}　生地黄_{炼干，四两}　枳壳_{去穰}　菊花_{各三两}

上为末，炼蜜为丸，如桐子大，每服百丸，食后茶清送下。

六味地黄丸　治目病困于水亏火旺阴虚之症，肝肾血虚，燥热作渴，小便淋秘，痰气上壅；或风客淫气，瘰疬结核；或四肢发搐，眼目运动；或咳嗽吐血，头目眩晕；或咽喉燥痛，口舌疮裂；或自汗便血，禀赋不足，

---

① 抑阳酒连散：同书卷二"强阳搏实阴之病"条附"抑阳酒连散"。
抑阳酒连散　治神水紧小渐如菜子大许、神水外围相类虫蚀者，然皆能睹物不昏，微有眂涩之症。
独活　生地黄各四钱　黄柏　汉防己　知母各三钱　蔓荆子　前胡　川羌活　白芷　生甘草各四钱　防风各四钱　山栀炒　黄芩酒制　寒水石　黄连酒制，各五钱
上为末，每服三钱、白水二钟，煎至一钟，去滓，大热服。
上方抑阳缓阴之药也。以生地黄补肾水真阴，为君；独活、黄柏、知母俱益肾水，为臣；蔓荆子、羌活、防风、白芷，群队升阳之药为佐者，谓既抑之令其分而更不相犯也；生甘草、黄芩、栀子、寒水石、防己、黄连，寒而不走之药为使者，惟欲缓之不欲祛阴也。凡用酒制者，为之引导耳。
② 还阴救苦汤：详见卷三"白珠俱青症"所附"还阴救苦汤"方注。
③ 嗅鼻碧云散："淫热反克之病"条附"嗅鼻碧云散"。
嗅鼻碧云散　治肿胀目赤、昏暗羞明、瘾涩疼痛、风热鼻塞脑酸、外翳攀睛、眵泪稠黏。
鹅不食草二钱　青黛　真川芎各一钱
上为细末，每用如大豆许，先噙水满口，嗅入鼻中，以泪出为度，不拘时。
上方以鹅不食草解毒为君，青黛去热为佐，川芎大辛除邪破留为使，升透之药也。大抵如开锅盖法，常欲使邪毒不闭，令有出路。然力少而锐，嗅之随效，宜常嗅以聚其力。凡目病，俱可用。
编者按，原文"嗅"作"搐"，据下"嗅入鼻中"及"嗅之随效，宜常嗅以聚其力"句，当作"嗅"。

肢体瘦弱，解颅①失音，畏明下窜，手足痿软，肾疳，肝疳；早近女色，精血亏耗，五脏齐损。凡属肾肝诸虚不足之症，宜用此以滋化源，其功不可尽述。

白茯苓乳蒸，晒干 丹皮炒，各两半 泽泻微炒，一两 山药酒拌，蒸，晒干 山茱萸去核，酒蒸，焙干，各二两 熟地四两，酒水各半，煮烂捣膏，另入

上共为细末，炼蜜为丸，如桐子大，每服三钱，空心淡盐汤送下。或遗精，加牡蛎，烧红，水淬为末，焙干，三两。忌萝卜。

肾者水脏也，水衰则龙雷之火无畏而亢上。故王启玄曰："壮水之主，以制阳光也。"即经所谓"求其属而衰之"。地黄味厚，为阴中之阴，专主补肾填精，故以为君。山茱萸味酸归肝，乙癸同治之义，且肾主闭藏，而酸敛之性，正与之宜也；山药味甘归脾，安水之仇，故用二味为臣。丹皮亦入肝，其用主宣通，所以佐茱萸之涩也；茯苓亦入脾，其用主通利，所以佐山药之滞也，且色白属金，能培肺部，又有虚则补其母之义。至于泽泻有三功：一曰利小便，以泄相火；二曰行地黄之滞，引诸药速达肾经；三曰有补有泻，诸药无畏恶增气之虞，故用以为使。此丸为益肾之圣药，而昧者薄其功缓。乃用药者，有四失也：一则地黄非怀庆则力浅；一则地黄非自制则不熟，且有犯铁之弊；一则疑地黄之滞而减少之，则君主力弱；一则恶泽泻之渗而减之，则使力微。自蹈四失，而咎②药之无功，毋乃冤乎！

能近怯远症

怯远症，肝经不足肾经病。

光华咫尺视模糊，莫待精衰盲已定。

此症非谓禀受生成近觑之病不治者，盖言平昔无病能远视，忽目患能近视而不能远视者。阳不足，阴有余，病于火少者也。无火，是以光华不能发越于远，而拘敛近视耳。治在胆肾，胆肾足则神膏厚，神膏厚则经络

---

① 解颅：谓小儿颅骨囟门处骨缝无以闭合之症。隋巢元方《巢氏诸病源候总论》卷四十八"小儿杂病诸候四"之"解颅候"条："解颅者，其状小儿年大，囟应合而不合，头缝开解是也，由肾气不成故也。肾主骨髓，而脑为髓海，肾气不成则髓脑不足，不能结成，故头颅开解也。"（《巢氏诸病源候总论》，曹炳章辑《中国医学大成》第41册，上海科学技术出版社1990年版，卷四十八第1页）

② 咎：原作"咎脊"，衍"脊"字，盖以"咎脊"形近误刻而衍。

润泽，经络润泽则神气和畅，而阳光盛矣。夫气之所用谓之天，在身为运用，在目为神光。若耽酒嗜燥、头风痰火、忿怒暴悖者，必伤神损气，神气弱必发用衰，发用衰则经络涩滞。故阴胜阳衰，而光华不能及远矣。宜服：

定志丸 治目能近视，知其有水；不能远视，责其无火，水宜补心火。并治心气不定，五脏不足，恍惚振悸，忧愁悲伤，多忧善忘，睡中惊魇，恐怖不宁，喜怒无时，朝瘥暮剧，或发狂眩，并宜服之。常服益心强志，合人不服。

远志肉去心　菖蒲各二两　人参　白茯神各一两

上为细末，炼蜜为丸，如桐子大，以朱砂为衣，每服三十丸，米饮送下，食后临卧，日进三服。

补肾磁石丸 治肝肾气虚血耗，眼目昏暗，远视无明，时见黑花，渐成内障。

石决明火煅，研碎　甘菊花去梗叶　磁石捶碎，煅红，醋淬　肉苁蓉各四两　菟丝子水淘净，酒浸一宿，慢火烘干，一两

上为细末，用雄雀十五只，去毛嘴足，留肚肠，以青盐二两、水三升同煮，至于极烂，水欲尽为度，取出杵捣如泥，和药末为丸，如梧子大。每服三钱，空心温酒送下。

谨按，阳气者，犹日火也；阴气者，金水也。先儒所谓"金水内明而外暗，日火内暗而外明"者也。然人之眼备脏腑五行精华，相资而神明，故能视，即此理之常也。《难经》曰："目得血而能视。"殊不言气者，盖血得气为水火之交，而能神明者也。否则阳虚不能视远，阴虚不能视近，是为老人桑榆之景。然学者于目病，能求诸此，则思过半矣。

神水将枯症

神水将枯祸不迟，更兼难识少人知。

气壅络涩多干燥，莫待膏伤损及珠。

此症目珠外神水枯涩而不润泽，最不易识。虽形于外而不知其内，乃火郁蒸于膏泽，故睛不清而珠不莹润，汁将内竭。若有淫泪盈珠，亦可润

泽。视病气色干涩，如蜒蝣①垂涎之光，凡见此症，必有危急病来。治之若缓，则神膏枯涩，神膏既枯，则瞳神危矣。若小儿素有疳症，粪如鸭溏；大人五十以外，粪如羊屎，而目患此症者皆死。若热结膀胱之症，神水消渴者，因水枯结热，蒸燥不清，先治其源而流自清矣。其症有二，有阴虚症，有阳虚症，不可混治。阴虚以补肾丸治之，阳虚以调中益气汤疗之。或曰："既云神水枯涩，而又谓阳虚者，何也？"盖神水即气中之精液，阳不生则阴不长也。宜服：

滋肾丸 何云滋肾？滋肾阴也。能治溺闭，名"通关丸"，一名"坎离丸"。治神水枯结热，蒸燥不清。

黄柏盐水制　知母盐水炒过制，各三两　肉桂三钱

上为细末，水泛为丸，如梧桐子大，每服百丸，空心沸汤送下。

按热自足心直冲股内而入腹者，谓之肾火，起于涌泉之下。知、柏苦寒，水之类也，故能滋益肾水；肉桂辛热，火之属也，故须假之反佐。此《易》所谓"水流湿，火就燥，声应气求"之理也。

东垣治王善夫病，小便不通，服之如神。世医用五苓散，徒损真阴之气，而小便反秘结愈甚者，非其治也。

补肾丸

杜仲姜汁炒　牛膝酒洗　陈皮各二两　黄柏盐水炒　龟板酥制，各四两　五味子夏加一两，焙干　干姜冬加五钱，炒

上为细末，炼蜜为丸，如桐子大，每服三十丸，空心盐汤送下。

按黄柏、龟板、杜仲、牛膝，皆濡润味厚物也，故能降而补阴，复用陈皮，假以疏滞。夏加五味者，扶其不胜之金也；冬加干姜者，壮其无光之火也。经曰"无伐天和"，此之谓尔。

---

① 蜒蝣：蛞蝓（kuò yú），形似蜗牛而无壳，亦作"蜒蚰"，俗谓"鼻涕虫"。宋寇宗奭《本草衍义》卷十七"蛞蝓"条："蛞蝓、蜗牛二物矣。蛞蝓，其身肉止一段；蜗牛，背上别有肉以负壳行，显然异矣。若为一物，经中焉得分为二条也？其治疗亦大同小异，故知别类。又谓蛞蝓是蜗牛之老者，甚无谓。蛞蝓有二角，蜗牛四角兼背有附壳肉，岂得为一物也？"（《本草衍义》，北京图书馆出版社 2003 年据国家图书馆藏宋淳熙十二年江西转运司刻庆元元年重修本影印版，卷十七第 7 页）宋唐慎微、寇宗奭《新编类要图注本草》卷三十二"虫鱼部中品"之"蛞蝓"条引晋陶弘景语："今蛞蝓无壳，不应有蜗名。其附蜗者，复名蜗牛。"又下"蜗牛"条引晋陶弘景语："头形如蛞蝓，但背负壳尔。"又引《日华子本草》云："此即负壳蜒蚰也。"明李时珍《本草纲目》卷四十二"虫之四"下"湿生类"之"蛞蝓"条谓俗名"鼻涕虫"。明彭大翼《山堂肆考》羽集昆虫卷三十二"蛞蝓"条："蛞蝓，俗呼涎牛，又名蜒蝣，身有涎，好游下湿处，头有二角，如蜗牛而无壳。"盖蛞蝓无壳而二角，与蜗牛之有壳而四角者迥异；蜒蚰、蜒蝣、鼻涕虫，皆别名也。

调中益气汤　治脾胃不调而气弱，日晡①两目紧涩，不能瞻视，乃元气下陷。

黄芪炙，一钱　升麻五分　陈皮六分　木香二分　人参　甘草　苍术泔水制
柴胡各五分

上锉剂，白水二钟，煎至八分，去滓，临卧温服。

按脾胃不调者，肠鸣、飧②泄、膨胀之类也；气弱者，言语轻微、手足倦怠、目睹不明也。补可以去弱，故用人参、黄芪、甘草甘温之性能补，则中气不弱，而目能视矣；苍术辛燥，能平胃中敦阜③之气；升麻、柴胡轻清，能升胃家陷下之气；木香、陈皮辛香，去胃中陈腐之气。夫敦阜之气平，陷下之气升，陈腐之气去，宁有不调之中乎！

聚开障症

> 障生或聚开，湿热瘀于脑。
>
> 浑如云月遮，间视星芒小。
>
> 痛痒总无常，开聚时常绕。
>
> 来时昏涩多，医治须图早。

此症谓目或圆或缺，痛则见之，不痛则隐，聚散不一，来去无时，或一月数发，或一年数发，乃脑有湿热之故。痰火人患者多，久而不治，加以触犯者，有变症生矣。宜服：

生熟地黄丸　治肝虚目暗，膜入黑轮，眼见黑花如豆、累累数十；或见如蝇蚤飞者，治即瘥；或视物不明、混睛冷泪、翳膜遮睛、内外障，并皆治之。

---

① 日晡（bū）：申时，约当今之午后三时至五时，亦作"日餔"。东汉许慎《说文解字》第五上"食"部"餔"条："日加申时食也。"古人日申时食谓之餔，餔晡通假也。《宋本玉篇》中卷二十"日部第三百四"之"晡"条："申时也。"（南朝梁顾野王撰、唐孙强增、宋陈彭年等重修《大广益会玉篇》，中国书店1983年影印版，第374页）

② 飧（sūn）泄：谓食入不化而下泄完出，乃脾胃不和所致。《素问·四气调神大论》云："逆之则伤肺，冬为飧泄，奉藏者少。"唐启玄子王冰注云："飧泄者，食不化而泄出也。"明楼英《医学纲目》卷二十三"脾胃部"之"飧泄"条："飧泄，米谷不化而完出是也。"（《医学纲目》，人民卫生出版社1987年版，第963页）

③ 敦阜（dūn fù）：谓脾胃不调而致过剩之气，以土运太多而为敦阜且脾胃应五行土故也。《素问·五常政大论》云："帝曰，太过何谓？岐伯曰，木曰发生，火曰赫曦，土曰敦阜，金曰坚成，水曰流衍。"唐启玄子王冰注云："敦，厚也；阜，高也。土余，故高而厚。"此谓五运太过而各专其名，木运太过谓之发生、火谓之赫曦，土谓之敦阜，金谓之坚成，水谓之流衍。

川牛膝_{酒制} 石斛 枳壳 防风_{各六两} 生地黄 熟地_{各一斤半} 杏仁_{泡，}_{去皮尖} 羌活_{各四两} 白菊花_{一斤}

上为细末，炼蜜为丸，如桐子大，每服三十丸，以黑豆三升炒，令烟尽为度，淬好酒六升，每用半盏，食前送下，或蒺藜汤亦可。

枣花障症

枣花四围起，湿热脑中停。

古称如锯齿，不必拘其形。

生来多不觉，慢慢入风轮。

燥暴并贪酒，劳瞻竭视睛。

损伤年日久，干涩每昏疼。

圈圆围已极，始悔不能明。

此症甚薄而白，起于风轮周匝，从白膜之内四围环布而来也。凡性急及患痰、竭视劳瞻、耽酒嗜味、伤于湿热之人，每罹此患，久则始有目急干涩、昏花不爽之病；犯而不戒，甚则有瞳神细小、内障等症。或因邪触激火入血分，泪流赤痛者，亦在变症之例。虽有枣花、锯齿之说，实无正形，凡见白圈傍青轮际，从白膜四围圈圆而来，即是此症。若白嫩在轮外四围生起，珠赤痛者，是花翳白陷，不可误认为此。宜服：

羚羊角饮子

羚羊角_{锉末} 防风 白茯苓 黄芩_{酒炒} 熟地黄 桔梗 枸杞子 人参车前子 细辛 黑玄参 知母_{各等分}

上锉剂，白水二钟，煎至八分，去滓，温服。

圆翳障症

此翳薄而且圆，阴阳大小一般。

当珠方是此症，精虚气滞之邅^①。

---

① 邅（zhān）：盘桓不进之貌，此谓精虚气滞而不进。《易·屯卦》卷一："六二，屯如邅如，乘马班如。"魏王弼注云："志在乎'五'，不从于初。屯难之时，正道未行，与初相近而不相得，困于侵害，故屯邅也。时方屯难，正道未通，涉远而行，难可以进，故曰'乘马班如'也。"（《周易》，《四部备要》第1册，中华书局、中国书店 1989 年影印版，第 4 页）唐孔颖达正义云："'屯如邅如'者，屯是屯难，邅是邅回，如是语辞也。言六二欲应于九五，即畏初九逼之，不敢前进，故'屯如邅如'也。"周易唐李鼎祚《周易集解》卷一"屯"卦引三国吴虞翻注云："屯邅盘桓谓初也。"谓"屯"卦之"六二"爻处"屯难之时"，欲进而不能进、欲退而不得退，势成维谷，遂盘桓不前。

若要除根去尽，必须得遇神仙。

此症色白，而大小不等、厚薄不同。薄者最多，间有厚者，亦非堆积之厚，比薄的少厚耳。多有掩及瞳神，名曰"遮睛障"，病最难治，为光滑深沉之故。有阴阳二症之别：阳者，明处看不觉鲜白，若暗处看则明亮白大；阴者，暗处看则浅，明处看则深大。然虽有明暗验病之别，而治则一同，故阴阳大小一般也。病若久，虽治亦不能免终身之患矣。宜服：

空青丸　治沉翳，细看方见，其病最深。

细辛　五味子　车前　石决明_{煅，各一两}　空青_{一钱}　生地黄　知母　防风_{各二两}

上为细末，炼蜜为丸，如桐子大，每服三十丸，空心茶清送下。

羚羊角饮子　治不痛不痒，圆翳内障。

羚羊角_{锉末，三两}　细辛　知母　人参　车前子　黄芩_{各二两}　防风_{二两半}

上为细末，每服一钱五分、水一钟，煎至五分，食后，去滓温服。

水晶障翳症①

眼内障如水晶色，厚而光滑且清白。

瞳子隐隐内中藏，视物蒙如云雾隔。

君子若要尽除根，纵有良医也无策。

此症色白清莹，但高厚而满珠，看虽易治，得效最迟，盖根深气结故也。初起膏伤时，非比白混、浮嫩之可治者，识当别之，庶无错治之。夫其名有四：曰水晶；曰玉翳浮满；曰冰冻翳，如冰冻之坚，傍珠斜视；曰透睛瞳内。治虽略减，而亦终身不痊之症也。宜服：

七宝丸　治内障冰翳，如冰冻坚结睛上，先针拨取之，后以此药散翳。

石决明_{捣研，二两}　琥珀_{研，七钱半}　真珠_{研细}　熊胆_{研，各五钱}　茺蔚子　人参_{各一两}　龙脑_{二钱半}

上为细末，炼蜜为丸，如桐子大，每服十五丸，加至二十丸，食前茶清送下。

---

① 翳症：原"翳"作"医"，且脱"症"字，据"卷之五目录"所列"水晶障翳症"条改。

95

剑脊翳症

> 剑脊名横翳，其症有厚薄。
>
> 精膏有所伤，此症初应恶。
>
> 妙手皆坚心，也应一半落。

此症色白，或如糙米色者，或带焦黄色者，但状如剑脊样，中间略高，两边薄些，横于风轮之外者，即此症也。厚薄不等，厚者虽露上下风轮，而瞳神被掩，视亦不见。薄者虽不尽掩，视亦昏眊，较之重者稍明耳，纵然色嫩根浮，而亦有疤迹。若滑色深沉者，虽有妙手，坚心治疗，止可减半。若微红罩绊者，尤为难退。以上不论厚薄，非留心于岁月者，难效也。宜服：

七宝汤　治内障横翳，横着瞳仁中心，起如剑脊，针拨后用药。

羚羊角锉末　犀角锉，各一两　胡黄连　车前　石决明刷洗，捣碎　甘草炙，各五钱　明丹砂另研

上除丹砂、石决明外，粗捣为末，每服三钱半、水一盏，煎七分，去滓，入丹砂末三分、石决明末一字，再煎两沸，食后温服。

鱼鳞障症

> 鱼鳞障症色昏白，状类鱼鳞不长高。
>
> 虽有青①囊神妙手，也知不得尽除消。

此症翳虽白色而不光亮，状带斜歪，故号曰鱼鳞。乃气结膏凝不能除绝者，皆由病初起，误认他症，服药不得相宜，及点片脑、眼药凝结故耳。宜服：

羚羊角散

羚羊角锉细末　细辛　升麻各二两　甘草炙，一两

上为细末，用一半炼蜜为丸，如桐子大，存一半末，每日煎饮服丸，每服五十丸，食后送下。

---

① 青：原作"情"，据文义改。

暴盲症

暴盲似祟最跷蹊，蓦地无光总不知。

莫道鬼神来作孽，阴阳关格与神离。

此症谓目平素别无他症，外不伤于轮廓，内不损乎瞳神，倏然盲而不见也。其故有三，曰阴孤，曰阳寡，曰神离，乃闭塞关格之病。病于阳伤者，缘忿怒暴悖、恣酒嗜辛、好燥腻，及久患热病痰火人得之，则烦[①]燥秘渴。病于阴伤者，多色欲悲伤、思竭哭泣太频[②]之故。或因中寒、中风之症起，伤于神者，因思虑太过，用心罔极，忧伤至甚，惊恐无措者得之，则其人如痴如呆。病发之状，屡有因头风痰火、元虚水少之人，眩晕发而盲瞀不见，能保养者治之自愈，病后不能养者成痼疾。其症最速，而愚人以为魑魅鬼神为祟之类，泥于祈祷，殊不知急治可复，缓则气定而无用矣。宜服：

加味逍遥饮　治怒气伤肝，并脾虚血少，致目暗不明、头目涩痛、妇女经水不调等症。

当归身_{酒炒}　白术_{土炒}　白茯神　甘草_{梢，生用}　白芍药_{酒炒}　柴胡_{各一钱}
炒栀子　丹皮_{各七分}

上锉剂，白水二钟，煎至八分，去滓，食远服。

按经曰："肝者，将军之官，所主怒。"怒则肝伤气逆，气逆则血亦逆，故血少；眼者肝之窍。又曰："目得血而能视。"今肝伤血少，故令目暗。越人云："东方常实，故肝脏有泻而无补。即使逆气自伤，疏之即所以补之也。"此方名曰逍遥，亦是疏散之意。柴胡能升，所以达其逆也；芍药能收，所以损其过也；丹、栀能泻，所以伐其实也；木盛则土衰，白术、甘草扶其所不胜也；肝伤则血病，当归所以养其血也；木实则火燥，茯神所以宁其心也。

柴胡参术汤　治怒伤元阴、元阳，此方主之。

人参_{去芦}　白术_{土炒}　熟地黄　白芍_{各一钱五分}　甘草_{蜜制，八分}　川芎_{七分}
当归身_{二钱}　青皮_{四分}　柴胡_{三分}

---

① 烦：原作"顿"，据文义改。
② 频：原作"顿"，据文义改。

上锉剂，白水二钟，煎至八分，去滓，食远服。

肝主怒，怒伤肝，肝伤故令人眼目昏花，视物不明。怒伤元阴，血虚必矣，故用芎、归、白芍、熟地以养荣。怒伤元阳，气虚必矣，故用人参、白术、甘草以益卫。青皮平肝，柴胡泻肝。

熊胆丸 治目忽然失光，翳膜障蔽。

熊胆 川黄连 密蒙花 羌活各两半 蛇蜕 地骨皮 仙灵脾 木贼胆草各一两 旋覆花 甘菊花 瞿麦各五钱 葳仁三钱 麒麟竭 蔓荆子各二钱

上十五味，而熊胆为主，余同为细末，以羖羊肝一具，煮其一半，焙干，杂于药中，取其一半生者，去膜捣烂，入上药，杵而为丸，如梧桐子大，饭后用米饮送下三十丸。诸药修治无别法，惟木贼去节，葳仁去壳皮、取霜，蔓荆子井水淘，蛇皮炙之。

饶州郭端友，精意事佛，偶染时病，忽患两目失光，翳膜障蔽。忽梦皂衣人告曰："汝要眼明，可服熊胆丸。"既觉，其甥至，云："昨得观音治眼熊胆丸。"偶与梦相符，即依方市药，旬日乃成，服之二十余日，药尽复明，即自书药方至千部。他人病目者，服其药多愈。郭生自记其本末[1]云。

独参汤 治元气离脱，致目无所见。

人参数两，清河者佳，用铜刀切片，或银锅、砂锅煎汤，频服。

血者气之守，气者血之卫，相偶而不相离者也。一或失血过多，则气为孤阳，亦几于飞越矣，故令脉微欲绝。斯时也，有形之血不能速生，几微之气所宜急固。故用甘温之参，以固元气，所以权轻重于缓急之际也。故曰血脱益气，此阳生阴长之理也。

一人形实，好饮热酒，忽目盲血滴。此热酒所伤胃气，污浊之死血使然。以苏木作汤，调人参末，服一月，鼻及两掌皆紫黑。予曰："涩血行矣。"以四物汤加苏木、桃仁、红花、陈皮煎调人参，连服数日而愈。

青盲症

青盲两种并难医，争忍愚人尽不知。

最怕老年神气弱，又嫌疲病血精亏。

---

① 末：原作"未"，据文义改。

本是失神并胆涩，内膜外障别无些。

虽然服药扶根本，不若清修作主持。

若得神圆精气足，自是还明如旧时。

此症谓目内外并无障翳气色等病，只自不见者是，乃玄府幽深之源郁遏，不得发此灵明耳。其因有二：一曰神散；二曰胆涩，须讯其为病之始。若伤于七情则伤于神，若伤于精血则损于胆，皆不易治，而年老尤难。若能保真固本，抱元守一者，屡有不治而愈。若年高及疲病者，或心肾精血损者，虽治不愈。世人但见目盲，便呼为青盲者，谬甚。夫青盲者，瞳神不大不小、无缺无损，仔细视之，瞳神内并无些小别样气色，俨然与好人一般，只是自看不见，方为此症。若少有气色，即是内障，非青盲也。宜服：

镇肝明目羊肝丸

羖羊肝一具，用新瓦盆焙干，如大只用一半，竹刀切片　官桂　柏子仁　羌活　家菊花　白术土炒　五味子　细辛各五钱　川黄连炒，七钱

上为细末，炼蜜为丸，如桐子大。每服四十丸，或空心、食远沸汤送下。

复明丸

冬青子生用，一斤，陈酒共蜜拌，蒸七次，晒七日，露七夜，焙干　元蝙蝠活捉，一个　夜明砂酒洗，煮，炒　枸杞捣，焙　熟地酒浸，焙　绿豆壳炒，各一两　川黄连微炒　白术制，各三钱　辰砂两半，用一半共蝙蝠捣烂，余为衣

上为细末，炼蜜为丸，辰砂为衣，如桐子大，每服五十丸，食后热酒送下。

又方　治肝肾两虚，或因他病而弱，青盲初起者，服之如神。

菟丝子洗，酒煮，炒　补骨脂　巴戟　枸杞　川牛膝洗，酒炒　肉苁蓉竹刀切片，酒浸焙干，各一两　青盐二钱，另研

上为细末，用猪腰子一个，竹刀切开半边，去内筋膜，入药末一钱，将线缚紧，用上好数年陈酒蘸湿炙熟，冷定火性，食之即愈。

本事方　治青盲内障。

白羖羊肝只用羊肝一片，薄切，新瓦上焙　蕤仁去壳皮　泽泻　菟丝子　车前子　防风　黄芩　麦冬肉　地肤子去壳　杏仁炒　桂心炒　苦葶苈　茺蔚子

细辛　白茯苓　青葙子　五味子　枸杞各一两　熟地两半

上为细末，炼蜜为丸，如桐子大。每服三四十丸，温汤送下，日[①]进三服，不拘时候。

张台卿尝苦目暗，京师医者，合灸肝俞，遂转不见物，因得此方，眼目遂明。一男子内障，医治无效，因以余剂遗之，一夕灯下语其家曰："适偶有所见，如隔门缝见火者。"及旦视之，眼中翳膜俱裂如线。张云："此药灵，勿妄与人，忽之则无验。"于[②]益信之，且欲广其传也。

高风障症

高风俗号是鸡盲，为类鸡睛夜不明。

因损元阳真气弱，亦能致祸勿言轻。

能知变理，不治自宁。不知戒忌，何止双盲。

阴阳痞塞为中满，不久魂飞入北溟。

此症俗呼为鸡盲，本科曰高风障，至晚不明，至晓复明也，盖元阳不足之病。或曰："既阳不足，午后属阴，何未申尚见？子后属阳，何丑寅未明？"曰："午后虽属阴，日阳而时阴，阳分之阴，且太阳明丽于天，日亦阳类，故明。至酉日没，阴极而暝。子后虽属阳，夜阴而时阳，阴分之阳，天地晦黑，于理当暝。虽有灯月，而目不明者，病亦至甚，月太阴，灯亦属阴，不能助内之阳。病轻者视亦稍见，至寅时阳盛，日之阳升，故稍明；卯时日出，而明如故。"若人调养得宜，神气融和，精血充足，而阳光盛，不治自愈。若不能保养，反致丧真，则有变为青盲内障；甚则有阴阳乖乱，而否塞关格，为中满而死者。食之以肝，治之以补气药即愈，益见其真元气弱而阳不足也。宜服：

人参补胃汤　治劳役所伤，饮食不节，内障昏暗。

蔓荆子一钱二分　黄芪蜜制　人参各一钱　甘草炙，八分　白芍药炒　黄柏酒炒，各七分

上锉剂，白水二钟，煎至八分，去滓，食远温服，临卧再服。能令目明，视物如童时。若两脚踏地，不知高下，盖冬天多服升阳药故也；病减

---

① 日：原作"目"，据文义及前后文"日进"句改。
② 于：义同"余"。

住服，候五七日再服。此药春间服，乃时药也。

补中益气汤 治两目日晡紧涩，不能瞻视，乃元气下陷；并治工作劳力，读书隽刻，勤苦伤神，饥饱失节。此数者俱发目赤头疼、寒热交作、身强体痛。若劳极复感风寒，则头疼如破，全似外感伤寒之症，误用发表之药，鲜不伤人，故东垣先生发《内外伤辨》，首用此方，取济甚众。

当归身_{酒洗} 白术_{土炒} 陈皮_{各一钱半} 人参_{二钱} 炙甘草 升麻 柴胡_{各一钱} 黄芪_{蜜制，三钱}

上锉剂，白水二钟、姜一片、枣三枚，煎，食后热服。

按中气者，脾胃之气也。五脏六腑、百骸九窍，皆受气于脾胃而后治，故曰"土者万物之母"。若饥困劳倦，伤其脾胃，则众体无以滋气而生，故东垣谆谆以脾胃为言也。是方人参、黄芪、甘草甘温之品，甘者中之味，温者中之气，气味皆中，故足以补中气。白术甘而微燥，故能健脾；当归质润辛温，故能泽土；术以燥之，归以润之，则不刚不柔，而土气和矣。复用升麻、柴胡，升清阳之气于地道也。盖天地之气一升则万物皆生，天地之气一降则万物皆死；观乎天地之升降，而用升麻、柴胡之意，从可知矣。或曰："东垣谓'脾胃一虚，肺气先绝'，故用黄芪以益皮毛，不令自汗而泄肺气，其辞切矣。子考古人之方，而更其论，何也？"余曰："东垣以脾胃为肺之母故耳，余以脾胃为众体之母。凡五脏六腑、百骸九窍，莫不受其气而赖之，是发东垣之未发而广其意耳。岂曰更论！"

转光丸 治肝虚、雀目、青盲。

生地黄 白茯苓 川芎 山药 蔓荆子 白菊花 防风 细辛 熟地黄_{各等分}

上为细末，炼蜜为丸，如桐子大，每服二十丸，空心桑白皮汤送下。

还明散 治小儿每至夜不见物，名曰雀目。

夜明砂 晚蚕砂 谷精草 蛤粉

上等分为末，煎黄蜡为丸，如鸡头大，三岁一丸，猪肝一片切开，置药于内，麻皮扎定，砂罐内煮熟先熏眼，后食之。

决明夜灵散　见卷二 [①]。

青风障症

> 青风内障肝胆病，精液亏兮气不平。
> 哭泣忧郁风气痰，几般难使阳光静。
> 莫教绿色上瞳神，散失光华休怨命。

此症专言视瞳神内有气色昏朦，如青山笼淡烟也。然自视尚见，但比平时光华，则昏蒙日进，急宜治之，免变绿色，则病甚而光没。阴虚血少之人，及竭劳心思、忧郁忿恚、用意太过者，每有此患，然无头风、痰气、火攻者，则无此患。病至可畏，危已甚矣。不知其危而不急救者，盲在反掌耳。宜服：

羚羊角汤　治青风内障、劳倦加昏重、头旋脑痛、眼内痛涩者。

人参　车前子　玄参　地骨皮　羌活　羚羊角_{锉末，各等分}

上锉剂，白水二钟，煎至八分，去滓，食后服。

娄全善曰："诸方以羚羊角、玄参、细辛、羌活、防风、车前子为君。羚羊角，行厥阴经药也，丹溪云'羚羊角入厥阴经甚捷'是也；玄参色黑，行少阴经药也，《海藏》云'玄参治空中氤氲之气、无根之火'为圣药也；羌活、防风、车前子，行太阴经药也。如筋脉枯涩者，诸方中更加夏枯草，能散结气，有补养厥阴血脉之功。其草三月开花，逢夏即枯，盖秉纯阳之气也。"至哉斯言，故治厥阴目痛如神，以阳治阴也，尝试之有验。然此诸方，又当知邪之所在。若气脱者，必与参膏相半 [②] 服之；气虚者，必与东垣补胃人参汤、益气聪明汤之类相半服之；血虚者，必与熟地黄丸之类相兼服之。更能内观静守，不干尘劳，使阴气平和，方许有效。

---

① 见卷二：同书卷二"阳衰不能抗阴之病"条附"决明夜灵散"。
决明夜灵散　治目至夜则昏，虽有灯月亦不能睹。
夜明砂另研，二钱　石决明醋煅，研，二钱　羯羊肝一两，生用，食猪者用猪肝
二药末和匀，以竹刀切肝作二片，以上药铺于一片肝上，以一片合之，用麻皮缠定，勿令药得泄出，淘米泔水一大碗，连肝药贮砂罐内，不犯铁器，煮至小半碗，临卧连肝药汁并服。
上方以石决明镇肾阴益精为君，夜明砂升阳主夜明为臣，米泔水主脾胃为佐，肝与肝合引入肝经为使。
② 半：通"伴"。

绿风障症

绿风内障其色绿，重是青风轻是黄。

视物昏冥浓雾密，头眩风痰火气伤。

瞳神若大害尤速，稍失调治睛渐黄。

目病若到如此际，看看渐失本来光。

此症专言瞳神气色浊而不清，其色如黄云之笼翠岫，似蓝靛之合藤黄，乃青风最重之症，久则变为黄风。虽曰头风所致，亦由痰湿所攻，火郁忧思忿怒之故。若伤寒症疾热蒸，先散瞳神，而后绿后黄，前后并无头痛者，乃痰湿攻伤其气，神膏耗溜，是以色变也。然虽如是，盖久郁则热胜，热胜则肝之风邪起矣，故瞳神愈散愈黄。大凡病到绿风，极为危者，十有九不能治也。宜服：

半夏羚羊角散 治痰湿攻伤，绿风内障。

羚羊角_{锉细末} 薄荷 羌活 半夏_{炙，各一钱半} 白菊花 川乌_炮 川芎 防风 车前子_{各五钱} 细辛_{二钱}

上为末，每服三钱、生姜三片、水二钟，煎一钟，去滓服，或荆芥汤调下。

羚羊角散 治绿风内障，头眩目痛、眼内痛涩者服；如痰湿攻伤者，服聚星障症羚羊散_{见卷三}。

羚羊角_{锉末} 防风 知母 人参 黑玄参 茯苓 黄芩 桔梗 车前子_{各四两} 细辛_{二两}

上为粗末，每服三钱，白水煎，食后温服。

乌风障症

乌风内障浊如烟，气散膏伤胆肾间。

真元既飘精已耗，青囊妙药也徒然。

此症色昏，浊晕气滞，如暮雨空中浓烟重雾。风痰之人，嗜欲太多，及败血伤精，肾络损而胆汁枯，精气耗而神光坠矣。宜服：

白附子汤 治发散初起，黑花昏昏，内障。

荆芥穗 防风 白菊花 甘草_{少许} 白附子_炮 苍术 木贼草 羌活

白蒺藜去刺　人参各等分

上锉剂，白水二钟，煎至八分，去滓，食后服。

凉胆丸

龙胆草酒炒　黄连酒炒　防风　柴胡　地肤子　黄芩酒炒　芦荟　黄柏盐水制　荆芥穗各等分

上为细末，炼蜜为丸，如梧桐子大，每服三钱，清茶送下。

偃月障症

偃月侵睛迟最恶，风轮上际微微薄。

慢慢下瞳来，似此人难觉。

脑有湿热迍，肝络遭刻剥。

莫待如月圆，昏昏难摸捉。

此症乃风轮上半边气轮交际，从白膜内隐隐白片薄薄盖向下来，其色粉青，乃非内非外从膜中而来者。初起不觉而无虑，后渐结久，始下风轮而损光。或沿边风轮周匝，而为枣花，为害最迟。人不为虑，每中其患，乃脑漏或脑有风湿，久滞郁结，微火攻击，脑油滴下，好酒暴怒，积滞生郁，为变亦急。凡经水洗头不待干而湿热者，及痰火人好燥腻、湿热物者，皆有此患。宜服：

补肝散

羚羊角　细辛　羌活　白茯苓　楮实子　人参　玄参　车前子　夏枯草　防风　石斛各等分

上为细末，每服一钱，食后米饮调下。

坠翳丸　治偃月内障起，微有头旋额痛。

青羊胆　鲤胆　猪胆各七个　熊胆二钱　石决明洗浸，煅存性，另研细，一两　牛胆五钱　麝香少许

上为细末，面糊为丸，如桐子大，每服十丸，空心茶清送下。

如银障症

如银内障分轻重，轻则中间一点栏。

重则瞳神皆白亮，瞳中怫郁气相干。

忧伤真气并思虑，色欲劳精竭视瞻。

滞涩清纯生障气，精华冥黑过三光。

也须爱养休伤变，一拨光开胜遇仙。

此症专言瞳神中之白色内障也。轻则一点白亮，或如银星一片，重则瞳神皆雪白而圆亮；圆亮者，一名"圆翳内障"。有仰月、偃月，变重为圆者；有一点从中起，视渐昏，渐变大而不见者。乃郁气伤其冲和清纯之元气，故阳光精华，为其闭塞而不得发见；亦有湿热在脑，脑脂滴落而元精损，郁闭其光，非若银白内障已散大而不可收者，乃可治之兆。年未过六旬，血气稍盛者，治之皆可复明。宜服：

石决明散

石决明_{醋煅}　防风　人参　茺蔚子　车前子　细辛_{减半}　知母　白茯苓辽五味　玄参　黄芩_{各等分}

上为细末，每服二钱，食前茶清调下。

瞳神欹侧症

欹侧瞳神，其故当审。外若不伤，内必有损。

损外不妨，损内更慌。莫使损尽，终是无光。

此症专言瞳神歪斜不正，或如杏仁、枣核、三角、半月也，乃肾胆之神膏所损，瞳神将尽矣。若风轮破损，神膏流没，致瞳神欹侧者，轮外必有蟹睛在焉。蟹睛出而瞳神不得复圆，外亦有脂翳，终身不脱。若轮外别无形证，而瞳神欹侧者，必因内伤肾水、肝血、胆汁化源，故膏液自耗，而瞳神欲没，甚为可畏，急治之。虽难复圆，亦可挽住，而免坠尽丧明之患。宜服：

生犀角丸　治五行应变、气血两虚、荣卫凝滞，以致肝肾脏受风邪，瞳神歪斜内障。

石决明_{醋煅}　当归身　犀角_{锉末}　麻黄_{减半}　楮实子　枸杞子　防风_{各等分}
上为细末，曲糊为丸，如桐子大，每服五十丸，茶清送下。

瞳神反背症

瞳神反背患者少，医治须当要心巧。

不逢妙拨转将来，定是昏冥直到老。

此症因六气偏胜，风热搏击，其珠斜翻到①转，白向外而黑向内也。药不能疗，止用拨治。须久久精熟者，识其何因何症，或带上带下之分，然后拨之，则疗在反掌。否则患者徒受痛楚，医者枉费心机。今人但见目盲内障，或目损风、水二轮，而膏杂坏，白掩黑者，皆呼为瞳神反背，谬妄之甚。夫反背实为斜翻乌珠向内也，非是珠端正而向外者，今乱呼为瞳神反背，必其人亦是盲目，岂能治人之盲哉！

内障根源歌

不疼不痛渐昏蒙，薄雾轻烟渐渐浓。

或见花飞蝇乱出，或如丝絮在虚空。

此般状样因何得，肝脏停留热与风。

大叫大啼惊和恐，脑脂流入黑睛中。

初时一眼先昏暗，次第相牵两目同。

苦口何须陈逆耳，只缘肝气不相通。

彼时服药宜销去，将息若乖即没功。

日久既应全黑暗，因名内障障双瞳。

名字随形分十六，龙木禅师早推穷。

灵药千般难得效，金针一拨日当空。

戒慎将息依前说，如违法则枉费工。

针内障眼法歌

内障由来十六般，学医济世要细看。

分明一一知形状，施针方可得相安。

若或针法不精灵，误损神光取瘥难。

冷热须明虚与实，调和四体待全康。

不然气闷违将息，呕逆劳神翳却翻。

咳嗽震惊皆不可，多惊先服镇心丸。

① 到：通"倒"。

若求良药膏丹等，用意临时仔细看。

老翳细针初复嫩，针形不可似一般。

病虚新产怀娠月，下针才知将息难。

不雨不风兼皓日，清斋三日在针前。

安心定意行医道，念佛亲姻莫杂喧。

患者向明盘膝坐，提撕腰带得心安。

针者但行贤哲路，恻隐之心光复还。

有血莫惊须住手，裹封如旧再开看。

忽然惊振医重治，服药三旬目朗然。

七日解封难见日，花开水动莫与言。

还睛丸散坚心服，百日分明复旧光。

针内障后法歌

内障金针针了时，医师言语要深思。

绵包黑豆如球子，眼上安排日系之。

卧眠头枕须安稳，仰卧三朝莫厌迟。

封后忽然微有痛，脑风牵动莫他疑。

或针或烙依经治，痛极仍将火熨之。

拟吐白梅含咽汁，吐来仰卧却从伊。

起则恐因遭努损，虽然稀少也须知。

七朝厚粥温温食，震动牙关事不宜。

大小便时须缓缓，无令骤起与扶持。

高声叫唤言多语，惊动睛轮见雪飞。

如此志心三十日，渐行出入认亲知。

清心莫忆阴阳事，夫妇分床百日期。

一月不须临洗面，针痕湿着痛微微。

五腥酒面周年断，服药消除病本基。

镇心丸 治心痛，惊悸，忧思愁虑伤心，惕然心跳，动振不安，吐舌、面赤、目瞪等症。

牛黄一钱，另研　生地酒洗，炒　当归身酒洗，炒　远志肉去心　茯神各五钱

金箔十五片　石菖蒲九节者佳　川黄连各二钱半　辰砂二钱，另研

上以前六味，共为细末，后入牛黄、辰砂二末，猪心血为丸，如黍米大，金箔为衣，每服五六十丸，煮猪心汤送下。

附：《太玄真人进还睛丸表》

伏以医有圣神工巧之妙，人不可不知；药有温凉寒热之性，医不可不辨。昔黄帝尝百药而著本草，叔和察六脉而烛[①]病原，所以扶世道而救民命者，良有在也。上古之人咸臻寿考。况世之最贵者，莫贵于人；人之最贵者，莫贵于目。夫目者，五脏六腑之精华，百骸九窍之至宝。洞观万物，朗视四方。皎洁如珠，包含天地。内连肝胆，外应睛瞳。窍虽开于肝门，睛乃属于肾脏。肾属北方壬癸水，心属南方丙丁火。心肾不和，水火交战，则血气停留不散。胆损肝虚，定然眼中受病。凡疗眼疾，须补肾元，次修肝木。肝乃肾之苗，肾乃肝之本，修肝则神魂安静，补肾则精魄安和，精魄既得安和，眼目自然明朗。譬如种木当在修根，根壮则枝叶茂盛，根损则花叶凋零。且如黑睛属肾，肾虚则眼泪下流。窍门通肝，肝风则冷泪常出。白睛属肺，肺热则赤脉系白轮。上下睑属脾，脾风则拳毛倒睫。大小眦属心，心热则攀睛胬肉。眼有五轮，外应五行木火土金水，内应五脏肝心脾肺肾。五轮者，风血肉气水。八廓者，天地水火风雷山泽。目有病患，须究根源；勿用庸医，妄行钩割。夫人好施丹药，脾胃损伤；终夜忧思，精神耗惫。或胆中受热，或肺上受寒，或食五辛太多，或纵七情过甚，或观星望月，或近火冲烟，故使三焦受热，致令两目失明。或迎风多泪，或视物如烟，或观空中如云雾，或视太阳如浊水，五脏虚耗，夜梦鬼交，眼前时见黑花凌乱，黑轮常如白雾昏朦。臣窃悯之，陛下戒之。今按本草制成仙方，能养性安神、搜风明目、却热除邪、修肝补肾，虽远年内障而可明，治近日赤肿而即去。药共二十九味，名曰还睛丸。修之奇异，有君臣佐使之功；制不寻常，有蒸炮锉炼之妙。不问老幼阴阳，即见光明清白。恭惟皇帝陛下修凝道德，摄养精神，端居九重之中，明鉴万里之外，固不赖于此药，亦可保于未然。伏愿普颁百姓，请尝试之；俯赐群臣，必臻捷效。臣无任瞻天仰圣，激切诚虔之至，谨录其方，随表拜进以闻。

---

① 烛：谓以烛照也，犹言洞悉、洞察。

还睛丸　治远年、近日一切目疾。内外翳障，攀睛胬肉，烂弦风眼；及年老虚弱，目昏多眵，迎风冷泪；及视物昏花，久成内障。此药最能降虚火，升肾水。若久服之，夜能读细字。

人参　杏仁_{泡，去皮尖}　肉苁蓉_{酒洗，焙干}　杜仲_{酒洗，炒}　牛膝_{酒洗，炒}　石斛　枸杞子_{各一两}　犀角_{锉细末}　防风_{各八钱}　菊花_{去梗叶}　菟丝子_{酒煮，焙干}　当归_{酒洗，炒}　熟地_{酒洗，焙干}　黄柏_{酒洗，炒}　青葙子　枳壳_{麸炒}　白茯_{乳蒸，晒干}　蒺藜_{杵去刺，炒}　羚羊角_{锉细末}　草决明　山药_{各一两}　天冬_{去心，焙干}　麦门冬_{去心，焙干}　生地_{酒洗，炒，各三两}　川芎_{酒洗，炒}　黄连_{酒洗，炒}　五味子_{敲破，焙干}　甘草_{炒，各七钱}　知母_{酒炒，二两}

上除犀、羚角末另入，余为细末，炼蜜为丸，如桐子大，每服四五十丸，空心盐汤送下。一方内无当归、肉苁蓉、杜仲、黄柏、知母，亦名固本还睛丸。

金针辨义

古人云："金针者，贵之也。"金为五金之总名，铜铁银锡皆是也。《本草》云："马衔铁无毒，可作针。"以马属午属火，火克金，能解铁毒，故用以作针。

煮针法

煮针一法，《素问》原无，今世用之，欲温而泽也。是法有益而无害，故从之。

危氏书[①]：用乌头、巴豆各一两，硫黄、麻黄各五钱，木鳖子、乌梅各十个，将针入水于砂锅内或罐内煮一日，取出；再以砂罐内用没药、乳香、当归、花蕊石各五钱，又如前水煮一日，取出，用皂角水洗；再于犬肉内煮一日，仍用瓦屑打磨净。端直，松子油涂之，常近人气为妙。

金针式

金针柄以紫檀花梨木或犀角为之，长二寸八九分，如弓弦粗，两头钻

---

① 危氏书：元危亦林所撰《世医得效方》。

眼，深三四分。用上好赤金子，抽粗丝，长一寸，用干面调生漆嵌入柄眼内，外余六分许，略尖，不可太锋利，恐损瞳神。以鹅毛管套收，平日收藏匣内，临用供于佛前，无有不验。此龙^①树王菩萨神针也。

用水法

凡拨金针之时，须看患目者之少壮老肥瘦。若气盛者，欲行针之际，前二三日，先服退气散血之剂数服，平其五脏；弱者不必服之。临拨，新汲井水一盆放于桌上，令患目者对盆就洗，医家侧坐，以手蘸水，频频于眼上连眉棱骨淋洗，使眼内脑脂得水乃凝，以洗透数十遍，冷定睛珠为度。然后用针，庶几随手而下，并不黏滞矣。

退气散血饮

大黄　当归身　乳香　没药　连翘　穿山甲　白芷_{各等分}

上锉剂，白水二钟，煎至八分，去滓，食远服。

拨内障手法

凡拨眼要知八法，六法易传，惟二法巧妙，在于医者手眼、心眼。隔垣见症，手法探囊取物，方得其法。临拨，先令患者以水洗眼如冰，使血气不行为度。两手各握纸团，端坐椅上，后用二人将头扶定。医人先用左手大指、二指，分开眼皮，按定黑珠，不令转动；次用右手持金针。如拨右眼，令患者视右，方好下针。庶鼻梁骨不碍手，离黑珠与大眦两处相平，分中，慢慢将针插下，然后斜回针首至患处，将脑脂拨下，复放上去，又拨下来。试问患者："看见指动，或青白颜色？"辨别分明，然后将脑脂送至大眦近开穴处，护脂水内尽处，方徐徐出针。不可早出，恐脑脂复还原位。拨左眼视左锐眦。

封眼法

预收芙蓉半老绿叶，晒干为末，用井花凉水调匀。以绵纸剪圆块，如茶钟口大。先将敷药敷眼上、眉棱骨及下眶，以纸一层封贴药上，又上药

四库全书中医眼科证方药类注（下）

---

① 龙：原作"亲"，据文义改。世以龙树菩萨能治眼疾，故多称之。

一层，盖纸一层封定。俟将干，以笔蘸水润之。日夜数次，夏月倍之，一日一换，仰面而卧。若将针眼向下就枕，防脑脂从上复下也。起坐饮食、大小二便俱宜缓，不可用力震动。三日内，只用温和稀粥、烂熟肴馔，不可震动牙齿。三日后开封视物，服药静养而已。

针后若目疼痛，急取生艾或干艾，同生葱各半，共捣，铜锅内炒热，布包熨太阳穴，三五次即止。若瞳神有油气不清，当平肝气，用槟榔、枳壳、柴胡之类。作呕吐，用藿香、淡豆豉、姜制厚朴、半夏之类。火旺体厚者，宜清火，顺气消痰，用黄连、枳壳、槟榔、半夏、麦冬、瓜蒌之类。老弱者，用茯神、熟地、枸杞、麦冬、枣仁、贝母、白术、橘红、五味子、白芍、当归之类。针后忌用川芎，恐行血作痛。太阳头疼，用防风、白芷、羌活、石膏之类。痛甚，用炒盐熨之。若白睛赤，用柴胡、红花、赤芍、归尾、栀仁、桑皮、防风之类。瞳神微散，用白芍、五味子、麦冬、茯神、人参、当归、酸枣仁之类。受热致瞳神细小者，用寒水石、当归、黄连、麦冬、茺蔚子、柴胡、炒栀仁之类。若障复蒙，宜服平肝顺气之剂，其障自退；如不速退，复再针拨亦可。

愚按，此症乃湿热郁积，蒸烁脑脂下垂，故珠内有膜遮蔽瞳仁之光，犹如布幔悬于明窗之内，外人虽见其窗似明，孰知窗内有幔悬挂则不明也。但今人以讹传讹，皆谓瞳仁反背，其讹相延已久，一时难以正之。当知此症惟用金针入珠内，拨去脂膜，顷刻能明。此论惟可与知者道，难与俗人言也。谨辨之，以为后人垂鉴。

上《龙木论》金针开内障大法，谨按其法。初患眼内障之时，其眼不痛、不涩、不痒，头不旋、不痛，而翳状已结成者，必俟岁月障老，始宜金针拨去其翳，如拨云见日而光明也。今具其略于后。

开内障图

圆翳

初患时见蝇飞、花发、垂蚁、薄雾轻烟，先患一眼，次第相牵，俱圆翳。如油点浮水中，阳看则小，阴看则大，金针一拨即去。

滑翳

翳如水银珠，宜金针拨之。

涩翳

翳如凝脂色，宜金针拨之。

浮翳

藏形睛之深处，细看方见，宜金针拨之。

横翳

横如剑脊，两边薄、中央厚，宜针于中央厚处拨之。

以上五翳，皆先患一目，向后俱损。初患之时，其眼痛涩，头旋额痛，虽宜针拨，先须服药。独偃月翳、枣花翳、黑水凝翳微有头旋额痛，只宜针轻拨之。

冰翳

初患时，头旋额痛者，眼睑、眉棱、鼻骨痛，目内赤色。先患一目，向后翳如冰冻坚白。宜于所经过脉针其腧穴，忌出血。宜针拨动，不宜强拨。

偃月翳

初患时，微微头旋额痛，先患一目，次第相牵俱损，翳一半厚、一半薄。宜针先从厚处拨之。

枣花翳

初患时，微有头旋眼涩，目中时时痒痛。先患一眼，向后俱翳，周围如锯齿。轻轻拨去，莫留短脚，兼于所过之经，针灸其腧。

散翳

翳如酥点，乍青乍白，宜针拨之。

黑水凝翳

初患时，头旋眼涩，见花黄黑不定，翳凝结，青色。宜针拨之。

惊振翳

头脑被打筑，恶血流入眼内，至二三十年成翳，翳白色。先患之眼不宜针，牵损后患之眼宜针拨之。

虽不痛不痒，其翳黄色、红色者，不宜针拨；翳破散者，不宜针拨；中心浓重者，不宜针拨。拨之不动者，曰死翳，忌拨。独白翳黄心，宜先服药，后针之。若无翳者，名曰风赤，不宜针之。

白翳黄心

翳四边白中心黄者，先服逐翳散，次针足经所过诸穴，后用金针轻轻拨，或先损一目，向后俱损。

乌风

无翳，但瞳仁小。三五年内结成翳，青白色，不宜针。视物有花为虚，宜药补，不宜药泻。

肝风

无翳，眼前多见虚花，或白或黑，或赤或黄，或一物见二形。两眼同患，急宜补治，切忌房劳。

五风变

初患时，头旋额痛，或一目先患，或因呕吐，双目俱暗，瞳子白如霜。

绿风

初患时，头旋额角偏痛，连眼睑、眉及鼻颊骨痛，眼内痛涩。先患一眼，向后俱损。无翳，但见花或红或黑。

黑风

初患时，头旋额偏痛，连眼睑、鼻颊骨痛，眼痛涩。先患一眼，向后俱损。无翳，眼见黑花。

青风

初患时，微有痛涩，头旋脑痛。先患一眼，向后俱损。无翳，劳倦加昏重。

雷头风

初患时，头旋恶心呕吐。先患一目，次第相牵，俱损伤。瞳神或大或小，凝脂结白。

卷六 运气原证

按《内经·运气》：泪出，皆从风热。经云：厥阴司天之政，三之气，天政布，风乃时举，民病泣出。是也。

目泪

《灵枢》：黄帝曰，人之哀而泣涕者，何气使然？岐伯曰，心者，五脏六腑之主也。目者，宗脉之所聚也，上液之道也。口鼻者，气之门户也。故悲哀愁忧则心动，心动则五脏六腑皆摇，摇则宗脉感，宗脉感则液道开，液道开故涕泣出焉。液者，所以灌精濡空窍者也。故上液之道开则泣，泣不止则液竭，液竭则精不灌，精不灌则目无所见矣，故命曰夺精，补天柱经侠①颈。②侠，头中分也。又曰：五脏六腑，心为之主，耳为之听，目为之视，肺为之相，肝为之荣，脾为之卫，肾为之主，故五脏六腑之津液上渗于目。心悲气并则心系急，心系急则肺举，肺举则津液上溢。夫心系与肺不能常举，乍上乍下，故咳而泣出矣。③《素问·解精微论》曰：厥则目无所见。夫人厥则阳气并于上，阴气并于下。阳并于上则火独光也，阴气并于下则足寒，足寒则胀。夫一水不胜五火，故目昏盲。是以气冲风，泣下而不止。夫风之中目也，阳气内守于精，是火气燔目，故风见则泣下。有喻比之，夫火疾风生乃能雨，此之类也。东垣云：水附木势，上为眼涩、为眵、为冷泪，此皆由肺金之虚，而肝木寡于畏也。

迎风冷泪症

迎风冷泪，水木俱虚。

---

① 侠：通"挟"。

② 黄帝曰……侠颈：语出《灵枢·口问》。天柱，即颈项后之天柱穴。明张介宾《类经》卷十八"疾病类"之"口问十二邪之刺七十九"注"补天柱经侠颈"句云："天柱，足太阳膀胱经穴，其经侠颈项之后。"

③ 五脏六腑……泣出矣：语出《灵枢·五癃津液别》。清张志聪《黄帝内经灵枢集注》卷四"五癃津液别第三十六"注"心悲气并"句云："心悲气并者，心悲则脏腑之气皆上并于心，听令于君主也。"（清张志聪《黄帝内经灵枢集注》，曹炳章辑《中国医学大成》第2册，上海科学技术出版社1990年版，卷四第41页）并，脏腑诸气并行而上聚貌。

血液不足，寒药勿施。

失治则重，宜早补之。

此症谓见风则冷泪流，若赤烂有障翳者，非也。水、木二经，血液不足，阴邪之患，久而失治，则有内障、视渺等症生焉。与无时冷泪不同，此为窍虚，因虚[①]引邪之患。若无时冷泪则内虚，胆肾自伤之患也。此宜服：

河间当归汤 治风邪所伤，寒中目，泪自出，肌瘦，汗不止。

白术_炒 白茯苓 干姜 细辛 川芎 白芍药 甘草_{炙，各五分} 官桂 陈皮_{各一钱} 当归身_{酒制} 人参_{各一钱}

上为剂，水二钟、姜一片、黑枣三枚，煎八分，去滓，热服，不计时服再服。

阿胶散 治目有冷泪流而不结者，肝经受风冷故也。

阿胶 马兜铃_{各两半} 紫菀 款冬花 糯米_{各一两} 白蒺藜_{炒，二钱半} 甘草_{五钱}

上为细末，每服二钱、水一钟，煎，不拘时服。

枸杞酒 治目视不明，迎风冷泪。

枸杞子_{拣肥者一斤，杵烂，再用绢袋盛贮，须灰酒密封，勿令泄气，候五七日取饮} 陈无灰酒_{十斤}

仍用猪肝煮熟切片，蘸花椒盐同食，每饮酒一二杯，勿宜过饮。若或过饮，反佐湿热，为害不浅矣。

按肝气通于目，肝和则能辨五色矣。今肝为劳伤，致目视不明，多出冷泪。经曰："味为阴，味厚为阴中之阴。"枸杞子味厚，故足以养厥阴之阴，煮以纯酒，取其浃治气血而已。

迎风热泪症

迎风热泪出，肝虚夹火来。

水中起隐伏，久则成内灾。

但此症不论何时何风，见之则流热泪，若有别症及昏蒙者非也。乃肝

---

① 虚：原作"邪"，据前"窍虚"及后"无时冷泪症"之"非比迎风冷泪，因虚引邪之害者"句改。

胆肾水之津液不足，故因虚窍不密，而风邪引出其泪也；中有隐伏之火发，故泪流而热。久而不治及有触犯，则有变矣。宜服：

羚羊角散 治肝脏受热，眼目昏花，时多热泪。

羚羊角锉细末 羌活 玄参 车前子 山栀仁炒 黄芩 瓜蒌去油 胡黄连 家菊花各三钱 细辛一钱

上为细末，每服二钱，食后竹叶煎汤调下。

白僵蚕散 治冲风泪出。

白僵蚕炒 粉草 旋覆花 细辛 木贼草 荆芥二钱半 嫩桑叶一两

上为细末，每服二钱，白水煎，食后温服。

珍珠散 治肝虚见风泪出。

珍珠另研 丹砂研，各三分 干姜研，二分 贝齿火煅，水淬，干，研，一两

上共研极细，令匀，以熟绢帛飞三遍，每仰卧，以少许点眼中，闭少时为妙。

无时冷泪症

无时冷泪，水木俱伤，此幽阴之深患，其为病也非常。然斯疾每出不意，非青盲兮内障为殃。

此症为害，无赤痛也，只是时常流出冷泪，久则视瞻昏渺，非比迎风冷泪因虚引邪之害者。此盖精液耗伤，肝气渐弱，精膏涩枯，肾水不足，幽阴已甚，久而失治，则有内障青盲之患。精血衰败之人，及悲伤哭泣久郁、妇人产后悲泣太过者，每多此症。且为祸又缓，人不为虑，往往罹其害而祸成也，悔已迟矣。宜服：

菊花丸 治肝肾不足，眼目昏暗，瞻视不明，茫茫漠漠，常见黑花，多有冷泪。久服，补不足，强肝肾。

甘菊花去梗叶，四两，炒 巴戟去心，三两 肉苁蓉酒洗，去皮，焙干，切二两 枸杞子捣焙，三两

上为细末，炼蜜为丸，如桐子大，每服三钱，温酒或青盐汤空心食前送下。

麝香散 治眼冷泪不止，嗅鼻。

香附子 川椒各等分 苍术 麝香各少许

上为细末，令病者噙水一口，将药吹于鼻内。

无时热泪症

无时热泪，其祸幽微。此损耗中有伏火，乃不足中之有余。服寒凉则伤汁损血，服热药则血壅难舒。当以意消息之，非徒补益所能消除。

此症谓目无别病，止是热泪无时而常流也。若有别病而热泪出者，乃火激动其水，非此病之比。盖肝胆肾水耗而阴精亏涩，及劳心竭力、过虑深思，动其火而伤其汁也。故膏液不足，又哭泣大伤者，每每患此。久而失治，触犯者变为内障。因其为患微缓，罹其祸也多矣。宜服：

当归饮子

当归身　人参　柴胡　黄芩　白芍药　甘草　大黄<small>各一钱</small>　滑石<small>五分</small>

上锉剂，水二钟、生姜三片，煎至八分，去滓，温服。

椒地丸　治目昏多泪。

熟地黄<small>切，焙干</small>　川椒<small>去目及闭口者，微炒</small>　生地黄<small>切，焙干</small>

上三味各等分，为细末，炼蜜为丸，如桐子大，每服五十丸，盐米饮空心送下。

江陵傅氏家贫，货纸为业，好接待游士。一日，有客方巾布袍，邀傅饮。傅目昏多泪，客教以此方。服不一月，目能夜视物，享年近九十，聪明不衰。

风沿

丹溪云："风沿眼系，上膈有积热，自饮食中夹怒气而成。顽痰痞塞，浊气不下降，清气不上升，由是火益炽，而水益降，积而久也。眼沿周浓渍而肿，于中生细小虫丝，遂年久不愈而多痒者是也。用紫金膏，以银钗脚揸去油腻点之。试问若果痒者，又当去虫，以绝根本。盖紫金膏只去湿与去风凉血而已。若前所谓饮食夹怒成痰，又须更与防风通圣散，去硝、黄，为细末，以酒拌匀，晒干，依法服之，禁诸厚味及火料物，方尽诸法之要。"

眦帷赤烂症

眦帷赤烂，人皆有之。火土燥湿，病有重轻。重则眦帷裂而血出，轻则弦赤烂而难舒。以清润而为治，何患病之不除。

此症专言眦之赤烂，目无别病也。若目有别病而赤烂者，乃因别病致伤其眦，又非此比。赤胜烂者，多于劳心、忧郁、忿悖，无形之火所伤；烂胜赤者，多于性燥、嗜酒、哭泣过多，胃火冲烟，风热蒸熏，有形之火所伤。病属心络，甚则火盛而生疮于眦边也。要分大小二眦，相火、君火虚实之症。宜服、点、洗：

防风通圣散 并治中风，一切风热。大便秘结，小便赤涩，眼目赤痛；或热急生风，舌强口噤；或鼻生紫赤、风刺、隐疹，而为肺风；或成风疠，即世呼大麻风；或肠风；或肠风为痔漏；或阳郁而为诸热，谵妄惊狂，并治。

防风　川芎　大黄　赤芍药　连翘　麻黄去节　芒硝　苏薄荷　当归　滑石飞过　甘草　炒栀仁　白术　桔梗　石膏煅　荆芥穗　黄芩各等分

上为粗末，每服四钱，姜三片，水二钟，煎，食前温服。按防风、麻黄解表药也，风热之在皮肤者，得之出汗而泄。荆芥、薄荷清上药也，风热之在颠顶者，得之由鼻而泄。大黄、芒硝通利药也，风热之在肠胃者，得之由后而泄。滑石、栀子水道药也，风热之在决渎者，得之由溺而泄。风淫于膈，肺胃受邪，石膏、桔梗清肺胃也；而连翘、黄芩又所以祛诸经之游火。风之为患，肝木主之，川芎、当归和肝血也；而甘草、白术又所以和胃气而健脾。刘守真氏长于治火，此方之旨，详具悉载。

如目两睑溃烂，或生风粟、白睛红赤、黑睛生翳障，加菊花、黄连、羌活、白蒺藜，名曰菊花通圣散；虚弱、大便不结、燥者，减去硝、黄。

东垣碧天丸 治目疾屡服寒凉不愈、两目黑热有如火熏、赤而不痛、红丝赤脉、满目黄睛、瞀闷[1]昏暗、羞明畏日，或上下睑赤烂，或不服水土而内外锐眦皆破，以此洗之。

瓦粉炒，一两　铜绿七分，为末　枯白矾二分

---

[1]　瞀（mào）闷：谓目昏花不明。《宋本玉篇》上卷四"目部第四十八""瞀"条："目不明貌。"（南朝梁顾野王撰、唐孙强增、宋陈彭年等重修《大广益会玉篇》，中国书店 1983 年影印版，第 84 页）

上研铜绿、白矾，令细旋旋，入瓦粉研匀，热水和之，共为丸，如黄豆大，每用一丸、热汤半盏，浸十二时辰，洗至觉微涩为度，少闭眼半个时辰许，临卧更洗之，瞑目就睡，尤为神妙。一丸可洗二三日，可在汤内炖热。此药治其标，为里热已去矣。里实者不宜用此，当泻其实热。

紫金膏　水飞过虢丹[①]，蜜多水少，武火熬，以器盛之，点。

迎风赤烂症

迎风赤烂邪在肝，因虚被克木相传。

久不愈兮成赤烂，赤烂风弦治又难。

此症谓目不论何风，见之则赤烂、无风则好者，与风弦赤烂入胞结之深者不同。夫风属木，木强土弱，弱则易侵，侵则引邪，内外夹攻。土受木克，是以有风，其病无风则愈。赤烂者，土木之病也。赤者，木之火症；烂者，土之湿症。若痰若湿甚者，烂胜赤；若火若燥甚者，赤胜烂。心承肺，人乘金，珠痛而赤焉。此章专言赤烂之患，与前章迎风、冷、热泪入内之深者又不同。宜服、洗：

柴胡散　治眼眶涩烂，因风而作，用气药燥之。

柴胡　防风　赤芍药　荆芥　羌活　桔梗　生地黄　甘草

上各等分，为细末，每服三钱，白水煎，温服。

疏风散湿汤

赤芍药　黄连　防风各五分　铜绿另入　川花椒　归尾各一钱　轻粉一分，另入　羌活　五倍子各三分　荆芥六分　胆矾　明矾各三厘

上为一处，水三钟，煎至一半，去滓，外加铜绿泡化，后入轻粉搅匀，汤脚用绵纸滤过澄清，可用手蘸洗目烂湿处。

一方　治烂弦血风眼。

覆盆子叶不拘多寡，去梗，日晒干

---

① 　虢（guó）丹：铅丹，炼铅而成丹。宋寇宗奭《本草衍义》卷六"铅丹"条："铅丹，本谓之黄丹，化铅而成。"（《本草衍义》，北京图书馆出版社 2003 年据国家图书馆藏宋淳熙十二年江西转运司刻庆元元年重修本影印版，卷六第 3 页）明《普济方》卷三百十五"膏药门"之"熬膏药法"："凡膏药中，鲜有不用虢丹，其货卖者多用硝＋盐杂和在内，重秤若干，不飞过而用，反有害。"又："用虢丹，即黄丹。"（《景印文渊阁四库全书》第 757 册，台湾商务印书馆 1986 年影印版，第 288 页）宋许叔微《本事方续集》卷四"治倒睫、烂眩"条谓用虢丹制膏点用。

研令极细，薄绵裹之，以男小儿所食之乳浸汁。如人行八九里之时，方点目中，即仰卧不过三四日，视物如少年。忌酒面、油腻。

宋宗室赵太尉乳母，苦烂弦风眼近二十年，有卖药老媪过门，云："此眼有虫，其细如丝，色赤而长，久则滋生。"乃入山取此药，咀嚼之而留汁滓，存于竹筒内，以皂纱蒙乳母眼，取笔画双目于纱上，然后滴药汁渍眼下弦。转盼间，虫从纱中出，其数十条，后眼弦肉干如常。太医上官彦诚闻之，有邻妇亦患此症，试之，无不立瘥。考之本草，陈藏器云：此药治眼暗不明、冷泪淫不止及青盲等恙，盖治眼妙品也。

治烂弦眼生虫方

覆盆子叶为末，一钱　干姜烧灰　生矾各半分　枯矾一分

共研一处，蜜调，用绢片做膏药，贴眼上一夜，次午揭起，其虫自出，粘在绢上。次晚，又将肥猪肉切片贴眼上，一宿即愈。

敷烂弦眼方

炉甘石煅，飞过，一两　飞丹五钱　枯矾二钱五分　明朱砂研细，一钱　铜绿二钱

共为一处，研极细为度，先用荆芥、陈茶叶煎水，洗患处，乘湿将药敷上，二三次立愈。

诸因

内外诸因，种种不一，有因七情六淫、伤感过度而致者，其症随愈随复，最难调治。有外受风邪，燥火克削，致荣卫失调，而淹滞涩翳、蒙昧不清，宜散宜和，随症施之。若因他症侵乘及物伤等症累目，虽内外轻重，各分其类。总之火郁者宜疏之，气滞者宜导之，燥甚风邪宜审虚实调之，庶不至客邪延久成痼疾。

因风症

风兮风兮祸何多，未伤人身先损目。有因胞反烂弦红，有致偏㖞并振摇，有成内障多胬肉。内外轻重皆不同，比之常症犹难逐。驱风活血养阴精，胜似求仙去问卜。

此症谓患风病人而目病也，盖风属木，木为肝，肝之窍在目。本乎一

气，病风则热盛，何也？木能生火也。火盛则血内生风，久而不熄，遂致耗损矣。况久病必生郁，郁极则生火，火性上炎。火热极而又生风，展转相生，内外障翳皆起于此。故患风木之病，各因其故而发之。有日浅而郁未深，为偏㖞歪斜者；有入睥而睥反湿赤胜烂者；有血虚筋弱，而振搐者；有恣燥嗜热，火邪乖乱清和融纯之气，因郁而为内障者；有风胜血滞，结为外障如胬肉等症者；再加以服饵香燥之药，耽酒纵辛，不善保养，以致阴愈亏而火愈燥，火愈燥而风愈胜，病变为凝瘀之重者。治当各因其证，而伐其本，且外内常变不同。大抵若因风病目者，当去风为先，清火次之。不然，源既不清，流何能止？目病今虽暂退，后必复来，治之虽至再至三，风不除而火不熄，目终无痊愈之期矣。宜服：

正容汤 治口眼㖞斜，仪容不正，服此即能正之，故云。

羌活　白附子　防风　秦艽　胆星　白僵蚕　半夏制　木瓜　甘草　黄松节即茯神心木，各等分

上锉剂，白水二钟、生姜三片，煎至八分，去滓，加酒一杯服之。

上方祛风以羌、防，化痰须星、夏，生草清热，秦艽荣筋，面部需白附、僵蚕，舒筋急资木瓜、松节，姜散风邪，酒行药势。此方服十剂，平服如故。敢陈一得，愿献知音。

半夏茯苓天麻汤 治痰厥头痛，头旋眼黑，烦闷恶心，气短促，言语心神颠倒，目不敢开，如在风云中；或头痛如裂，身重如山，四肢厥冷。

天麻　黄芪蜜制　人参　苍术泔水泡制　橘皮　泽泻　白茯　炒曲各五分白术炒，一钱　半夏姜制　麦芽炒，各一钱半　黄柏酒制，二分　干姜炮，二钱；一方二分

上锉剂，白水二钟，煎至八分，去滓，食后服。

此头痛为足太阴痰厥头痛，非半夏不能疗；眼黑头旋，风虚内作，非天麻不能除。天麻苗谓之定风草，乃治内风之神药。内风者，虚风是也。黄芪甘温，泻火，补元气，实表虚，止自汗；人参甘温，调中补气，泻火；二术甘温，除湿，补中益气；泽泻、茯苓，利小便，导湿；橘皮苦温，益气调中而升阳；炒曲消食，荡胃中之滞气；麦芽宽中而助胃气；干姜辛热，以涤中寒；黄柏苦寒，用酒洗，以疗之冬日少火在泉而发燥也。

夜光柳红散 治风邪伤胞睑，致风牵睑翻不收，出泪汪汪者。

人参　荆芥穗　川乌炮　川白芷　南星制　软石膏　川芎各二两　何首乌　草乌去皮尖，炮　石决明煅　藁本　川细辛　雄黄　当归身　蒲黄　苏薄荷　防风　茅苍术浸，炒　甘松　藿香叶　全蝎各一两半　川羌活三两

上为细末，每服二钱或三钱，茶清调下。

加减地黄丸　治男妇肝脏积热。肝虚目暗、膜入水轮、漏睛眵泪、眼见黑花、视物不明、混睛冷泪、翳膜遮障，及肾脏虚惫、肝受虚热，及远年近日暴热赤眼、风毒气眼，并治之；兼治干湿脚气、消中、消渴及诸风气等疾。由肾气虚败者，但服此能补肝益肾、驱风明目，神效。

生地干者，一斤　熟地干者，一斤　石斛去苗　防风去芦　枳壳麸炒　牛膝酒洗　杏仁泡，去皮尖，麸炒黄，入瓦器研，去油，各四两

上为细末，除杏霜另入，勿犯铁器，炼蜜为丸，如梧桐子大，每服五十丸，空心以豆淋酒送下，或饭饮及青盐汤亦可。忌一切动风毒等物。

豆淋酒法

黑豆半升，拣簸，炒令烟出，以酒三斤浸之；不用黑豆，用此酒煮独活，即是紫汤也。

唐丞相李恭公在扈从蜀中日患眼，或涩，或生翳膜，或疼痛，或见黑花如豆大，云气缠绕不断，或见如飞虫翅羽，百方治之不效。有僧智深曰："相公此病，由受风毒。"夫五脏实则泻其子，虚则补其母，母能令子实，子能令母虚。肾是肝之母，今肾受风毒，致令肝虚；肝虚则目中恍惚，五脏亦然。脚气、消中、消渴、诸风等症，皆由肾虚，地黄丸主之。

蝉花无比散　治大小男妇远年近日一切风眼、气眼攻注，眼目昏暗，睑生风粟，或痛或痒，渐生翳膜遮睛，视物不明；及久患偏正头风，牵搐两眼，渐渐细小，连眶赤烂；小儿疮疹入目，白膜遮睛，赤涩隐痛。常服驱风、退翳、明目。

白茯苓　防风去芦　甘草炙，各四两　蛇蜕微炒，一两　赤芍药十三两　苍术泔水浸，去皮，切片炒，十五两　蝉蜕去头足翅，二两　白蒺藜炒，半斤　羌活　当归　川芎　石决明用盐入东流水煮一伏时，滤出，捣如粉，另入，各三两

除石决粉，余共为细末，搅匀，每服二三钱，食后米泔调下，或茶清亦可。忌食发风毒等物。

槐子丸　治肝虚风邪所攻，致目偏视。

槐子仁二两　酸枣仁去核　蔓荆子　覆盆子　柏子仁　白蒺藜炒，去刺　车前子　牛蒡子　茺蔚子各一两

上为细末，炼蜜为丸，如梧桐子大，每服四五十丸，空心白滚汤送下。

川芎石膏散　治风热上攻，头目昏眩痛闷，风痰喘嗽，鼻塞口疮，烦渴淋闭，眼生翳膜。此药清神，利头目。

石膏煅　防风　苏薄荷　连翘各一两　桔梗　甘草　寒水石　滑石飞过，各二两半　川芎　人参　荆芥穗　当归　黄芩　大黄炮　山栀仁炒　白术制　菊花　赤芍各五钱　缩砂仁炒，二钱五分

除寒水、石膏、滑石各研细另入，余共为细末，搅匀。每服二三钱，食远滚白汤调服。忌姜、蒜、辛热等物。

摩风膏　治风牵眼偏斜。

白芷　黑附子　广木香　防风　细辛　骨碎补　当归身　藁本各一两　乌头　赤芍药　厚肉桂各一两半　牛酥即骨髓　鹅脂各四两　猪板油半斤

除酥、脂、板油外，以上诸药各为细末，用真麻油半斤浸一昼夜，再入酥、脂、板油共熬，以文武火熬，如膏为度，涂之于患处。

因毒症

人为疮疡肿毒，六阳壅塞勿宁。血瘀气滞不和平，皆是有余火甚。

水少不能制伏，故教炎炽飞腾。只缘肝胆未纯清，邪浊扰侵致病。

此症指人生疮疡肿毒，累及目痛也。夫六阳火燥有余，水不能制，以致妄乱无拘，气滞血壅，而始发疮疡肿毒。火性上炎，目窍高，火之所从泄，浊能害清，理之自然。肝胆清净融和之腑，疮疡、毒痈、痘疹、浊邪炽盛，侵扰清和，因其素所斫丧。肝肾有亏，阴虚血少，胆之清汁不充，因化源弱，目络无滋，火邪得以乘虚，故入目为害。若病目在于病毒之时，治毒愈而目亦愈。若毒愈而目不愈者，乃邪入至高之深处，难以速退，当浚其流而澄其源。若急迫治之，因而触激甚者，必有瘀滞之变矣。宜服：

内疏黄连汤　治诸疮毒，皮色肿硬，发热作呕，大便闭而脉洪实者；攻及两眼，或一目赤痛红肿，并治。

黄连酒炒　炒栀仁　黄芩　当归身　桔梗　广木香　槟榔　赤芍药　甘草　苏薄荷各八分　连翘　制大黄各一钱二分

上锉剂，白水二钟，煎至八分，去滓，食远服。

还阴解毒汤 治梅疮余毒未清，移害于肝肾，以致蒸灼神水，目眶窄小，赤丝绕白轮，视物昏眊，混浊不明。

川芎 当归酒洗 生地黄 金银花去叶 连翘 黄芩酒炒 土茯苓 细甘草减半 黄连酒炒 苦参 麦门冬去心 白芍药酒洗 玄参各等分

上锉剂，白水二钟，煎至八分，去滓，温服。

因他症

因他之症为别病，内外轻重总不定。内因七情，外缘六淫。不斫不丧顺天和①，能守能安颜清净。五味四气②慎其宜，不独目明亦长命。戒慎恐惧，如响如应。

此症专言因害别病而累及目也。所致不同，有阴病而阴自伤，有阳病而阳自损，有寒病热药太过伤其神气，热病寒药太过耗其精血。补者泻之，泻则损其元；泻者补之，补则助其邪。砭针之泄散真气，炮炙之激动火邪。实实虚虚，损不足、益有余之为害。亦各因人触犯、感受，脏腑经络衰旺，随其所因而入为病，内外轻重不等，当验其标而治其本。譬如伤寒阳症热郁蒸损瞳神，内症也；热甚血滞，赤瘀内涩者，外症也。阴症脱阳而目盲，内症也；服姜、附温剂多，而火燥赤涩者，外症也。疟疾之热损瞳神，内症也；火滞于血而赤涩，外症也。精泻液耗而膏汁不得滋润，内症也；山岚瘴气而昏者，邪气蒙蔽乎正，外症也。蛊胀中满赤痛者，阴虚难制阳邪，内症也；气滞怫郁，热多、昏花，皆内症也；痰症之腻滞，火症之赤

---

① 天和：谓人平时之化育生长、病时之用药施治皆当顺应五运六气，如是则人之脉象应之而邪虚无所乘，身亦无疾病之患。《素问·五常政大论》云："必先岁气，无伐天和。"唐启玄子王冰注云："岁有六气分主，有南面北面之政，先知六气所在，人脉至尺寸应之。太阴所在，其脉沉；少阴所在，其脉钩；厥阴所在，其脉弦；太阳所在，其脉大而长；阳明所在，其脉短而涩；少阳所在，其脉大而浮。如是六脉，则谓天和。不识不知，呼为寒热。攻寒令热脉不变，而热疾已生；制热令寒脉如故，而寒病又起。欲求其适，安可得乎？夭枉之来，率由于此。"即谓施治当知天和，即人身顺应六气之脉象；六气所在不同，人身脉象应之各异，若为罔顾，有不识寒热之实而妄行针药之弊，则疾甚安得平和之象。明张介宾《类经》卷十二"论治类"之"有毒无毒制方有约必先岁气无伐天和十一"条注云："五运有纪，六气有序，四时有令，阴阳有节，皆岁气也。人气应之以生长收藏，即天和也。设不知岁气变迁而妄呼寒热，则邪正盛衰无所辨，未免于犯岁气、伐天和矣。夭枉之由，此其为甚。"人身脉象应六气，谓之天和；人之生长收藏应六气，亦谓之天和。举凡饮食举动、用药施治，皆当顺应之。

② 五味四气：谓人所食酸苦甘辛咸之五味及身所感寒热温凉四时之气。人体感四气、胃入五味皆能致疾；又药有五味四气之性，过用偏施亦能致疾，此皆因他而病者，固当慎其宜也。

涩，皆外症也。余仿此。呜呼！身之精血有限，人之斫丧无穷，故虚者多、实者少，明者少而渺者多。若能知爱养之方，而不犯禁忌之戒，外不纵性以伤于五味四气，内不放心于六欲七情，顺时气，养天和，颇立清净之志，而存恒久之心，则三真不丧而六贼^①潜消，血充精固，神定气清，阴阳和而水火济，精华盛而目力全，复何病之有哉？若久久不辍，绵绵若存，不独目无病而瞻视明，命亦长矣。若治之，须看因何症为害于目，则以本症治之。难执方括，亦不可拘定眼科药法治之。如伤寒阳症热郁蒸损瞳神，则看是何经之热，分表里攻发，使其热退则目自愈；若必用眼科之药，其症坏矣。余症仿此。

前胡犀角饮　治伤寒、两目昏暗或生浮翳。

黄芪一钱二分　蔓荆子　犀角锉末　青葙子　前胡　炒栀仁　防风　麦门冬去心　羌活　生地黄　细辛　车前子　菊花　草决明炒，各八分　甘草四分

上锉剂，白水二钟，煎至八分，去滓，食后温服。

茺蔚子丸　治时气后目暗及有翳膜。

黄连炒，三两　枸杞子　枳壳去穰，麸炒　青葙子　生地焙，各一两　茺蔚子　泽泻各一两半　石决明煅　细辛　麦门冬去心　车前各二两

上为细末，炼蜜为丸，如梧桐子大，每服三钱，食后浆水送下。

明目大补汤　治气血俱损，眼目昏花，神光不足；及久患眼疾，服凉药过多，气血凝滞昏朦。服此以镇阳光、壮肾水。

干熟地酒蒸　白术土炒　白茯苓焙　人参　白芍药　甘草炙　当归身酒洗　川芎　白豆蔻取肉　黄芪蜜制　大附子炮　沉香　厚肉桂各等分

上锉剂，白水二钟、生姜一片、黑枣二枚，煎至八分，不拘时温服。

东垣清神益气汤　治因脾胃虚弱之人，误服洗肝散，或服寒凉药多，而目愈病者，宜此。

白茯苓　人参　白术制，各一钱　苍术泔水制　白芍药　升麻　防风　黄柏盐水制　广陈皮　青皮各六分　甘草炙　麦冬去心　五味子肥者打破，各五分

上锉剂，白水二钟，煎至八分，去滓，温服。

顺经汤　治室女月水停久，倒行逆上冲眼，红赤生翳。先服调气，则

---

① 六贼：谓风、寒、暑、湿、燥、火之六邪，亦作"六淫"。

血通矣。

当归身　川芎　柴胡　桃仁泡，去皮尖　香附子制　乌药　青皮　红花　广陈皮　苏木　赤芍　玄参

上锉剂，白水二钟，煎至八分，去滓，加酒一杯，食远温服；热甚，加酒炒黄连煎服。

磁石丸　治眼因患后起早，元气虚弱，目无翳膜，视物昏暗，欲成内障。

肉苁蓉刮去皱皮，酒浸一宿，焙干，一两　磁石醋煅，淬七次，杵碎，细研，水飞过，二两　菟丝子酒浸五日，曝干，另研为末，三两　巴戟去心　远智肉　熟地黄焙干　石斛各一两　桂心　辽五味　广木香　甘草炙赤色，各五钱

除磁石、菟丝子末另入，余共为细末，和匀，炼蜜为团，仍捣二三百杵，丸如梧桐子大。每服三四十丸，食前温酒送下，或青盐汤亦可。

羊肝丸　治肥人酒色太过，红筋侵目；气毒伤目、白膜伤睛者，并治。

白蒺藜炒，去刺　菊花去根叶　石决明　生地各一两　楮实子　槐角炒　五味子　黄连　当归尾各五钱　防风　荆芥穗各二钱半　甘草一钱　真川芎三钱　蕤仁去壳油净，七钱

上共为细末，用雄羊肝一具，滚水沸过，共前药捣为丸，每服五六十丸，空心薄荷汤送下。忌椒姜辛辣、烧酒等物。

物损真睛症

物损真睛症，伤之在目轮。
白黄两般病，黄急白缓行。
若然伤得重，损坏在瞳神。
纵然医得速，终必欠光明。

此症谓目被物触打，伤在风轮之急者，故曰物损真睛。有黄、白二色，黄者害速，白者害迟。若尖细之物触伤者，浅小可治。若粗①大之物，伤大而深，内损神膏者重，虽愈亦有痕迹。若触之破珠，为害已甚，纵然急治，瞳神虽在，亦难免欹侧之患。物虽尖小而伤深膏破者，亦有细细黑颗如蟹

---

① 粗：原文作"麤"，误；据文义及前"尖细之物"句，当作"粗"，盖以其与"粗"之异体"麤"形近致误。

睛而出，愈后有疤。每见耘苗之人、竹木匠辈，往往误触竹丝、木屑、苗叶。在风轮而病者，若飞流之物撞入而致破风轮者，必致清黄珠出，状若稠痰、白脂，凝在风轮，欲流不流。此是伤破神珠外边气分之精膏也，不可误认为障。若神昏者，瞳神有大小欹侧之患，久而失治，目必外凸。大凡此症，不论大小、黄白，但有流泪、赤障等病者，急而有变，珠痛头疼者尤急也。宜服：

加味四物汤　治打损眼目。

白芍药　川芎　当归身　荆芥　熟地黄　防风_{等分}

上咬咀为剂，白水二钟煎熟，去滓，再入生地黄捣汁少许，温服。

外又再以生地黄一两，杏仁二十粒，泡去皮尖，研为细末，用水调稠，绵纸摊药敷在眼上，令干。

局方黑神散

熟地黄　蒲黄　归尾　干姜_炮　赤芍药　肉桂　甘草梢_{各等分}

上为细末，量病之轻重大小，以童便、生地黄汁相和多寡调服。

经效散　治眼因撞刺生翳，疼痛无时，经久不安，复被物之所击，兼为风热所攻，转加痛楚，不能睁开见物等症。

柴胡_{一两}　犀角_{锉末，三钱}　赤芍药　当归尾　大黄_{各五钱}　连翘　甘草梢_{各二钱五分}

上为末，每服二三钱、白水二钟煎，食远服。

一绿散　治打仆伤损眼胞，赤肿疼痛。

芙蓉叶　生地黄_{各等分}

上二味共捣烂，敷眼胞上；或为末，以鸡蛋清调匀敷，亦可。

眯目飞扬症

眯目多因出路行，风吹砂土入人睛。频擦频拭风轮窍，气滞神珠膏血凝。昏昏目不爽，渐渐病生成。

此症因风吹砂土入目，频多揩擦，以致血气凝滞而为病也。初起磊涩赤脉，次复泪出，急涩渐重，结为障翳。然有轻重、赤白，亦因人之感触所致，当验形症、别经络，因其形症而治其本末也。

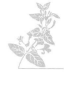

经效四法

孙真人治眯目：盐与豉置于水中浸之，视水，其物立出。

《千金》治稻麦芒入眼：以新布覆眼内，将蛴螬①从布上摩之，其芒自着布上。

《山居》：物落眼中，用新笔蘸水自出。

又方 用上好徽墨研浓点之，立出。

飞丝入目症

偶被游丝入目，皆缘没意堤防。模糊眸子泪如汤，涩急壅瘀肿胀。

那更羞明怕热，头疼珠痛难当。金蚕老鹳定珠伤，恶毒无如这样。

此症谓风飐游丝，偶然撞入目中而病痛也，即今人呼为天丝打眼。若野蚕、蜘蛛等虫之丝，其患尚迟。若金蚕、老鹳丝，当日不出，三日必珠裂破碎。今人但患客风暴热、天行赤热、痛如针刺一应火实之症，便呼天丝入目，殊不知飞丝入目，乃人自知者，但回避不及，不意中被其入也。入目之时，亦自知之。倏然而痛，胀涌难开，又非木偶人，岂有不知？今之愚人，不度理之有无，但以己意谬呼人疾，失之甚矣。

经效三法

丹溪治飞丝入眼，红肿如眯，痛涩不开，两鼻流清涕：用金墨浓磨，以新笔涂之入目中，闭②目少时，以手张开，其丝自成一块，看在眼白上，用新笔轻轻拭出则愈。如未尽，再涂，此法神效。

治飞丝入眼：用柘树浆点之，用绵裹箸头蘸水入目内，激拭涎毒。

又方 飞丝入目，以火麻子一合，捣碎，井花水调一碗浸搅，却将舌浸水中，涎抹③自出，立效。

---

① 蛴螬（qí cáo）：其状如蚕，久则能羽化而为金龟子或金龟甲。《尔雅》卷下"释虫第十五"载："蟦，蛴螬。"东晋郭璞注云："在粪土中。"明李时珍《本草纲目》卷四十一"虫之三"下"化生类"之"蛴螬"条集解云："其状如蚕而大，身短节促，足长有毛。生树根及粪土中者，外黄内黑；生旧茅屋上者，外白内黯。皆湿热之气熏蒸而化，宋齐丘所谓'燥湿相育，不母而生'是矣；久则羽化而去。"

② 闭：原作"开"，据上下文义改。

③ 抹：通"沫"。

时复症

若言时复症，岁岁至期来。

莫言无后患，终久变成灾。

此症谓目病不治，延挨忍待自愈；或治不得法，色欲有犯，触其脉络，遂致深入；又不急治，致邪正击搏，不得发越。蕴积日久，至其时日，则如花如潮，及期而发，过期而又愈。久而不治及因激发者，遂成其害。未发，问其所发之时，别其病本在何经络；既发者，当验其形色经络，以别何部分、别症候施治。

或发于春，宜服：

洗肝散 治风毒上攻，暴作目肿，痛涩难开，眵泪不绝。

当归尾酒洗 川芎 苏薄荷 甘草减半 生地黄 羌活 炒栀仁 大黄制

龙胆草 防风各等分

上为细末，每服三钱，白滚汤送下。

发于夏，宜服：

洗心汤 治心经烦热，目眦赤涩。

黄连 生地黄各一钱半 木通 炒栀仁各一钱 甘草二分 当归尾 菊花各

一钱二分

上锉剂，白水二钟，煎至八分，去滓，温服。

发于秋，宜服：

泻肺汤 治暴赤、客热外障，白睛肿胀。

川羌活 玄参 黄芩各一钱半 桔梗 地骨皮 大黄 芒硝各一钱

上锉剂，白水二钟，煎至八分，去滓，食远服。

发于冬，宜服：

六味地黄汤 治肾水不能制火者。

熟地黄 山茱萸去核 山药 泽泻 白茯苓 牡丹皮各等分

上锉剂，白水二钟，煎至八分，去滓，温服。

以上四时，虽定四方，不必拘执，仍须视其时症，诊其脏腑相克，然后加减更变施治可也。

通明散 治气眼。凡人之目必患后伤其经络，喜怒哀乐之情多有伤于心肺，发作不时，此乃气轮受病之故。

升麻　炒栀仁各一两半　细辛　川芎　白芷　草决明　防风　白及　白敛　夏枯草　羌活各一两　蝉蜕去头足　乌梅皮　五倍子各五钱　甘草二钱

上为细末，每服三钱、白水一钟半、淡竹叶七片同煎，食后温服。

肿痛、赤脉从上而下、太阳病者，服：

东垣羌活除翳汤　治太阳寒水，翳膜遮睛，不能视物。

麻黄根五分　薄荷四分　生地黄酒洗，七分　川芎　当归身各六分　黄柏酒制，八分　荆芥穗煎成方入　藁本各一钱　川羌活一钱五分　防风一钱　北细辛二分　知母酒制，八分　川花椒去目，五分

上锉剂，白水二钟，煎至八分，加荆芥穗再煎，去滓，食远稍热服。忌酒、辛热、湿面等物。

肿痛、赤脉从下而上、阳明病者，服：

明目流气饮　治月经不足，内受风热上攻，眼目昏暗、视物不明、常见黑花、当风多泪、怕热羞明、堆眵赤肿、隐涩难开，或生障翳、倒睫拳毛、眼眩赤烂，及妇人血风眼，及时行暴赤肿眼、眼胞紫黑应作眼病，并宜服之。

苍术米泔水浸一宿，土炒，二钱　细辛　牛蒡子炒　大黄煨　川芎　防风　白蒺藜炒，去刺　栀仁炒　黄芩　菊花　蔓荆子　甘草炙　木贼　玄参各七分　草决明炒，一钱

上锉剂，白水二钟，加酒一小杯，煎至八分，去滓，临睡温服。

肿痛、赤脉从外走内、少阳病者，服：

神仙退云丸　治一切翳膜、内外等障、昏无光者。

荆芥穗　蛇蜕　密蒙花各二钱，此三味同甘草焙干，拣去甘草不用　川芎　当归身各一两半　枳实　苏薄荷不见火　犀角锉末，酒蒸　川楝子　蝉蜕去头足，洗家菊花各五钱　生地酒洗，焙干　白蒺藜炒，去刺　羌活　地骨皮炒，各三钱　蕤仁生用，六钱　木贼草去节，二两，童便浸一宿，焙干

上为细末，炼蜜为丸，每一两重分作十丸，米泔汤调服，日进二三丸，俱食后服；妇人用当归汤化下，有气者广木香汤化下。佐使在人，消息活变。

天王补心丹　治心血不足、神志不宁、津液枯竭、健忘怔忡、大便不

利、口舌生疮、不眠、致目疾久而不愈等症。能清三焦，化痰涎，去烦热，除惊悸，疗咽干，养育心神。

当归身酒洗　天冬去心　柏子仁炒　麦冬去心　酸枣仁炒，各二两　丹参微炒　拣人参去芦　玄参微炒　白茯苓　远志去心，炒　辽五味烘干　桔梗各五钱　生地黄酒洗，四两　辰砂五钱，研细为衣

上为细末，炼蜜为丸，如梧桐子大，空心每服三钱，白滚汤送下，或龙眼汤，俱佳。

忌胡荽、大蒜、萝卜、鱼腥、烧酒。

心者，神明之官也。忧愁思虑则伤心，神明受伤则主不明，而十二官[①]危，故健忘怔忡。心主血，血燥则津枯，故大便不利。舌为心之外候，心火炎上，故口舌生疮。是丸以生地为君者，取其下入足少阴，以滋水主；水盛可以伏火，况地黄为血分要药，又能入手少阴也。枣仁、远志、柏仁，养心神者也；当归、丹参、玄参，生心血者也。二冬助其津液，五味收其耗散，参、苓补其气虚。以桔梗为使者，欲载诸药入心，不使之速下也。如目病日久不瘥，以致虚甚，可间服后加味地黄丸并进。

加味六味地黄丸　滋阴固精明目，不寒不热平和之剂，久服延年。

干生地酒制，八两　茯苓乳蒸，晒干　山萸肉酒洗，焙干　山药各四两　牡丹皮酒洗，炒　泽泻各三两　枸杞子焙干　菊花各六两　辽五味焙，二两半　蒺藜炒，去刺，五两

除地黄膏另入，余为细末，炼蜜为丸，如桐子大，每服三四钱，空心淡盐汤送下。虚甚者，地黄丸内再加紫河车一具，酒洗极净，瓷罐内酒水煮烂，捣如泥，或焙干为末入丸，临晚睡服天王补心丹。

二方朝夕并服，久久自效。今之治目多补肾，不知补心。然心者，君火也。

---

① 十二官：谓人之六脏六腑，心为君主之官、肺为相傅之官、肝为将军之官、胆为中正之官、膻中为臣使之官、脾胃为仓廪之官、大肠为传道之官、小肠为受盛之官、三焦为决渎之官、膀胱为州都之官，详参《素问·灵兰秘典论》。明代张介宾《类经图翼·经络一》之"手厥阴心包络图注"按云："《灵兰秘典论》有十二官，独少心包一官，而多'膻中者，臣使之官，喜乐出焉'一节。今考心包脏居膈上，经始胸中，正值膻中之所，位居相火，代君行事，实臣使也。此一官者，其即此经之谓欤？"膻（dàn）中，或即六脏之心包络。

眼科针灸要穴图像

正头风及脑痛

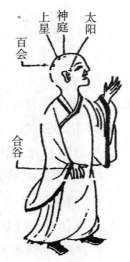

  此症针后，或一二日再发，如前痛甚。盖头为诸阳所会，宜先补后泻，又宜泻多补少。或错补泻，再发愈重，当再针百会、合谷、上星三穴，泻之无不效也。初发，宜刺上星、太阳。

  正头痛，旦发夕死，夕发旦死，医用心刺疗，如不然，难治也。端的正头风，十死之症，又名肾厥头痛。

口眼㖞斜

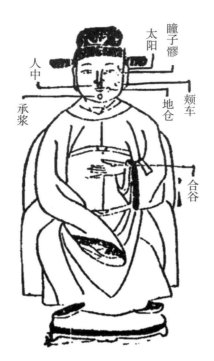

此症皆因醉后睡卧当风，串入经络，痰饮灌注，或因怒气伤肝，房事不节。宜先刺颊车、合谷、地仓、人中；如不愈，再刺地仓、合谷、承浆、瞳子髎。

头顶痛

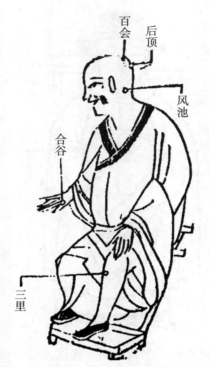

　　此症乃阴阳不分，风邪串入脑户，故刺不效。先取其痰，后去其风，自然效也。宜先刺百会、后顶、合谷；不效，再刺风池、合谷、三里。

头风目眩

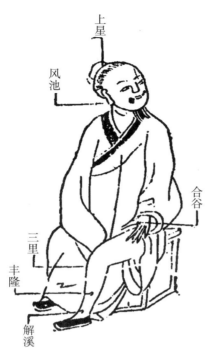

此症多因醉饱行房，未避风寒而卧，贼风[①]入于经络。宜刺解溪、合谷、丰隆；再发，后刺风池、上星、三里。

---

① 贼风：谓四时不正之气，以其乘虚而窃伤人体，故称之以"贼"。《素问·上古天真论》云："夫上古圣人之教下也，皆谓之'虚邪贼风，避之有时'。"唐启玄子王冰注云："邪乘虚入，是谓虚邪；窃害中和，谓之贼风。"《灵枢·贼风》云："夫子言贼风邪气之伤人也，令人病焉。"明张介宾《类经》卷十五"疾病类"之"贼风鬼神三十三"条注云："贼者伤害之名，凡四时不正之气，皆谓之贼风邪气。"又《灵枢》卷二十三"岁露论第七十九"："贼风邪气之中人也，不得其时，然必因其开也。"《类经》卷二十八"运气类"之"贼风邪气乘虚伤人三十六"条注云："凡四时乖戾不正之气，是为贼风邪气。"

外障眼

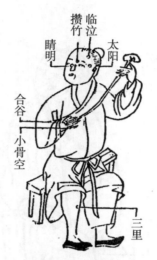

　　此乃头风灌注瞳仁，血气涌溢，上盛下虚，故得此疾。宜刺太阳、睛明、合谷、小骨空；不效，再刺临泣、攒竹、三里。

眼生翳膜

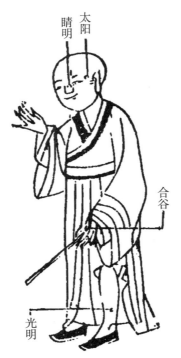

太阳
睛明
合谷
光明

　　此症受病既深，未可一时便能针愈。先刺睛明、合谷；不效，须是三次针之，方可如法再刺太阳、光明。

迎风冷泪

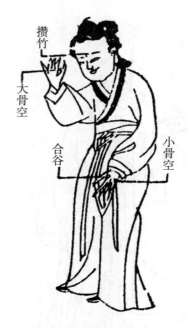

攒竹

大骨空

合谷

小骨空

此症乃醉后当风，或暴赤眼痛、不忌房事、恣食热物。妇人多因产后当风，坐视贼风串入眼中；或行经与男子交感，秽气冲于头目，故成此疾。宜刺攒竹、合谷、大骨空、小骨空；如未愈全，再刺小骨空。

暴赤肿痛眼

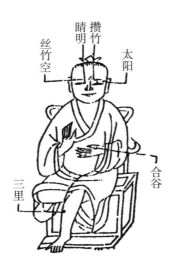

此症乃时气所作、血气壅滞、当风睡卧、饥饱劳役。宜先刺合谷、三里、太阳、睛明；不效，后再刺攒竹、太阳、丝竹空。

红肿涩烂沿眼

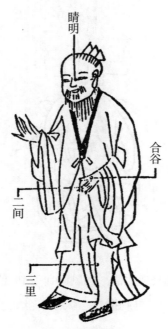

　　此症乃醉饱行房，气血凝滞；用手揩摸，贼风串入，故有此症。宜先刺合谷、二间；不效，再刺睛明、三里。

内障眼

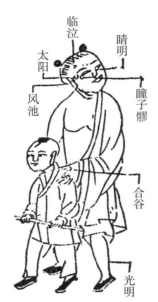

临泣

睛明

太阳

瞳子髎

风池

合谷

光明

　　此症乃怒气伤肝，血不就舍；肾水枯竭，血气耗散。初病不谨，恣贪房事，用心过多，故得难治。先宜刺临泣、睛明、合谷、瞳子髎；如不效，刺光明、风池。

羞明怕日眼

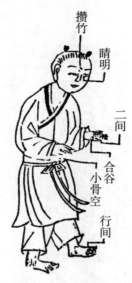

　　此症乃暴痛，在路迎风串入眼中，血不就舍，肝不藏血，观灯则泪出，见日则酸涩，痛疼难开。宜刺攒竹、合谷、小骨空、二间；不愈，再刺睛明、行间。

偏正头风

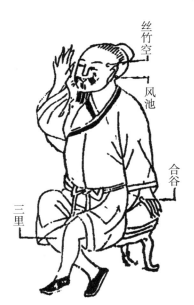

此症乃痰饮停滞胸膈、贼风串入脑户。偏正头风，发来连半边皮肉疼痛，或手足沉冷，久而不治，变为瘫患。亦分阴阳针之，或针力未到，故不效也。此症宜先针风池、合谷、丝竹空，后可针三里，泻之以去其风；针后穴、前穴、丝竹空、鞋带。

红肿疼痛眼

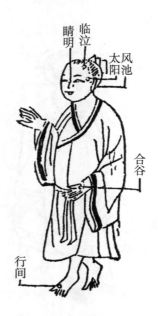

　　此症因伤寒未解，却有房事，上盛下虚，气血壅上；或头风不早治，则血灌瞳仁；或暴赤肿痛；或怒气伤肝，房事伤肾、脾胃二经，饮食不节，饥饱醉劳，皆有此症。心火炎上，故不散。及妇人产后，怒气伤肝，产期未满，非一时可疗，渐而为之，无不效也。宜先刺睛明、临泣、合谷；不愈，再刺风池、太阳、行间。

　　百会　一名三阳五会，一名颠上，一名天满。在前顶后一寸五分顶中央、旋毛心，容豆许，直两耳尖上对是穴。督脉、足太阳之会，手足少阳、足厥阴俱会于此。刺二分，灸五壮。《甲乙经》曰："刺三分，灸三壮。"一曰："灸头顶不得过七七壮。"

　　主治头风、头痛。

　　合谷　一名虎口。在手大指、次指岐骨间陷中。手阳明所过为原。刺三分，留六呼①，灸三壮。

　　主治偏正头痛、面肿目翳。《神农经》云："治鼻衄，目痛不明。"《席弘赋》云："睛明治眼若未效，合谷光明不可缺。"《千金十一穴》云："曲池兼

四库全书中医眼科证方药类注（下）

---

　①　呼：谓以呼吸定时长；一呼一吸谓之一息，此则偏言呼，以一呼为一息。

合谷，可彻头痛。"《马丹阳天星十二穴》云："疗头疼并面肿，体热身汗出，目暗视茫然。"

上星　一名神堂。在鼻直上，入发际一寸陷者中，可容豆。刺三分，留六呼，灸五壮。一云："宜三棱针出血，以泻诸阳热气。"

主治头风、头痛、鼻塞、目眩、睛痛不能远视。三棱针刺之，即宜泄诸阳热气，无令上冲头目。

神庭　直鼻上，入发际五分。发高者，发际是穴；发低者，加二三分。督脉、足太阳、阳明之会。灸三壮，禁刺，刺之令人颠狂、目失明。一曰："灸七壮，至三七壮止。"

主治发狂、登高妄走、风痫、癫疾、角弓反张、目上视、不识人、头风、鼻渊、流涕不止、头痛、目泪、烦满、喘渴、惊悸不得安寝。

瞳子髎①　一名太阳，一名前关。在目外，去眦五分。手太阳、手足少阳三脉之会。刺三分。灸三壮。

主治头痛、目痒、外眦赤痛、翳膜、青盲、远视䀮䀮、泪出多眵。

颊车　一名机关，一名曲牙。在耳下曲颊端近前陷中，侧卧开口取之。刺三分，灸三壮。一曰："灸七壮，至七七壮，炷如小麦。"

主治中风、牙关不开、失音不语、口眼㖞斜、颊肿牙痛不可嚼物、颈强不得回顾。凡口眼㖞斜者，㖞则左泻右补，斜则左补右泻。《玉龙赋》云："兼地仓，疗口㖞。"

地仓　一名会维。夹口吻旁四分外，如近，下微有动脉。若久患风，其脉亦有不动者。手足阳明、任脉、阳跷之会。刺三分，留五呼，灸七壮或二七壮，重者七七壮。病左治右，病右治左。艾炷宜小如粗钗脚，若过大，口反㖞，却灸承浆，即愈。

主治偏风、口眼㖞斜、牙关不开、齿痛颊肿、目不得闭、失音不语、饮食不收、水浆漏落、眼睏动、远视䀮䀮、昏夜无见。

后顶　一名交冲。在百会后一寸五分枕骨上。刺二分，灸五壮。

主治颈项强急、额颅上痛、偏头痛、恶风、目眩不明。

临泣　在目上，直入发际五分陷中，正睛取之。足太阳、少阳、阳维

---

① 髎（liáo）：谓骨空下陷处，其间多穴位，故为穴位之常名。

三脉之会。刺三分，留七呼。

主治鼻塞，目眩、生翳、多眵、流冷泪眼目诸疾，惊痫反视。《百证赋》云："兼头维，可治目中出泪。"

足三里 即下陵，出《本输篇》。在膝下三寸胻[1]骨外廉[2]大筋内宛宛中，坐而坚膝，低跗[3]取之，极重按之，则跗上动脉止矣。足阳明所入为合。刺五分，留六呼，灸三壮。《千金》云："灸二百壮至五百壮。"一云："小儿忌灸三里，三十外方可灸，不尔则生疾。"秋月不宜出血，恐下虚。

主治泻胃中脘热，与气冲、巨虚、上下廉同。秦承祖曰："膝胻酸痛目不明。"《外台·明堂》云："人年三十已外，若不灸三里，令上气冲目，使眼无光，盖以三里能下气也。"

风池 在耳后颞颥后脑空下，发际陷中，按之引耳。一云："耳后陷中，后发际大筋外廉。"足少阳、阳维之会。刺四分，灸三壮、七壮，炷不用大。

主治中风，偏正头痛，颈项如拔、痛不得回，目眩、赤痛泪出。《通玄赋》云："头晕目眩觅风池。"

丝竹空 一名目髎。在眉后陷中。《甲乙经》曰："足少阳脉气所发。"刺三分，留三呼，禁灸，灸不幸，令人目小及盲。

主治头痛、目赤、目眩、视物䀮䀮、拳毛倒睫、风痫戴眼、发狂吐涎沫、偏正头风。《通玄赋》云："治偏头难忍，一传主眼赤痛，针一分出血。"

人中 一名水沟。在鼻下人中陷中。督脉、手足阳明之会。刺三分，留六呼，得气即泻，灸二壮至七壮，炷如小麦，然灸不及针。

主治中风口噤、牙关不开、口眼㖞斜。

承浆 一名天池，一名悬浆。在颐前下唇棱下陷中。足阳明、任脉之会。刺三分，留五呼，灸三壮，日可七壮，至七七壮止，其血脉即通，其

---

① 胻（héng）：小腿近膝处，亦以泛称小腿。东汉许慎《说文解字》四下"月"部"胫"条："胻也。"又下"胻"条："胫耑。"清段玉裁注云："胫下踝上曰胻。胫之言茎也，如茎之载物。"又注："耑，犹头也。胫近膝者曰胻。"耑，通"端"。（段玉裁《说文解字注》，上海古籍出版社1981年影印版，第170页）

② 廉：犹言侧也。东汉许慎《说文解字》九下"广"部"廉"条："仄也。"又"厂"部"仄"条："侧倾也。"清段玉裁注"仄"字云："古与侧、昃相假借。"仄，谓侧也。（段玉裁《说文解字注》，上海古籍出版社1981年影印版，第447页）

③ 跗（fū）：此言人之足。

风应时立愈。艾炷不必大，但令当脉，即能愈疾。

主治偏风、半身不遂、口眼歪斜、口禁不开。一云："疗偏风、口㖞、面肿。"

迎香 一名冲阳。在禾髎上一寸，鼻孔旁五分。手、足阳明之会。刺三分，禁灸。

主治鼻塞不闻香臭、喘息不利、偏风，口眼㖞斜，浮肿风动、满面作痒，状如虫行。《玉龙赋》云：能消眼热之红。

客主人 一名上关。在耳前起骨上廉，门口有空，张口取之。手足少阳、足阳明三脉之会。《本输篇》曰："刺之则呿^①不能欠者，即此穴。"刺一分，留七呼，灸三壮。《甲乙经》曰："刺上关不得深，下关不得久。"

主治口眼㖞斜、耳聋、耳鸣、聤耳^②、目眩、齿痛、瘈疭。

角孙 在耳廓中间，上发际下，开口有空。手太阳、手足少阳三脉之会。《甲乙经》曰："主治三阳寒热之病。"又曰："足太阳有入耳偏齿者，名曰角孙。"则足太阳脉亦会于此。刺三分，灸三壮。

主治目生翳、齿龈肿不能嚼、唇吻燥、颈项强。

光明 在外踝上五寸。足少阳络，别走厥阴。刺六分，留七呼，灸五壮。

主治热病。《席弘赋》云："睛明治眼未效时，合谷光明不可缺。"《标幽赋》云："兼地五会，治眼痒痛。"

地五会 在足小指、次指本节后陷中，去侠溪一寸。刺一分，禁灸。

主治：《标幽赋》云"兼光明，治眼痒痛"。

解溪 一名鞋带。在冲阳后一寸五分，足腕上系鞋带处陷中；一曰"在足大指，大指直上跗上陷者腕腕中"，《刺疟论》注曰"在冲阳后三寸半"，《气穴论》注曰"二寸半"，《甲乙经》曰"一寸半"。足阳明所行为

---

① 呿（qū）：口张开状。《素问·宝命全形论》云："呿吟至微，秋毫在目。"唐启玄子王冰注云："呿，谓呿欠。"明张介宾《类经》卷十九"针刺类"之"宝命全行必先治神五虚勿近五实勿远九"条注云："呿，开口而欠也。"《宋本玉篇》上卷五"口部第五十六"之"呿"条："张口貌。"（南朝梁顾野王撰、唐孙强增、宋陈彭年等重修《大广益会玉篇》，中国书店1983年影印版，第104页）

② 聤（tíng）耳：谓耳内流脓。清程云来《圣济总录纂要》卷十八"耳病门"之"聤耳"条："论曰，肾气通耳。耳者肾之候，若其经为风邪乘，毒气蕴结于耳中，以至脓汁俱出，妨闷疼痛，谓之聤耳。"（《圣济总录纂要》曹炳章辑《中国医学大成》第50册，上海科学技术出版社1990年版，卷十八第26页）

经。刺五分，留五呼，灸三壮。

主治风气面浮、头痛、目眩生翳。《神农经》云："治腹胀、脚腕痛、目眩、头痛，可灸七壮。"

丰隆 在外踝上八寸下廉，胻骨外廉陷中。阳明络别走太阴。刺三分，灸三壮。

主治头痛、面肿、气通颠狂、见鬼、好笑。《百证赋》云："兼强间治头痛难禁。"

攒竹 一名始光，一名员柱，一名夜光，一名光明。在两眉头梢穴宛宛中。刺一分，留五呼，不宜灸。《甲乙经》云："明堂用细三棱针刺之，宜泄热气，眼目大明，宜刺三分，出血。"

主治目视䀮䀮、泪出、目眩、瞳子痒、眼中赤痛，及腮睑瞤动、不卧。《玉龙赋》云："兼头维，治目疼头痛。"《百证赋》云："兼三间，可治目中翳膜。"《通玄赋》云："脑昏目赤泻此。"

印堂 在两眉中间。《神农针经》云："治小儿急、慢惊风，可灸三壮，艾炷如小麦。"《玉龙赋》云："善治惊搐。"

睛明 一名泪孔。在目内眦，《明堂》云"内眦头外一分宛中"。《气府论》注曰："手足太阳、足阳明、阴跷、阳跷五脉之会。"刺一分半，留六呼；《甲乙经》曰"刺六分"，一曰"禁灸"。

主治目痛视不明、见风泪出、胬肉攀睛、白翳、眦痒、疳眼、头痛、目眩。凡治雀目者，可久留针，然后速出之。《席弘赋》云："治眼若未效，并合谷、光明不可缺。"《百证赋》云："兼行间，可治雀目。"

巨髎 夹鼻孔八分，直瞳子。阳跷、足阳明之会。由此入上齿中，后出循地仓。刺三分，灸七壮。

主治瘈疭、唇颊肿痛、口㖞目痉、青盲无见、远视䀮䀮、面风、鼻頔[①]肿、脚气、膝胫肿痛。

大骨空 在手大指前二节前尖上，屈指当骨节中。灸二七壮，禁针。

主治黄疸、腹痛及吐泻。

小骨空 在手小指第二节前尖上，屈指当骨节中。灸二七壮，禁针。

---

① 頔（zhuō）：谓两目之下、鼻与颧骨之间者。明张介宾《类经图翼》卷三"经络一"下"周身骨部名目"之"頔"条："音拙，目下为頔。"

主治迎风冷泪、风眼烂眩等症。以上大、小骨空二穴，宜口吹火灭。

后溪 在手小指末节后外侧横纹尖上以中节，手俯拳取之，一云"在手腕前外侧，拳尖起骨下陷中"。手太阳所注为腧。刺一分，留二呼，灸一壮，一云"三壮"。

主治目翳、鼻衄、耳聋。《通玄赋》云："治头项立安。"《捷法》云："肺与三焦热病、肾虚、头痛、肝厥、头晕，及头目昏沉、偏正头风疼痛、两额颅眉角疼痛、太阳痛、头项拘急、痛引肩背、醉后头风、呕吐不止、恶闻人言、眼赤痛、冲风泪下不已。"

行间 在足大指间动脉应手陷中，一云："在足大指、次指歧骨间，上下有筋，前后有小骨尖，其穴正居陷中，有动脉应手。"足厥阴所溜为荥^①。刺三分，留十呼，灸三壮。

主治中风口㖞、四逆、嗌^②干烦渴、瞑不欲视、目中泪出。《百证赋》云："兼睛明，可治雀目、汗气。"

二间 一名间谷。在食指末节前内侧陷中。手阳明所溜为荥。刺三分，留六呼，灸五壮。

主治目黄口干、口眼㖞斜。《通玄赋》云："治目昏不见。"

毫针式

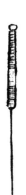

尖如蚊虫嘴，取法于毫毛，长一寸六分，治寒凝通痹在络。

---

① 荥：原作"禁"，据文义及下"手阳明所溜为荥"条改，以荥穴为五腧穴故也。《灵枢·九针十二原》云："五脏五腧，五五二十五腧。六腑六腧，六六三十六腧。经脉十二，络脉十五，凡二十七气以上下；所出为井，所溜为荥，所注为腧，所行为经，所以为合，二十七气所行皆在五腧也。"以，或作"入"。

② 嗌（yì）：咽喉也。东汉许慎《说文解字》二上"口"部"嗌"条："咽也。"又："籀文嗌，上象口，下象颈脉理也。"按籀文象形之义，嗌位在口、颈之间，扼咽喉之要，故其为名词则曰咽。

或问曰："睛明、迎香、承泣、丝竹空等穴皆禁灸，何也？"曰："穴近目，目畏火，故禁灸也。以是推之，则知睛明不可灸矣。"凡灸头面之艾炷，宜小麦大，不宜多灸，盖头面为诸阳之首故也；若四肢，炷稍大；背腹，则又大，不妨多灸。四肢多灸则枯细。瘦人，春夏之月刺宜浅；肥人，秋冬之月刺宜深。此行针灸之大法也。

古人灸艾，住火便用洗法，以赤皮葱、薄荷叶煎汤，温洗疮周围，约一时久，令驱逐风散于疮口出，更令经脉往来不涩，自然疾愈。若灸火退痂后，用东南桃枝青嫩皮煎汤温洗，能护疮中诸风；若疮内黑烂，加胡荽煎洗；若疼不可忍，加黄连煎洗，神效。

古人贴灸疮不用膏药，要得脓水出多而疾除。《资生》云："春用柳絮，夏用竹膜，秋用新绵，冬用兔腹下白细毛或猫腹细毛。"今人多以膏药贴之，日两三易，欲其速愈，此非治疾之本意也。但今贴膏药意在避风，亦取其便，惟久久贴之可也。

附：前贤治目医案补遗诸方

十全大补汤　治诸虚百损，荣卫[1]不和，形体羸瘦，面色萎黄，脚膝酸疼，腰脊倦痛，头眩耳重，口苦舌赤，骨热内烦，心松多汗，饮食进退，寒热往来，喘嗽吐衄，遗精失血，妇人崩漏、经候不调。凡病后不爽及忧虑伤动血气，此药平补有效。

白茯苓　白术_{土炒}　肉桂_{去粗皮}　川芎　当归身　人参　黄芪_{蜜制}　白芍熟地黄　甘草_{炙，各等分}

上锉剂，水二钟、生姜三片、黑枣一枚，煎至八分，去滓，温服，不拘时候。

按经曰："气主煦之，血主濡之。"故用人参、白术、黄芪、茯苓、甘草甘温之品以补气，气盛则能充实于肌肉矣；用当归、川芎、芍药、地黄、肉桂味厚之品以补血，血生则能润泽其枯矣。

七宣丸　治风气结聚，宿食不消，兼砂石、皮毛在腹中，及积年腰脚

① 卫：原作"胃"，据文义改。

疼痛，冷如冰石，脚气冲心，烦愤闷乱，头旋暗倒，肩背重痛，心腹胀闷，胸膈闭塞，风毒肿气，连及头面，大便或秘，小便时涩，脾胃气痞，不能饮食，脚气转筋，掣痛挛急，心神恍惚，睡卧不安等疾。

锦纹大黄_{面裹煨，十五两} 甘草_{炙，二两} 柴胡_{去苗，洗} 诃黎勒皮 枳实_焙 木香_{各五两} 桃仁_{泡去皮尖，焙干，六两}

上为细末，炼蜜为丸，如梧桐子大，每服二三十丸，食速临卧米饮送下，渐增至四五十丸，取宣利为度，觉病势渐愈则止服。不问男女老少，并宜服之，量虚实增减。

神功丸 治三焦气壅、心腹痞闷、大脚风热、大便不通、腰腿疼痛、肩背重痛、头昏面热、口苦咽干、心胸烦躁、睡卧不安，及治脚气并素有风入、大便结燥。

火麻仁_{另捣如膏} 人参_{去芦，各二两} 锦纹大黄_{面裹煨} 诃黎勒_{取干皮，各四两}

上为细末，另入麻仁膏擦匀，加炼蜜为丸，如梧桐子大。每服二三十丸，滚白汤或温酒、米饮皆可送下，食卧时服。如大便不通，可倍丸数，以通利为度。

小柴胡汤 治伤寒温热病，身热恶风，头项强急，胸[1]满胁通，呕哕烦渴，寒热往来，身面皆黄，小便不利，大便秘涩，或过经不解[2]，或潮热不除，及瘥后劳复，发热疼痛；妇人伤风头痛烦热，经血适断，寒热如疟、发作有时，及产后伤风，并宜服之。

柴胡_{去芦，半斤} 人参_{去芦} 甘草_炙 黄芩_{各三两} 半夏_{汤泡七次，焙干，二两五钱}

上锉剂，或为粗末，每服三五钱、水二钟、生姜三片、枣一枚去核，同煎七分，去滓，温服，不拘时候。小儿分作二服，量其大小多寡。

按邪在表则恶寒，邪在里则发热，邪在半表半里则恶寒且热，故令寒热往来。少阳之脉行于两胁，故令胁痛。其经属于胆，胆汁上溢，故口苦。

---

① 胸：原作"胁"，据文义改，盖以形近致误。
② 过经不解：谓伤寒传遍六经已尽至七日当愈而不愈者。伤寒一候七日，有过传经后一候不愈者，有二候不愈者，皆为过经不解。清喻嘉言《尚论篇》卷四"过经不解"条云："过经不解者，由七八日已后，至十三日已后，病过一候、二候犹不痊者也。"（《尚论篇》，学苑出版社2009年版，第196页）又按云："伤寒证以七日为一候，其有二候、三候不解者，病邪多在三阳经留恋，不但七日传之不尽，即十日、十三日、二十余日，尚有传之不尽者。"（第198-199页）

胆者肝之腑，在五行为木，有垂枝之象，故脉弦。柴胡性辛温，辛者金之
味，故用之以平木；温者春之气，故用之以入少阳。黄芩质枯而味苦，枯
则能浮，苦则降，君以柴胡则入少阳矣。然邪之伤人，常乘其虚，用人参、
甘草者，欲中气不虚，邪不得复传入里耳，是以中气不虚之人，虽有柴胡
证，而人参在可去也。邪初入表里，气逆而烦呕，故用半夏之辛以除呕逆；
半表半里，则荣卫争，故用姜、枣之辛甘以和荣卫。

二陈汤 治痰饮为患，或呕吐恶心，或头眩心悸，或中腕①不快，或发
热发寒，或因食生冷、脾胃不和。

半夏<small>汤泡洗七次，姜汁炒</small> 广陈皮<small>汤泡去白，各一钱半</small> 甘草<small>炙，七分</small> 白茯苓
<small>一钱</small>

上锉剂，水二钟、生姜三片、乌梅一个，同煎至六分，去滓，不拘时
温服。

按水谷入胃，无非湿也。脾土旺则能运化水谷，上归于肺，下达膀胱，
无湿气之可留也。惟夫脾弱不能制湿，则积而为痰饮。半夏之辛能燥湿，
茯苓之淡能渗湿，甘草之甘能健脾，陈皮之辛能利气。脾健则足以制湿，
气利则积饮能行。东南之人多有湿饮之痰，故丹溪恒主之，其曰加升提之
剂者，亦清气升而浊气自降之谓。

按此汤乃治一身之痰，都管之要药也。欲下行，加引下药黄柏、木通、
防己之类；欲上行，加引上药升麻、柴胡、防风之类。又曰：二陈加升降
之药，能使大便润而小便长。

温白丸 治心腹积聚久癥②，癖块大如杯碗，黄疸，宿食朝起呕吐，肢
满上气，时时腹胀，心下坚结，上乘抢心，傍攻两胁，十种水病，八种痞
塞，翻胃吐道，饮食噎塞，五种淋痰，九种心痛，积年食不消化，或疟痰
连年不瘥；及疗一切诸风，身体顽痹，不知痛痒，或半身不遂，或眉发堕

落；及疗七十二种风、三十六种遁尸^①、痊忤^②及癫痫，或妇人诸疾，断绪^③不生，带下淋沥，五邪烦心，愁忧思虑，意思不乐，饮食无味，月水不调，及腹中一切诸气，有似怀孕，积年屡月，羸瘦困弊，或歌或哭，如鬼所使，俱服此药，无不除愈。

川乌头炮去皮脐，二两五钱　紫菀去苗土叶　柴胡去芦头　石菖蒲　厚朴去皮，姜制　桔梗　皂角去皮子，炒　吴茱萸用汤洗，炒　干姜炮　黄连　人参　白茯苓　肉桂去粗皮　巴豆去心皮膜，出油炒，另研　蜀花椒去目及闭口者，微炒去汗，各五钱

上为细末，另入巴豆拌匀，炼蜜为丸，如梧桐子大。每服三丸，姜汤送下，食后临卧服；渐加至五丸、七丸，通利则止，再缩减回服。

川芎茶调散　治男妇小儿诸风上攻，头目昏重、偏正头蠕疼痛、鼻塞声重、伤风壮热、肢体烦疼、肌肉风动、膈热痰盛、妇人血风攻注、太阳穴疼，但是感风者，悉皆治之。

苏薄荷去梗取叶，不见火，八两　防风三两　白芷　川羌活　甘草炙，各二两　细辛去芦，八钱　川芎　荆芥穗各四两

上为细末，每服二钱，食后茶清调下，或姜、葱煎服亦可。一方加菊花、僵蚕、蝉蜕，名曰菊花茶调散，常服清头目。

四物汤　能调益荣卫，滋养气血。治冲任虚损，月水不调，脐腹疼痛；

---

① 遁尸：谓人自有之三尸六虫停聚肌肉血脉而接引外邪所致之病症。隋巢元方《巢氏诸病源候总论》卷二十三"尸病诸候"之"遁尸候"条："遁尸者，言其停遁在人肌肉血脉之间，若卒有犯触，即发动，亦令人心腹胀满刺痛，气息喘急，旁攻两胁，上冲心胸，瘥后复发，停遁不消，故谓之遁尸也。"（《巢氏诸病源候总论》，曹炳章辑《中国医学大成》第41册，上海科学技术出版社1990年版，卷二十三第8页）

② 痊忤：谓人误触鬼邪之气所致病症，亦作"注忤"。痊，通"注"，谓病邪流转而停著。隋巢元方《巢氏诸病源候总论》卷二十四"注病诸候"之"诸注候"条："凡注之言住也，谓邪气居住人身内，故名为注。"（《巢氏诸病源候总论》，曹炳章辑《中国医学大成》第41册，上海科学技术出版社1990年版，卷二十四第1页）又"注忤候"条："注者住也，言其病连滞停住，死又注易傍人也。忤者犯也，人有卒然心腹急痛，乃至顿闷，谓之客忤。是触犯鬼邪之毒气，当时疗治虽歇，余毒不尽，留住身体，随血气而行，发则四肢肌肉淫跃，或五内刺痛，时休时作，其变动无常。是因犯忤得之成注，故名为注忤。"（卷二十四第8页）

③ 绪：原文作"缩"，据文义改。宋王怀隐《太平圣惠方》卷七十"治妇人子脏虚冷久无子诸方"条有"产后断绪无子多时""妇人久无子断绪者"等句，则断绪谓妇人后天夹疾而无子，非先天所有之病，合后"不生"义。

崩中漏下，血瘕[①]块硬，发歇疼痛；妊娠腹冷，将息失宜，胎动不安，血下不止；及产后荣虚风寒内搏，恶露不下，结生瘕聚，少腹坚痛，时作寒热。

当归身_{去须酒浸，微炒} 白芍药_{酒洗} 川芎_{酒洗} 干熟地_{酒蒸，各等分}

上锉剂，白水二钟，煎至八分，去滓，温服。

按是方治血分之圣药也。用当归引血归肝经，川芎引血归肺经，芍药引血归脾经，地黄引血归肾经。惟心生血，肝纳血，脾统血，肺行血，肾藏血，男子化而为精，女子化而为月水。血，有形之物，属乎阴，故名曰四物汤。

经云："气、血，人身之二仪也。天地之道，阳常有余，阴常不足。"人与天地相似，故阴血难盛而易亏。是方也，当归、芍药、地黄，味厚者也；味厚为阴中之阴，故能生血。川芎味薄而气清，为阴中之阳，故能行血中之气。然草木无情，何以便能生血？所以谓其生血者，以当归、芍药、地黄能养五脏之阴，川芎能调荣卫中之气，五脏和而血自生耳。若曰四物便能生血，则未也。师云："血不足者，以此方调之则可。若上下失血太多，气息机微之际，则四物禁勿与之。所以然者，四物皆阴，阴者天地闭塞之令，非所以生万物者也，故曰禁勿与之。"

凉膈散 治男妇小儿脏[②]腑积热、烦躁多渴、面热头昏、唇焦咽燥、舌肿喉闭、目赤疼痛、鼻衄、颔颊结硬、口舌生疮、痰实不利、涕唾稠黏、睡卧不宁、谵语狂妄、肠胃燥涩、便溺秘结。凡一切风壅等症，并宜治之。

黄芩_{酒炒} 栀仁_{炒黑} 苏薄荷_{各三两} 连翘_{四两} 大黄_{酒炒} 甘草_炙 玄明粉_{各二两}

上为粗末，每服四钱、白水二钟，煎至八分，去滓，食远热服。

按是方，黄芩、栀子味苦而气凉，故泻火于中。连翘、薄荷味薄而气薄，故清热于上。大黄、芒硝咸寒而味厚，故诸实皆泻。用甘草者，取其性缓而恋膈也。不作汤液而作散者，取其泥膈而成功于上也。

---

① 瘕（jiǎ）：谓腹内结聚而成可移动之有形肿块。东汉许慎《说文解字》七下"疒"部"瘕"条："女病也。"清段玉裁注云："按，女字必是衍字。"又："瘕，盖腹中病。"（段玉裁《说文解字注》，上海古籍出版社1981年影印版，第350页）隋巢元方《巢氏诸病源候总论》卷十九"癥瘕病诸候"之"瘕病候"条："瘕病者，由寒温不适，饮食不消，与脏气相搏，积在腹内，结块瘕痛，随气移动是也。言其虚假不牢，故谓之为瘕也。"（《巢氏诸病源候总论》，曹炳章辑《中国医学大成》第41册，上海科学技术出版社1990年版，卷十九第10页）

② 脏：原作"不"，据文义改。

三黄丸　治三焦积热上攻，眼目赤肿，小便赤涩，大便结燥。五脏俱热、肠风、痔漏等症，并皆治之。

川黄连　黄芩　黄柏<small>俱用酒润炒，各等分</small>

上为细末，炼蜜为丸，如梧桐子大，每服三钱，空心白滚汤送下。忌煎炒、椒姜辛辣等热物。

按少火之火无物不生，壮火之火无物不耗，经曰"壮火食气"是也。故少火宜升，壮火宜降。今以三物降其三焦之壮火，则气得其生，血得其养，而三焦皆受益矣。黄芩苦而枯，故清热于上。黄连苦而实，故泻火于中。黄柏苦而润，故泻火于下。虽然，火有虚实；是丸但可以治实火。若虚者用之，则火反盛，谓降多亡阴也。丹溪曰："虚火宜补。"则虚实之辨，若天渊矣，明者当求之证焉。

一名^① **三补丸**　三补云何？以黄连、黄芩、黄柏三黄，能泻三焦之火，火泻则阴生，故曰三补。

按是方乃泻中之补，非补中之补也。若真以为补，是向痴人说梦也。程岩泉曰："人皆知补之为补，而不知泻之为补；知泻之为泻，而不知补之为泻。"真知言哉！

四季三黄泻心丸　治男妇三焦积热。上焦有热，攻冲眼目赤肿，头项疼痛，口舌生疮；中焦有热，心膈烦躁，不美饮食；下焦有热，小便赤涩，大便秘结，五脏俱热，即生瘰疬疮。及治五般痔疾、粪门肿或下鲜血、小儿积热，亦宜服之。

大黄<small>酒浸，九蒸晒，春秋三、夏一、冬五两</small>　黄连<small>酒炒，春四、夏五、秋三、冬一两</small>
黄芩<small>酒炒，春四、夏秋六、冬二两</small>

上为细末，炼蜜为丸，或用水叠为丸，亦可如梧桐子大，每服二三钱，滚白汤送下。

按味之苦者，皆能降火。黄芩味苦而质枯，黄连味苦而气燥，大黄苦寒而味厚。质枯则上浮，故能泻火于膈。气燥则就火，故能泻火于心。味厚则喜降，故能荡邪攻实。此天地亲上亲下之道，水流湿、火就燥之义也。

青州白丸子　治男妇半身不遂、手足顽麻、口眼㖞斜、痰涎壅塞，及

---

① 名：原作"各"，据文义改。

一切风、他药所不能疗者。小儿惊风、大人头风、洗头风、妇人血风，并宜服之。

天南星_{生，三两}　白附子_{二两}　半夏_{以水浸洗过，白大者用，七两}　川乌头_{去皮脐，五钱，各生用}

上为细末，以生绢袋盛，用井华水摆，未出者更以手揉令出。如有滓，更研，再入绢袋，摆净为度。放磁盆中，日晒夜露，至晓弃水，别用井华水搅，又晒。至来日早，再换新水搅。如此，春五日、夏三日、秋七日、冬十日，去水。晒干后如玉片，碎研，以糯米粉煎粥清为丸，如绿豆大。初服五丸，服至十五丸，生姜汤送下，不计时候。如瘫痪风，以温酒下二十丸，日进三服；至三日后，当有汗，便能舒展，服经三五日渐愈。如痰壅膈上，欲用吐法：

上共为细末，每服三钱，用齑汁①调服，吐痰为度。

大承气汤　治阳明胃经积热攻目，其脉沉实，睛珠疼痛、眩运、红肿生翳，累发累治。久服寒凉之剂太过，以致寒裹火邪，结热未除，积于腹内，秘结不通，治宜通泻、行大便、平实热可也。

锦纹大黄_{酒洗，炒}　芒硝_{各三钱}　厚朴_{去皮，炙}　枳实_{炙，各二钱}

上为剂，水四钟，先煮厚朴、枳实至二钟，入大黄煎二三沸，入硝煎，温服，取利为度；如未利，再投一服。

按经云："燥淫所胜，以苦下之。"大黄之苦寒，以泻实热。枳实之苦辛温，攻肠胃壅滞，润燥除热，又燥淫于内，治以苦温。厚朴之苦辛温，破腹中结燥。又曰："热淫所胜，治以咸寒。"芒硝之咸，以攻蕴热之坚痞。

白通汤　治少阴肾水客寒自利。宣通阳气，温中散寒，故用葱白通气，助干姜、附子温中散寒可也。

葱白_{四茎}　干姜_{二钱}　附子_{制过，三钱}

水二钟煎服。本方加人尿、猪胆汁苦寒，使热药不为寒气所格，乃《内经》所谓"甚者从治"之法是也。

十枣汤　治伤寒邪热，内蓄伏饮，以致头疼、心下痞满、引胁下痛、

---

① 　齑（jī）汁：谓捣姜蒜而为汁。《宋本玉篇》中卷十四"韭部第一百八十七"之"齑"条："姜蒜为之。"（南朝梁顾野王撰、唐孙强增、宋陈彭年等重修《大广益会玉篇》，中国书店1983年影印版，第283页）

干呕气逆，宜除热逐饮为当。经云"辛以散之"，故用芫花之辛以散饮；"苦以泄之"，故用甘遂、大戟之苦以泄水；大枣之甘以益脾土。

芫花_{钱半} 甘遂_{四分} 大戟_{一钱} 大枣_{六枚}

共为一剂，白水二钟，先煎大枣至八分，入前三味同煎；或共为细末，每服二钱，用商汁调服，吐痰为度。

除痰汤 治风痰涌盛者。

半夏_{制，二钱} 广陈皮_{去白} 枳实_{去瓤} 赤茯苓 甘草_炙 胆南星_{各一钱}

上锉剂，白水二钟、生姜三片，煎至八分，去滓温服。

按风痰者，湿土生痰，痰生热，热生风也。半夏、陈皮、茯苓、甘草，前之二陈汤耳；加南星以治风痰，入枳实去痰如倒壁。

《保命集》当归汤 治翳，补益瞳仁。

当归身 黄芩 赤芍药_{各一钱半} 柴胡 川黄连_{各一钱} 甘草_{六分} 熟地黄_{二钱}

上锉剂，白水二钟，煎至八分，去滓温服。

《保命集》羚羊角散 治冰翳久不去者。

羚羊角_{锉细末} 升麻 北细辛_{各等分} 甘草_{炙，减半}

上为细末，一半炼蜜为丸，每服五六十丸；用一半为散，以清水煎滚，吞丸子，食后送下。散服二钱，空心滚汤送下。

济阴地黄丸 治三阴亏损，虚火上炎[1]，致目睛散大，视物不真；或昏花涩紧，作痛畏明；或卒见非常之处等症。其功效与六味还少丹相似。

辽五味 当归 山茱萸 菊花 肉苁蓉 山药 巴戟肉 枸杞 熟地黄 麦冬_{去心，各等分}

上为细末，炼蜜为丸，如梧桐子大，每服四十丸，空心滚汤送下。

点眼药法

凡治目点眼药，必按时候，每日须过巳至午始点。盖人之阴阳，与天地同。子后一阳生，午后一阴生。正是阳主之际，火亦生焉。若点药犯之，则火势难遏。午后属阴，方宜点药。或膏或散或锭，用犀簪、骨簪。如

---

① 炎：原作"尖"，据文义改。

锭、膏，必蘸水乳磨化；如散，则干挑，俱先宜少点些微。若目受药，再略多些不妨。不可令患目者疼而怕点，即系仙丹，患者畏惧，要在医者轻手，徐徐对病投药，命患者闭目仰面，久坐不动，切戒妄想多言。轻则可点二三次，重则点三四次。每次必用簪拨净药滓，不可过点。过多点则未必爽快，恐激动其火，反复增其患矣。

秘制点眼丹药诸方

灵飞散 治目疾，清肿止泪、明目去翳、退赤定痛、收湿除烂一切等症。

炉甘石火煅通红，用童便淬，如此七次，水飞净，晒干听用，每用一两　**明朱砂**　**琥珀**　**珍珠**　**牛黄**　**真熊胆**以上俱各另研腻粉，各一钱　**灵药**二钱

上和极匀，每次用牙簪挑少许点眼，闭目片时；再点，又闭片时。待药性过，然后用簪拨去药滓，温水洗净。每日点二三次，久闭为妙。

附灵药方

水银　**黑铅**各五分　**火硝**八钱　**官硼**二钱

先将铅化开，入水银作一家，再加硝、硼研匀，入阳城罐内，盐泥封固，打火三炷香，先文后武，待冷，取出听用。

按此灵飞散所宜制也。是散也，甘石收湿除烂，灵药磨翳拨云；若砂、珀、珠末、牛黄、熊胆者，解毒清热、止泪退赤，明目之品也。凡目有此症者，俱可用。

熊胆膏 治一切火热赤眼、流泪烂眼、怕热羞明、或痛或痒等。

熊胆　**鲭胆**　**鲤胆**　**猪胆**　**羊胆**　**川蜜**等分

上将胆、蜜入银铫或铜铫中，微火熬成膏，取起用磁盒藏之，出火毒，点眼神良。

夫目症，内热则睑赤，肝热则出泣，微热则痒，热盛则肿痛。或痒或痛，皆火之故也。气热则神浊昏冒，故令昼不能视物；阳盛者喜水恶火，故目不可以近灯光，此经所谓"天明则日月不明，邪害空窍也"。五胆之苦，是以清热；用蜜之润，是以济火。且诸胆者，乃甲木之精也；蜜者，百花之精也，皆有滋润乙窍之妙焉。

宋真宗皇帝敕封琼液膏 治目一切年久难疗等病症。

熊胆　牛黄　硼砂　蕤仁去壳皮，净肉　黄连各一钱　龙脑五分　蜂蜜一两

上熊胆、牛黄、蕤仁、黄连四味，长流水二大碗，倾于砂锅之内，熬至半碗，用重绵纸滤过，去滓。入蜂蜜，再用文武火熬至紫金色，蘸起纤丝为度，不可太过不及；取出，入硼砂、龙脑，研极细末，和匀，入磁罐内封固，入土埋七日出火气。每簪脚挑少许点于目内，瞑目片时，候药过性，方开。每日点二三次，仍忌一切动风之物。

紫金锭子　治眼疾，不分远年近日，诸般翳膜、血灌瞳仁、胬肉攀睛、拳毛倒睫、积年赤瞎、暴发赤肿、白睛肿胀、沙涩难开、眊瞁①紧涩、怕日羞明、眵多热泪、烂弦风痒、视物昏花、迎烟泪出、目中溜火诸般目疾。

炉甘石煅，飞　黄丹各半斤　当归　硼砂各五钱　川黄连　朱砂各二两　白矾生用　硇砂制　白丁香　轻粉　龙齿　石蟹煅，飞　海螵蛸　熊胆　乳香　没药　白珍珠　麝香各一钱二分半　梅花片二钱，其片、麝久留，气味走泄，宜诸药合毕加入

上除硇②、麝外，余各另制为末，秤合和匀，入黄连水，杵至千万余下，自干；次，入麝香，研细罗过；又次，入片硇③，再研复罗，入后膏，搜和作锭子，阴干。

猪胰子四枚，以稻草水洗去膏膜，干净无油为度，再用布包，捣烂入药　生地黄一斤　当归四两　黄连半斤　防风　龙胆草　黄柏各二两　诃④子八枚　蕤仁去皮壳，五钱　大鹅梨八枚，取汁　冬蜜八两，另熬，待干为度

上将黄连等八味，洗净锉碎，以水浸于铜器内，春夏三、秋四、冬七日，滤去滓。复添水熬三次，取尽药力，以密绢绵纸重滤过，澄去砂土，漫⑤火煎熬。槐柳枝各四十九条，互换一顺搅，不住手，搅得此药如饴糖相类，入蜜和匀，瓷器盛放汤瓶口上，重汤蒸炮成膏，复滤净，滴入水中，沉下成珠可丸为度。待数日出火毒，再溶化，入末和匀，杵捣为丸、锭，阴干，金、银箔为衣。每以少许新汲水调化开，鸭毛蘸点眼大眦内；又可以热水泡化，作洗眼药亦可。如水冷，再暖用，日洗五六次，日点二三次，

---

① 眊瞁：犹言干燥。瞁，通"燥"。
② 硇：原文作"脑"，据上方所列药名改。
③ 硇：原文作"脑"，据上方所列药名改。
④ 诃：原文作"柯"，据文义及诸本草改。
⑤ 漫：通"慢"。

大效。

阳丹药品法制

炉甘石，眼科之要药也，选轻白者佳四两。用苏薄荷、羌活、防风、麻黄、荆芥穗、川芎、白芷、细辛发散之药各二钱，用清河水，或雪水更妙，四大碗煎至二碗，去滓。将甘石槌碎，入药水中，于瓶内煮干为度。此阴制用阳药煎水法也。

又用龙胆草、黄芩、赤芍药、大黄、生地黄、黄连、木贼草、连翘、刘寄奴、黄柏、夏枯草、当归、千里光、菊花、山枝仁苦[①]寒之药各二钱，用井水五碗，春夏浸二日，秋冬浸四日，常以手搅之，浸毕去滓，将药水分作清、浊二碗。将所煮甘石入阳城罐内，大火煅红，钳出少时，先以浊水淬；入，再煅、再淬，以水尽为度。此阳制用阴药浸水法也。

又将前阴制煎水药滓及阳制浸水药滓共合一处，浸水二碗，去滓，滤净，再澄清，将炼过甘石倾内研搅，浸露一宿，飞过，分轻、重，两处晒干。上者为轻，下者为重，各研极细收藏。轻者治轻眼，重者治重眼。此阳丹合制用药之法也。

盖甘石经火炼，本阳药也；又用发散药制度，是辛甘发散为阳之象，故以阳丹名。又用阴药为阴制者，是阳中亦有微阴之象及治火毒法也。

阴丹药品法制

铜绿黄连水煮，飞过，阴干，一钱五分　青盐块白水洗　乳香各三分　硇砂甘草水洗，六分　蜜陀僧飞过，二分　没药三分五厘

又将前制阳丹炉甘石一两，共七味，俱研极细，勿令犯火，所以为阴药也。中用阳丹甘石者，为阴中有阳之象也。但只用苏州薄荷净叶、川黄连、龙胆草三味各等分，浸水二盏，露一宿，去滓，滤净。水一盏，入前药在内，调匀，明月下露一宿，而得月之阴气；次日晒干，又得日之阳气也。俟夜露、日晒透干，再研极细，入后药，此制阴丹之法也。

川黄连去皮毛，洗净，干，六分三厘　草乌新白者，六分　细辛去土叶，五分　胡黄连条实者，洗净干，四分　薄荷要苏州净叶，洗净晒干，三分

以上五味，乃疏风退热之药，取象于五轮之义也。各研极细，拌匀，

四库全书中医眼科证方药类注（下）

160

① 苦：原文作"舌"，据文义改。

用人乳为丸，如小豆大，用绢袋盛之，悬于东屋角头风干。再研极细，筛过，和前药内共研匀，又入后药。

生姜粉用大鲜姜四五块，竹刀齐中切开剜孔，以黄连末填内，湿纸包，火煨，取出捣烂，绢滤出姜汁，晒干，一分半　朱砂明者，飞过，六分　黄丹黄连水飞过，晒干，研为细末　白丁香直者，飞过　粉霜各一分　螵蛸去粗皮，研　轻粉各一分半　制牙硝四两　血竭艾熏，研，四分　雄黄飞过，二分半　珍珠五分，细研

以上阴丹药味，共和一处，研极细，用瓷罐收贮，是为阴丹。药虽颇峻，但合时有轻重缓急之分，而有病轻则轻、病重则重之法也。如用者，须当斟酌。

配合阴阳法式

前所制阴阳二丹，无独用之理，所谓孤阳不生，孤阴不长之义。然配合之法，其名有五，取阴阳生五行之义也，开列于后。

上药研有先后，二丹为先后所配。如加粉、砂、矾，味为次；而片、麝则又候诸药研至极细时，方可加入同研。凡合眼药，皆依此法，而粗细须以舌尝之。大抵女人眼药宜从右转，男子宜从左转，否则治目有反攻之患，须识此意。

一九金丹

阳丹九分　阴丹一分　硼砂一分二厘　玄明粉风化，一厘　明矾一厘　麝香二厘　冰片三厘

二八木丹

阳丹八厘　阴丹二厘　粉霜二厘　玄明粉风化，二厘　硼砂二分　明矾一厘　麝香二厘　梅花片三厘

三七水丹

阳丹七分　阴丹三分　粉霜四厘　硼砂一分　麝香一厘　冰片三厘

此丹不用矾。

四六火丹

阳丹六分　阴丹四分　粉霜六厘　硼砂一分五厘　明矾二厘　麝香厘半　冰片三厘

阴阳合配土丹

阳丹五分　阴丹五分　粉霜八厘　硼砂二分　明矾二厘　麝香一厘　冰片三厘

俱研如前法。

用丹头大要

前所配合诸丹，按阴阳生五行之义也。其轻重之分，则金丹为轻，而木丹、水丹则渐加重，暴发赤眼、近年翳膜可以酌点者也。至若火、土二丹则为峻重，远年老翳膜、胬肉攀睛方可施治。可暂点数次，不可常点。所谓邪轻则轻，邪重则重，又须量人眼内容受何如，以意推裁，不必拘执，故曰"神而明之，存乎其人"。然点眼宜饱，治重眼须用吹。若翳膜在眼珠上，必吹可到。吹较点多有神效，眼轻则不可吹。吹、点后，则以桑白皮、侧柏叶煎水稍热洗之，一可以退散赤脉，二可以洗去药毒。切勿用冷水洗，忌寒凉。点至将愈时，则不可过点。盖留有余不尽[①]之意，恐过点以致复发，须识此意。

不换金拨云丹　治一切远年近日翳障，皆能复明。

大石蟹_{一个为则，照后制法}　大黄　桔梗　川黄连　黄柏　黄芩　防风　荆芥穗　羌活　乌药　陈皮　苏薄荷　枳壳　干姜　前胡　桑白皮　姜黄细辛　当归　木贼草　菊花　柴胡_{各等分}

上将二十二味细锉，用水五大碗，放铜器内浸三日，将布滤去滓。却将石蟹微火煅，令紫色，入药汁内蘸冷取起，细研为末，就将药水淘，飞浮清者，以净器盛浮水，安静室勿动，以物覆器上，毋使尘垢入内。俟其澄清，倾去药水，以蟹粉曝干，取用，配合后之诸药。

蟹粉　坯子_{各五钱}　熊胆　明硼砂　胆矾_{各一钱}　银朱　轻粉　蕤仁霜朱砂_{各一钱}　川椒　黄连　夜明砂　牛黄　珍珠　冰片_{各五分}　巴豆霜　血竭金墨_{各二分}

上各依制法，合研[②]一日，极细无声，磁罐贮之听用，名曰丹头。随病轻重加减点眼，其效如神。

轻号

丹头_{五分}　冰片_{一分}　麝香_{三厘}　坯子_{一钱}

上共研极细，专治一切风热暴赤烂弦、迎风冷泪、怕热羞明。或兼半年一发，或一年数发，发作无时，悉以轻剂点之。不可轻用重药，病轻药

---

① 尽：原文作"盖"，据文义改。
② 研：原文作"碼"，据前"浊害清和症"下"退云散"条"共研极细无声"句及制药法改，下同。

重，反受其害，内服合病之剂为助。

次轻号

丹头六分　冰片一分　麝香三厘　坯子一钱

上共研极细，专治久患不瘥，珠上必生薄翳或有红筋赤膜，悉以此次轻药点之，每日二四次；若见退减，日点一二次；愈则勿点。

重号

丹头七分　冰片一分　麝香三厘　坯子一钱

上共研极细，治眼患颇重，或翳障垂帘，或赤滞痛涩，用此吹、点，每日三四次，目渐愈即止吹药，点数亦减，内服稍轻药为愈。

至重号

丹头九分　冰片一分　麝香三厘　坯子一钱

上共研极细，专治重眼，厚膜遮睛、钉白翳、昏盲无见，方点此药，每日点二三次，渐愈渐减。

秘授制炉甘石法

用好田泥做成大窝球二个，外以硼砂、硝石，不拘多少，共为末，即将所做窝二个，日中曝干极透。用上好羊脑甘石一斤，装在窝内，将球相合，又用前硼、硝，盐水调涂固济。又用泥包过，以干为度，以大炭周围架之，居中煅至三炷香尽，色如松花样为度。取出，淬入童便内，略轻研一遍。浮上者逼在一处；重浊不碎者装入，照前复煅，又淬再研，又逼所沉者。石脚不用，细末须炙烘得极干。再用三黄汤，开列于后，煮过晒干，收贮听用。

煮炉甘石三黄汤药味

川黄连　黄柏　川羌活　黄芩　山栀仁　防风　木贼草　蝉蜕　家菊花　白芷　苏薄荷　细辛　当归身　川芎　荆芥穗　大黄　赤芍药　连翘等分

上锉一剂，白水四碗，煎至二碗，去滓，澄清，入煅过甘石煮之。

取汞粉法　此粉如遇痰火症，配痰火药；惊风症，配惊风药。每剂中加四厘，无有不效。

汞一两、铅二钱五分，铁勺镕化，另放冷定。再将白矾、牙硝、皮硝、皂矾各五钱，青盐二钱，炒干，再入铅汞，共研极细，入罐升打，铁盏扎好，硼砂、盐泥固济，三钉驾于火上，先用文一炷、后武二炷为度。武火时，以新羊毛笔蘸水盏内画圈，香尽待冷，开取用。

制硇砂法

用好硇砂五钱，以初生男儿乳汁湿透，放古镜背面，碗盖密布包定，埋土内四十九日，取出。走绿的是活砂，听用。

眼科取灵砒法

白砒五钱为末，用牙硝白胰子一个，切如豆大，将砒拌匀。用乌公鸡一只，饿二日，将胰喂之，食尽半顿饭时，杀鸡取出淘净，入罐内封固，打火三炷香，取升盏灵砒。再用多年老鹅油拌砒，封固放净处四十九日，去油，加蕤仁去壳皮五钱、黄连三钱、生砒五分，俱为末，再入罐内打火，取出听用。

烂翳方

用虎掌草根烧灰点之，胬肉并点亦妙。

点翳膜老障验方 凡难退翳障，须用是药点除，如畏痛，勿用治之。

明矾二两，要上好者　人言七分　番硇砂一钱

共研细，入阳城罐内打火，先文后武，罐口留一孔出烟，以烟尽为度，埋①土中一宿，去其火毒。次早开出，研极细末，加银朱一分二厘，再研匀，似桃红色，收贮罐内听用。

收泪散 治风泪不止。

绿炉甘石制，煅，飞细，一钱　海螵蛸五分　梅花片少许

共研极细，点出泪窍处。

凡蟹睛不收，捉大白花蜘蛛数个，用阴阳瓦焙干，研细末，或滚于丸药上，或温酒调服，即收，神效。

敷眼药方

玉龙丹 治一切火眼赤肿。

明矾六分　没药二钱　乳香二钱五分　炉甘石煅，飞过，一两　珍珠一钱　黄丹飞净，一两　麝香七分　梅花片三分

---

① 埋：原作"理"，据文义改。

共研为极细，炼蜜为丸，银朱五分为衣，收贮听用。如用，将井花凉水磨涂眼皮外，立效。

散血膏　治赤肿不能开、睛痛热泪如雨。

紫金皮　白芷　生黄柏　大黄　赤小豆　南星　寒水石　姜黄

上各等分，为细末，生地黄汁调成膏，敷眼四围。

清凉膏

南星<small>生用</small>　苏薄荷<small>各五钱</small>　荆芥　百药煎<small>各三钱</small>

上为细末，井水调成膏，贴眼角上，自然清凉。

搜风散　治风热眼及肿痛。

川黄连　大黄　朴硝　黄丹

上等分为末，以苦参同煎汤，外加炼过白蜜同调，敷眼四弦，甚妙。

洗眼药方

神补碧霞丹　能治内外诸障。

当归　没药<small>各二钱</small>　血竭　白丁香　硼砂　片脑　麝香　马牙硝　乳香<small>各五分</small>　黄连<small>三钱</small>　铜绿<small>一两五钱，为衣</small>

上为细末，熬黄连膏和丸，如鸡头实大，每用新汲水半盏，于瓷盒内浸，常用。每一丸可洗四五日，大病不过一月，小病半月，冷泪流出见效。

洗烂弦风赤眼方　其效如神，此药人家不可少，无目病则以施人，价廉工省，济人甚便。

苦参<small>四钱</small>　五倍子　荆芥穗　防风　黄连<small>各三钱</small>　铜绿<small>五分</small>

上为细末，外以苏薄荷煎汤，丸如弹子大，临时用以熟水化开洗眼。每日三次，立愈，神效。

洗眼红枣儿　治不论年久烂弦、风眼，俱可洗。

皮硝一斤，滚水泡化，澄清去滓。取上好红枣儿一斤，去核，入硝汁内浸一日取，晒干；又浸如此数次，以汁尽为度。将枣儿一个装黄连末三分，小者二分。将枣仍旧合之，勿令泄气。用时取枣一个，投白滚汤泡之。不时洗眼，极妙。

吹鼻药方

立应散　治内外障翳、昏涩多泪及暴赤眼；一切目疾，并皆治之。每日嗅鼻。

踯躅花减半　香白芷　当归　雄黄另研　川附子炮　鹅不食草洗净，各等分

上为细末，入麝香少许，和匀，含水嗅鼻内，去尽浊涕、眼泪为度。

碧玉散　治眼睛肿胀，红赤昏暗，羞明怕日，隐涩难开，疼痛风痒，头重鼻塞，脑鼻酸疼，翳膜胬肉，眵泪稠黏，拳毛倒睫，一切眼症。

羌活　踯躅花　薄荷　川芎　防风　蔓荆子　细辛　荆芥　白芷各一钱
风化硝　石膏煅　青黛　黄连各三钱　鹅不食草三两

上为细末，吹鼻中，一日吹三次。

青火金针　治火眼赤肿及头痛、牙疼者。

焰硝一两　青黛　苏薄荷净叶　川芎各五钱

上为细末，令患人口含水，以管吹入鼻内，浊涕热泪去净为愈。

赤火金针　治赤眼、头风、冷泪、鼻塞、耳鸣、牙疼者。

焰硝一两　川芎　雄黄　乳香　没药　石膏各一钱

上为细末，每用一二分，如前嗅鼻三次。

通顶散　治风毒攻眼，并夹脑风。

香白芷　细辛　藿香叶　川芎各七钱　踯躅花三钱

上为细末，每令病人先噙新汲冷水一口，然后芦筒少挑嗅于鼻内，以手擦两太阳穴。

止痛药方

乳香丸　治眼疼头痛，瘀血攻冲体急，遍身疼痛。

五灵脂二钱　乳香　没药　草乌　夏蚕砂各五钱　木鳖子五枚

上为细末，酒煮面糊为丸，如梧桐子大，每服七丸，薄荷汤或茶清任意送下。如头疼痛甚，三服即止。

按乳香、没药总为定痛之要药也。必审其痛之源，而佐之以乳、没，则其效速也。如有风而痛者，用散风药中加乳香、没药，则痛可止。如血滞而痛者，当用行血药中加乳香、没药，而痛即止。如热郁而痛者，当用

清热药中加乳香、没药，而痛即止。今人不工于此，而惟恃乳香、没药定痛，服之而痛不止者，不知治痛之所在也。乳香、没药岂能奈之何哉？而徒嗟其药之不效，弗思甚耳。

神仙拈痛散　治一切暴发火眼，疼痛昼夜不止。

生明矾_{拣上白明透者佳，研极细，如粉样}

上用鸡蛋清，共矾粉调匀，将鹅翎毛搽肿眼胞疼痛之处；如干，再搽数次，其痛即止。

目经大成

清·黄庭镜

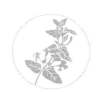

卷之二　十二因

因风一

风兮风兮来无由，未解吾愠添吾愁。

表虚引入肌肤去，不病肌肤病目系。

有致惊搐与偏喎，或成上视死亡多。

若夫六经内风作，痛攻先在头巅着。

洎而风变医无济，外症得来仍不治。

血虚血热亦生风，昏痒痛泪不和同。

热盛风生祸较酷，一类凝脂一痘毒。

君不见无风火不炎，病情虽逆药通参。

此章谓患风病人而病目也。盖风属木，木属肝，肝窍在目，本乎一气。久风多变热，何也？木能生火也，火盛则血遂而耗损矣。况久病气必郁，郁则木生火，火炎而又生风，转转相生，内外障翳皆起于此。有日浅郁深，为喎斜者；有郁浅日深，为翻睑者；有血虚筋急，而振搐者；有火邪乖乱融和之气，成内障者；有风腾血涌，眦帏赤胜烂者，结为瘀肉如鸡冠者；再加服以香燥药物，概酒色不禁，致阴愈亏而火益炽，火益炽而风弥烈，病变为花白、凝脂之重者。治当因上寻因，大抵调气为先，清火次之。不然，源既不绝，流何能止？今虽暂退，后必复来，治之任至再至三，风不住而火不熄，目终无清宁之日矣。若夫中风之因，岐伯谓大皆有四：曰偏枯，半身不遂而痛；曰风痱，身无疼痛，四肢不收；曰风懿，奄忽不知人；曰风痹，诸痹类风状也。《金匮要略·中风篇》云："寸口脉浮而紧，浮为虚，紧为寒，虚寒所搏，贼邪不泻。邪在皮肤，喎僻不遂；在经络，肌肤不仁。邪入腑，不识人；入脏，舌难言，口吐涎沫。"治用大小续命、西州续命、排风、八风等汤。东垣云："有中风卒然昏愦，不省人事，痰涎壅盛，语言蹇涩。此非外来风邪，乃本气自病也。凡人年逾四旬，忧劳忿怒伤其气，多得此症。肥盛者，少壮间有之，亦是中气衰而使然。急以三生饮加人参一两，即苏。"河间谓："中风瘫痪，非肝木之风实甚，亦非外中于风，良由将息失宜，心火暴盛，肾水衰不能制，则阴虚阳实，热气拂郁，心神昏冒，筋骨不用，而卒倒无知也。亦有因悲思等情志过极而致者，夫情志过极皆为热，俗云风者，言末而忘其本也。须地黄饮子补其阴火，阴火治则阳火不难于折服矣。"丹溪曰："中风有气虚、有血虚，虚则会有湿痰。左手脉不足及半身不遂者，以四物汤为主，加姜汁、竹沥；右不足，以四君加之；气血两虚，总八物更加星、夏。"之三子者，各发人所未发，踵事增华，而中风无剩义矣。或谓："三子一主乎火，一主乎气，一主乎湿，与风何相干涉？《金匮》言邪不言风，言虚寒所搏不言风中，而乃以中风名篇，亦欠圆到。"要知因于中者，真中风也；因于火、于气、于湿，类中风而非中风也，是在详辨施治耳。辨之为风，则从真中治之；辨之为火、为气、为湿，则治从类中。虽处方各有不验，而立言实骊珠之夜照也。师谓："真中风决不病目，类中风亦止有口眼㖞斜一症。"皆读书见道之语。其小儿率尔痰壅，眼翻牵掣，此水不荣筋，因而火燥木急，绝类中风，但治法迥别，且速瘥，故不收入。

因寒二

寒令伤人无火郁，直据大中成冷厥。

循经以入渐而深，内邪逼出方发热。

热煎既久了无寒，谓从寒变成何说。

风寒伤中本无常，或入于阴或入阳。

就向阴阳求活法，初终手足任端详。

此章谓目病因伤寒而得也。夫伤寒，百病之祖，不独专责在目。读仲景先生书，得其纲领，治亦无难，若求之多歧，则支离矣。略述一二于左：太阳经，表之表也，行身之背。邪入皮毛则先伤之，便有恶寒恶风、头痛脊痛之症。脉浮紧无汗为伤寒，以麻黄汤发之，得汗为解；浮缓有汗为伤风，桂枝汤邪散，汗止为解；身热者，邪闭元府，内气不能泄而生，非风寒之所变也。阳明经，表之里也，行身之前。发热恶寒，脉微大而长，鼻干不眠，用葛根汤以解肌。少阳经，半表半里也，行乎两胁之旁。耳聋、胁痛、口苦，寒热往来，脉弦而数，小柴胡汤和之。过此为邪入腑，若其脉沉而有力，不恶风寒而反恶热，谵语、大渴，六七日不大便，明其热入肠胃，所谓正阳明病也。轻则大柴胡汤，重则三承气，大便通而愈矣。过此则少阴、太阴、厥阴，俱入脏而为里。当辛温对症主治，不可凉散。若初起便恶寒，手足厥冷；或战栗，倦卧不渴，兼之腹痛吐泄；或口出涎沫，面如刀刮，不发热，而脉沉迟无力，此为阴症，不从阳经传来。轻则附子理中汤、四逆汤，重则九转丹、回阳饮以温之，不宜少缓。外此有假阴假阳，如太阳症头痛发热，脉当浮而反沉，又似少阴矣，故用麻黄、附子、细辛；少阴症，脉沉，应无热而反发热，又似太阳矣，须用甘草、附子、干姜；阴症四肢厥冷，而阳症间亦或然，此四逆汤、四逆散不同也；阴症下利，而阳症亦有漏底，此理中汤与黄龙汤不同也。又有真阴真阳虚损发热，亦与伤寒无异，如恶寒自汗、胸膈饱闷，则用补中益气汤而愈；面赤、口渴、烦躁，与六味地黄汤亦得；再下部恶寒足冷，或欲饮而反吐，即于前方加肉桂、附子、五味，下咽随安。总之，伤寒者，盖冬时严寒感冒，即病之名。先由皮毛经络而入腑入脏，始虽恶寒发热，而终为热症，其人必素有火者；中寒者直入脏腑，始终恶寒，而并无发热等症，其人必无火者。经曰："发热恶寒者，发于阳也；无热恶寒者，发于阴也。寒伤形，热伤气。"一则发表攻里，一则温中散寒，两门判然明白，那得存骑墙之见，而与素有内伤者阴阳真假同证混治耶？目科忽伤寒而不论，专家论伤寒而迂阔。愿常领会此条，所谓"相与观所尚"，"时还读我书"也。

因暑三

大暑伤乎气，脉虚身则热。

热极耗阴精，孤阳上飞越。

忌下亦忌升，忌散复忌泄。

此中有真意，高人参得得。

此章因暑暍[①]致目病而言。夫暑乃六气之一，动静皆能中人。有深堂高阁，过受凉风，或瓜梨鲜果，多茹生物，阴能遏阳，热气不能伸越，必头痛肌热、肢节酸疼、心烦吐泻、恶寒无汗，此静而得之为逆暑。主以大顺散，不效，加参、附。远近贾客日中行走，暨老弱农役炎蒸劳作，既耗元

---

① 暍（yē）：中暑。

神，而又逼起真火，病发身热头痛、躁渴引饮、汗大泄、恶热，此动而得之为中暍；甚则昏倒不知人、手足背心微冷、或吐或泻、或喘吐沫，急以二气丹同苏合香丸料灌下，如无，研蒜水调香薷饮亦可。势稍退，合前证，灵砂益元散、苍术白虎汤主之。若体气素虚，药不合式，惟增易清暑益气汤，补中益气为当。今人恐患暑病，常服益元、香薷等药，谓之预防，适所以招暑也。平居远害，生脉散为夏令最宜。

暑病与热病相似，但热病脉盛、暑病脉虚为辨，治当调养元气而佐以解暑。若人吐极，病危笃，水米不入，入即吐，亟用人参一钱、黄连三分、糯米一勺，浓煎候冷，徐徐咽下，尽一小盏，不吐，便可投药食矣；或炒盐煎水一杯，亦效。

因湿四

寒冬蒙雾春苦雨，劳人更涉空江水。秋夏炎威敞四溟，石泉收汗茶解醒。外而内，稔受湿。元气虚，湿邪入。入肺喘满生，入脾肿胀成。入肝身痛风湿搏，入肾体重寒湿薄。久湿入心变湿热，仍发肿痛与痎疟。湿淫肠胃为濡泄，湿阻气血倦怠绝。湿在皮肤则顽麻，强硬不仁居经脉。湿邪上游眼沿烂，或胀微疼眵不彻。吁嗟！湿令如此胡为医？清温而利见真机。

此章言病因湿所致。有在天之湿，雨、露、雾是也。在天者本乎气，故先中表之营卫。有在地之湿，泥、水是也。在地者本乎形，故先伤血肉筋骨。有饮食之湿，茶、酒、乳酪是也。夫饮食归水谷之海，有入有出，受得应不言祸，然洋溢淹浸，一时讵能化行，故伤脾胃。有汗液之湿，谓汗出沾衣未经解换是也。夫汗衫随干随润，不换而着，最难耐人，故伤肌脉。再则有血溺阴渍之湿，脾土自化之湿。阳盛则火胜，变为湿热；阴盛则水胜，化为寒湿。其症总发热恶寒，身重自汗，筋骨疼痛，小便闭涩，大便溏泄，腰痛不能转侧，跗肿，肉如泥，按之久久始起。经曰"因于湿，首如裹"，湿气蒸于上，故头重；湿伤筋，故"大筋缑短，小筋弛长，缑短为拘，弛长为痿"[1]；湿胜则濡泄，故大便溏泄；大便泄，故小便涩；湿从下注，故跗肿；诸湿肿满，故腹胀、肉如泥；湿入肾，水流湿，从其类也，

---

[1] 大筋缑短……弛长为痿：语出《素问·生气通天论》；缑（ruǎn），唐启玄子王冰注云"缩也"。

故腰痛。治法：在上者，当微汗，经曰"湿淫所胜，助风以平之"，羌活胜湿汤；又曰"下者举之，得阳气升而愈矣"，升阳除湿汤；又曰"在下者，当利小便"，四苓散，东垣亦曰"治湿不利小便，非其治也"，又曰"在下者，引而竭之"。愚意，湿从外入，本来伤阳，过用渗湿之物，是重竭其阳，阳竭则精神萧索，而疾益淹留，改用辛温和剂，如平胃散、藿香正气散、理中汤、参苓白术散等而补益之，自然湿气日除。湿自内生，变化颇多，未能枚举，然总不离酸痛、秘涩诸证，精医者尚其以意求之、以脉参之、以前药消息之，病情允服。湿热发黄，或有兼症，更须斟酌。若乃所谓痰湿者，王节斋曰："痰之本，水也，原于肾。痰之动，湿也，由于脾。"庞安常曰："有阴水不足，阴火上升，肺受火侮，不得清肃下行，由是津液浑浊，生痰不生血。有肾虚不能纳气归元，气出无归则积，积而不散则痰生焉。"由此观之，夫痰特病名与标耳，随病而生，随病而没，原非人身之所固有，虽来疾数变，不过假威肆恶。不求其本，而齐其末，必欲攻劫殆尽，恐咳嗽唾咯，相因杂见矣。

因厥郁五

寒热薄煎食气血，尸痰蛔统名十厥。

大知是症致命多，神珠卒尔病稀得。

资身木火土金水，流行对待生无已。

太过不及郁深沉，达发夺泄折能起。

此章言因郁而致目病，病而复厥症。治郁有五，经曰："木郁则达之，火郁则发之，土郁则夺之，金郁则泄之，水郁则折之。"达者，畅茂条达之意。肝性急，怒气逆，胁腋或痛，火时上炎，治以辛散，不愈则用逍遥散，或升散之品，加厥阴报使，而从治之。久风入中为飧泄，则以清扬之剂四君子加桂枝、芍药，举而散之。凡此类皆达之之法。注《内经》者曰："达之，吐之也。"吐中虽有发散之义，只保得无害，便可以吐字该达字耶？发之，注曰"汗之也"；东垣升阳散火汤，使穷其势则已。其实发与达不相远，盖火在木中，木郁则火郁，即以达之之药发之，无有不应。夺之，注曰"下之也"；如中满腹胀，困甚非咸寒峻下，以劫夺其势，决不能平。然食塞胃中，厥逆不省，不吐则死，当以吐为上夺，而衰其胃土之郁。经曰：

"高者，因而越之。"非夺而何？至曰"泄之"，渗泄、解表、利小便也。夫肺主皮毛，纵诸气膹郁[①]，解表则金气已达，再加渗利，不惟便涉水郁，端恐虚其虚而郁愈郁耳。折之谓制其冲逆，固是妙解，然调其气，过者折之，以其畏也。所谓泻之，又当体认，凡水道皆气化，气止则化绝，非过而折，郁将转变为厥矣。由此言之，折之须当有术，或左右合归，暖其肾气，气运则郁泄；或补中益气，升提肺气，使上窍开而下窍自通；或建中助其脾土，制以所畏。不利之利，即所谓泻之也。丹溪曰："气血冲和，百病不生，一有拂郁，肇基于此。"乃制《六郁论》，曰气、曰湿、曰热、曰痰、曰血、曰食，且谓"六郁以气为先，气郁而成湿滞，湿滞而成热，热郁而成痰，痰殢而血不行，血不行而食不消，此六者相因为病者也"，故立越鞠丸以治郁。薛氏因越鞠变逍遥，加减出入，尤为平允。厥有十：阳气衰乏者，阴必凑之，令人五指至膝上皆寒，曰寒厥，是寒逆于下也，宜六物附子汤、八物回阳饮主之。阴退则阳进，阴气衰于下，则阳往凑之，令人足下热，热甚则循三阴而上，曰热厥，宜六味地黄汤主之。暴怒则火起，激血上行，令血菀于上，气乱于中，血气相薄而厥，曰薄厥，蒲黄汤主之。诸动属阳，烦则阳气张大，劳火亢矣，火炎则水干，故令精绝，是以迁延辟积，至于夏月，内外皆热，孤阳飞越，如热如熬，曰煎厥，宜人参固本丸主之。五尸之气暴淫于人，乱人阴阳，形气相离，不相顺接，令人暴厥如死，曰尸厥，二十四味流气饮或苏合香丸主之。寒痰迷闷，四肢逆冷，曰痰厥；或吐蛔，曰蛔厥，并宜姜附汤，不则乌梅丸、理中汤主之。气为人身之阳，一有拂郁，阳气不能四达，故令手足厥冷，曰气厥，与中风绝似，但中风身温，此身冷耳，宜八物顺气散主之。饮食自倍，适有感冒，胃气不行，阳并于上，须臾昏迷，身半以上闷而热或心烦头痛，身半以下冷于冰铁，拥炉不热，曰食厥。医以为阴寒中风而温补之，立毙；须阴阳淡盐汤探吐，食出即愈，或平胃加减保合丸主之。汗出过多，血少气并，血上不下，气亦拥塞，倏尔如死，气过血还，阴阳复通，移时方瘥，曰血厥；妇人多有患者，宜白薇汤、仓公散主之。总之十厥五郁，证则尔尔，而治常不等，得意忘言，毋徒从事成法。

---

① 膹(fèn)郁：犹言气积聚郁结而不通。《素问·至真要大论》云："诸气膹郁，皆属于肺。"唐启玄子王冰注云："膹谓膹满，郁谓奔迫也。"

因毒六

何事疡疮不罢，血气注留未谢。浊邪因此害清和，目病斯来也。

道是酒肉淫，却似烟花惹。风流棒打始能痊，甘受几多下。

此章言人生疮疡，流毒攻及于目。夫疮疡之作，皆由膏粱厚味，酒色劳郁，耗损真元，外邪袭入，朋党作奸，致血气注留，内无从泄，发为肿痛。经曰："形伤痛，气伤肿。"又曰："五脏不和，九窍不通；六腑不和，留结为痈。"外似有余而内实不足，如再加肝虚毒胜，必循目络侵扰清虚，法当澄清毒源，毒去目自愈。大要肿高焮痛、脓水稠黏者，元气未损也，仙方活命饮解之，次用托里消毒散。漫肿微痛、脓水清稀，元气衰弱也，用托里不应，加姜、桂。脓出反痛，气血虚也，八珍汤加芪、桂。不生肌、不敛口，脾气虚也，四君子加芍药、木香。恶寒憎寒，阳气虚也，十全大补加姜、枣。晡热内热，阴血虚也，四物加参、术。欲呕惯呕，胃气虚也，六君子加泡姜。自汗盗汗，心肾虚也，补心丹或都气丸。食少体倦，脾气虚也，补中益气加半夏、茯苓。喘促咳嗽，脾肺虚也，前汤加麦冬、五味。欲呕少食，脾胃虚也，椒梅理中汤；再腹痛泄泻，则虚寒矣，前汤乌梅易附子。小腹痞、足胫肿，脾肾虚也，十全大补加枣皮、山药；更泄泻足冷，则虚寒矣，再加香、附。热渴淋闭，此肾虚阴火，加减八味丸。喘嗽淋秘，此肺肾虚火，前方及补中益气汤。大凡怯弱之人，不必分其肿溃，惟当先补胃气，以托里消毒散加减从事。或疑参、芪满中，间有用者，加上许多凉散，所补不偿所损；又有泥于气质素实，及有痰，不服补剂，专一败毒，草菅人命，医云乎哉！故东垣云："形气、病气有余，当泻不当补；形气、病气不足，当补不当泻。"丹溪曰："但见肿痛，参之脉症，虚弱便与滋补，气血无亏，可保终吉。"[①] 好讼因而受杖，棒疮痛攻及目，此怒气激伤肝肺，须援因他例议治，却与本症无涉。刑非妄与也，惟犯法健讼者受之，是以君子怀刑，讼狱衰息，为国之瑞。今人倚恃护符，稍有争端，辄驾词诬控，虽个中讨得便宜，而家力日告消乏，万一官清敌劲，褫杖端恐不免。夫以轩轩好汉，与隶卒同一匍伏，已自不堪，乃囚首献臀，受责于众人属目之

---

① 但见肿痛……可保终吉：语出元朱震亨《丹溪心法》卷五"痈疽八十五"条，原文作："才有痛肿，参之脉证；但见虚弱，便与滋补。气血无亏，可保终吉。"

地，耻孰甚焉！尔时，纵气硬口硬，痛苦自怜，而亏体辱亲，子弟且做人不去，不孝又莫大于此。愿天下有为之士，完国课、守卧碑外，养以宽厚之情，施诸乡党，断不能飞空冤陷。即不幸偶罹株连，亦天理人心，昭雪有日，杖何如受？

因疟七

无痰无食不成疟，风寒外感仍能作。惟火渗秋金，邪魔入却深。脾寒肾气瘁，疟住还下痢。反复陷春阳，阴霾目减光。

此章指病疟目病、病目疟病，反复变迁而言。经曰："夏伤于暑，秋必病疟。"盖冒暑肺渴，引水自救，过饮则阳明受湿，而热邪畏不敢发，伏而成祸。至秋金令行，暑湿乘燥而出，此时被凉风一吹，二者复为所郁，既为所郁，必虚中而侮寒水，三经合病矣。故阴阳混战，寒热往来，按期而发，发则头痛心烦、骨节酸痛、或呕或渴、神魂无主。虽汗过渐止，而肌肉已暗暗销脱尔，故从疟而名症云。其寒多热少、热多寒少、一日一发、间日一发、一日两发，与夫子后午前、午后子前，先寒后热、先热后寒，但寒不热之牝疟，但热不寒之瘅疟，此在阴在阳、邪深邪浅之分。理虽渊微，不甚费解，医如四诊具备，自能得其巅末。治法：无汗要有汗，散邪为主；有汗要无汗，扶正为主，以青皮饮、麻桂饮随症加减。若胃中有郁痰伏结，用草果饮；不效，当补中益气，倍柴胡加半夏、生姜，或建中、归脾；热盛寒少，加丹皮、栀子亦可。久疟并前方俱不效者，八味丸、九转丹确有神应。然总须病未来二三时，迎而夺之，疟不即退，病自稍减。有一种似疟非疟，凡伤寒后、大病后、产后痨瘵等症俱有往来寒热，或一日二三度发，此经所谓"阳虚则恶寒，阴虚则恶热。阴气上入于阳中，则恶寒；阳气下陷于阴中，则恶热"是也。又有一种疟后痢、痢后疟者，夫既疟后，发泄已极，必无暑热之毒，复为痢疾，此客感别邪，脾肺元虚，不能升发，而变似痢非痢也；既为痢后，下多亡血，气又随痢散，复为疟疾，此阴阳两败，似疟非疟也。并作虚论，一用前药消息之，立愈。粗工不问正疟、似疟，但见病候如前，辄用常山、香连等物，斗病而进，谓之截江桡。枉夭颇多，不悔不悟，伤哉！因并辨别于此，以俟作者参考焉。

因胎产八

> 为产血下阴已脱，浑身阳气随萧索。
>
> 窍虚风动外邪并，五邪颠连疾其作。
>
> 再加人事日相催，目病等闲年命薄。
>
> 未产如病号兼胎，元自阴阳否塞来。
>
> 邪恐有余正不足，医人须另出心裁。

此章总言孕妇既产、未产而目病也。分而疏之，凡孕归临产，百脉沸摇，困苦不堪；既产，血气俱伤，怀虚若谷；产后，儿啮其乳，或自食必女红力办，纵任般爱养，猝难复其天禀，一切外邪皆得乘虚侵犯。正衰邪盛，内外交攻，而经脉精华渐萎，是故因产痨瘵，于以毙命者颇多。况目乎？《诗》曰："哀哀父母，生我劬劳。欲报之德，昊天罔极。"先儒岁值生辰，曰母难日，不茹荤饮酒，深有得于《诗》言。治当大补微和，人参养荣、人参补胃、艾人理血等汤加减，万不可施寒散，及迁延时日，恐气乱血凝而病深入，取效难矣。若夫兼胎之治，尤宜矜慎。盖既否塞中州，阴阳未免间隔，火上水下，故目病，足亦肿胀。目多假实而足真虚寒，将谓疗以清利，固知有故无损；将谓投以温补，而上下不对证，屡见粗工措手不及。其实溯本探元，一用保胎流气饮、正气天香汤内护外劫、且益且损之法，于事毕竟有济。嗟嗟！俄顷之间，两命是寄，至情所感，无往不通。阅斯论不兴孝思，临斯病而居奇货，此奸慝无恒，不可使知医事。

因痘疹九

> 痘疹元无种，平生只一遭。
>
> 火威酷若吏，风利快如刀。
>
> 作害侵空窍，攻坚入不毛。
>
> 收成犹故我，造化小儿曹。

此章指痘疹致目病而言。夫痘疹本难疮，曰天花、曰大小果子，讳辞也。为毒最重，中其毒，等常病亦最烈。盖禀受以来，蕴积诸邪，深入脏腑，迨痘疹天行，感其气，则六经百脉清纯太和之地皆被搅扰，有失生长化毓之源。是以毒内攻者，痘疹必坏；毒上升者，眼目必灾。且肝胆乃谋决之官，邪正理不并立，而眼目又清虚之府，秽浊安可熏蒸，故痘疹放点即上目，至收靥始作者。然又有说，非劳顿不堪，恐怀藏太重；或元气未复，膏粱过味；或饔飧不继，忧苦倍常。病发多端，症成则一。有为流泪、赤烂，有为凝脂、黄液，有为花白、聚星，有为星月翳蚀，继则有凸者、焦者、冰瑕者、蟹睛者，有转风为㖞斜、为振跳牵引者。总宜慎思明辨，各随人之轻重虚实，按经投药。是症虽险，亦有以出之之法。倘冥顽不识，恃能种痘，明目张胆，将人家好儿女平白结果，是不用刃而杀人。亦有村妇愚夫，咸曰种痘稳于天行，盖痴望痘师担当、痘娘保佑故也，讵知痘师那讨得返魂丹耶？治法：不问痘之好歹，但见目有泪、畏光微赤，急用黄丹、轻粉、威灵仙为散，吹目中；不退，点以银朱或胭脂雪、飞雄丹；又不退，须调活血散、升解散；不则消毒饮、化毒汤，或暂除参、芪，虽未必就痊，准可抑疾使缓，化重为轻。然是症有专科，《活幼心法》《幼幼集成》，暇时潜心倾略，治目不无小补。

余同怀两兄弟皆八子，孙曾兄倍之，荷天之宠，无一殇于痘。表兄朱某二子，已成童，俊而慧，虑种子自过多麻面，择能稀痘名手，设坛特种，苗发遽毙命。使听其自然，不惑妖言，未必尔尔，后竟无嗣。呜呼！医乃仁术，种痘者其矢人哉。

因疳积十

谷气积成疳，肝强木火炎。
烁金而克土，五脏已伤三。
腹大肌肤瘦，声干秘结兼。
目盲命亦致，医者请详参。

疳者甘也，盖肥腻美味致病之名，疳积兼寒苦而言。凡小儿并无伤寒、疟疾，却发热烦渴，肌肉渐渐消瘦，筋青发竖，腹满不利，白珠带青，或黄或枯瘁，黑睛浑浊，色如死后抱轮微红，怕亮不睁，眼睫频眨，眵泪如糊，最后风轮上有白膜，膜上旋起黑晕，遂失明。次第如此，疳眼无疑也。病根于土，土燥则郁木，木受郁则风火无从而泄，以故脏腑皆受其害，酿成此祸。先辈谓饮食过倍，既困土，复妨肝，肥儿用神曲、芜荑为丸，正恐其成疳也。若面不甚黄瘦，睑能开合，晕膜浅者，勿治其目，保婴丸、治中宣化丸竟治其疳，疳去目徐瘥。虽然，疳亦难期瘥日。为子也母者，勿以多不为意，毋以少而娇养；为子也父者，不防未然于必然，而以后车蹈前车，致小儿瞀而毕命，全不哀悼，伤哉！

疳有肥瘦，无分冷热。肥者形气充盈，胸腹不甚热，二便常利；瘦者手足细甚，项小尻削，二便不通。总由脾胃虚败，不能运行饮食，或饮食不常得，损及脾胃，生痰生热，转风转虫，务宜消积、清毒、杀虫，循次乘除，间亦有获痊者。方书有冷疳之名，无肥疳之辨。冷主脏寒，是必热治；肥疑气虚，定忧泄利。既补且固，则助益病，能速其死矣。

因他十一

现成有病居阴分，时令违和气不顺。

气不顺兮阳不升，遂使清浊两相混。

内外症发固因他，就事论事他勿问。

此章专言因害别故而累及于目也，所致不同，未能直指为甚，故统曰因他。如伤寒酷疟，热郁蒸损瞳神，蛊胀过饵姜、附而肿，时疫之夺人元神，岚障之干冒正气，一也。真阴销泄则靡，精绝昏盲；阳气烦劳则张，热胜惑妄，一也；痰症之厥晕，火症之痛涩，气症之结郁，血症之赤疼，一也。总之，凡因病病目，外虽有标，必问何因而致，即以因症治之，违道不远；或第裁以本经之药，其因自得。断不可胶柱鼓瑟，有辜病情。嗟嗟！天之赋禀已定，人之斫丧无穷，故亏者多、盈者少，泰者少而否者多。苟知爱重而不犯戒约，居易行素，静俟天命，自然灾眚都无。万一事出意外，更以识遣识，以理止情，以不如我者巧自宽解，心地休休，与物无忤，觉鸟兽禽鱼欲来亲人，不独身无恙而目视明，年亦永矣。元机之士，非不河汉斯言；修真炼性，当直奉为家法。

无因而因十二

嗜欲少，世情疏，性气温和饮食宜。日月风霜皆不出，恹恹哑病耐人思。

此章言目不应病而病。世有硕德仁人，韬真养素，内遏人欲，外体天和，宜水火既济，阴阳各得其所，乃目亦病，病且不愈，何哉？盖禀受亏歉，纵日饱膏粱，未能应机参变，则当生者不生，不当克者而克。如雀目、近视、残风、天旋，与夫处子血怯、小儿肾虚，皆造化使之也。自非通人，概以恒情相格，不惟医理欠讲，而杀机蚤流露于药笼中矣。故于诸有因外，另增无因而因。三折肱者，其以予言为篙矢也夫！

卷之二　八十一证

天行气运一

四时运气总天行，主客①违和目病成。

人既染伊还累我，左而过右定传经。

无端眵泪潸潸下，不尽虬丝②旋旋生。

逮至浮云寻蔽日，中医勿药③岂平情。

此症目赤痛、怕热羞明、涕泪交流，或睑肿头疼、恶寒发热，乃时气流行，热邪乘侮。大要少阴司天之政，风热参布，云物沸腾，目瞑而痛。太阴司天④，湿土横流，寒乃时至，气郁于上，睑肿亦烂。厥阴司天⑤，风燥火侵，目眚⑥；或水衰金弱，木侮所胜，昏障泣出。相火秉令，阳气布⑦，候

---

① 主客：谓六气之主气、客气。主气以五行相生为序，主四时固定不变之气，所应六气依次为厥阴风木之气、少阴君火之气、少阳相火之气、太阴湿土之气、阳明燥金之气、太阳寒水之气。客气以三阴三阳为序（厥阴、少阴、太阴、少阳、阳明、太阳），以岁支应司天、在泉及左右四间气，譬如子午之岁，少阴君火司天，阳明燥金在泉，司天之左间气为太阴相火、右间气为厥阴风木，在泉之左间气为太阳寒水、右间气为少阳相火。又，司天位在主气之第三气，主上半年；在泉位在主气之第六气，主下半年。
② 虬（qiú）丝：谓气轮白睛内纵横交错之赤丝血脉，亦即《银海精微》所谓"大眦赤脉传睛""小眦赤脉传睛"之赤脉。
③ 中医勿药：谚有"不服药胜中医""不药为中医""勿药为中医""有病不治，常得中医"之说，谓人有疾不服药而得痊愈者可比肩医术中等之医生，此乃诫人慎用药，以药能疗疾亦能加病故也。汉班固《汉书·艺文志第十》卷三十："经方者，本草石之寒温，量疾病之浅深，假药味之滋，因气感之宜，辩五苦六辛，致水火之齐，以通闭解结，反之于平。及失其宜者，以热益热，以寒增寒，精气内伤，不见于外，是所独失也。故谚曰，有病不治，常得中医。"（《汉书》第6册，中华书局1964年版，第1778页）宋叶梦得《避暑录话》卷下："世言'不服药胜中医'。此语虽不可通行，然疾无甚苦，与其为庸医妄投药反败之，不但为无益也。"（《全宋笔记》第2编第10册，大象出版社2006年版，第303页）明孙志宏《简明医彀》卷二"伤寒"下"变证"之"小儿伤寒"条："所谓'不药为中医'，病邪传尽，自能气复而安，误用药必死矣。圣人悯生民病苦而医药兴，若不能精明至理而妄治，是不死于病而死于医药也。"（《简明医彀》，人民卫生出版社1984年版，第55页）清方以智《东西均》"张弛"条："谚云'勿药为中医'。专教而驰奏捷者，可无诮诸？"（方以智著、庞朴注释《东西均注释》，中华书局2001年版，第200-201页）清范寅《越谚》卷上"警世之谚第二"："勿药为中医。"自注云："慎疾。"（《四库未收书辑刊》第9辑第2册，北京出版社2000年版，第7页）
④ 太阴司天：谓地支丑未之年太阴司天，主宣布湿气。
⑤ 厥阴司天：谓地支巳亥之年厥阴司天，主宣布风气。
⑥ 眚（shěng）：谓眼有疾而生翳。东汉许慎《说文解字》第四上"目"部"眚"条云："目病生翳也。"
⑦ 布：宣布、使施行，此谓相火代君火而宣布政令，使阳气流行。

乃大温，火胜目赤。阳明太过，燥淫所胜，白眼胀、眦疡。寒水不及^①，湿乃大行，复^②则大风暴发，目视𥊵𥊵。人或素有厥疾^③，及痰火胜、水少元虚者，尔我传染不一，若本源清，则邪不胜正，七日自愈。盖火数七^④，至七日则火气尽矣。七日不愈，而有二七者，乃再传也。二七如故，必有触犯。治依运气，始散，桂枝汤、麻黄汤、柴葛解肌汤；不退，大青龙、十神汤；表罢里急，大柴胡汤、八正散；或减须和，小柴胡、逍遥散、参苏饮；不

① 寒水不及：谓天干辛岁水运不及。《素问·天元纪大论》云："形有盛衰，谓五行之治，各有太过、不及也。故其始也，有余而往，不足随之；不足而往，有余从之。"此谓五运有太过、不及，阳主太过，阴主不及，太过则有余，不及则有不足。甲者天干之始也，"有余而往"，是以甲岁土运太过；继甲而来者乙也，"不足随之"，是以乙岁金运不及；继乙者丙也，"有余从之"，是以丙岁水运太过；以此类推，则丁岁木运不及、戊岁火运太过、己岁土运不及、庚岁金运太过、辛岁水运不及、壬岁木运太过、癸岁火运不及。要言之，甲丙戊庚壬，天干之奇者，主阳，五运则太过；乙丁己辛癸，天干之偶者，主阴，五运有不及；天干岁次以甲乙丙丁戊，五行相生以土金水木火，往复相应，阴阳相间，五运恒生。故是篇复言："甲己之岁，土运统之；乙庚之岁，金运统之；丙辛之岁，水运统之；丁壬之岁，木运统之；戊癸之岁，火运统之。"五运之太过、不及亦详见《素问·气交变大论》。
② 复：原作"腹"，据《素问·气交变大论》所言"岁水不及，湿乃大行……复则大风暴发"句，则当作"复"。此谓辛岁水运不及，湿气旺盛，六气湿应土，土克水，水生木以制之，又六气风应木，故水生木而致"大风暴发"。复者，犹言反制、报复也。
③ 厥疾：犹言此疾，谓天行气运。《尔雅》卷上"释言第二"："厥，其也。"《诗·大雅·生民》卷十七："厥初生民，时维姜嫄。"郑玄笺云："厥，其。"（《毛诗》，《四部备要》第 1 册，中华书局、中国书店 1989 年影印版，第 127 页）清段玉裁《说文解字注》第九下注"厥"条云："若《释言》曰'厥，其也'。此假借也，假借盛行而本义废矣。"《尚书正义》卷十"说命上第十二"："启乃心，沃朕心。若药弗瞑眩，厥疾弗瘳。若跣弗视地，厥足用伤。"传云："开汝心，以沃我心。如服药必瞑眩极，其病乃除。欲其出切言以自警。"疏云："其沃我心，须切至，若服药不使人瞑眩愦乱，则其疾不得瘳愈。言药毒乃得除病，言切乃得去惑也。"（汉孔安国传、唐孔颖达疏《尚书正义》，北京大学出版社 2000 年版，第 294–295 页）此皆以厥为"其"义。
④ 火数七：地二生火，天七成之，乃以成数言之。《礼记正义》卷十四"月令第六"言孟春之日"其数八"，注云："数者，五行佐天地生物成物之次也。易曰'天一地二，天三地四，天五地六，天七地八，天九地十'。而五行自水始，火次之，木次之，金次之，土为后。"（汉郑玄注、唐孔颖达疏《礼记正义》，北京大学出版社 2000 年版，第 524 页）又卷十五："孟夏之月，日在毕，昏翼中，旦婺女中。其日丙丁。其帝炎帝，其神祝融。其虫羽。其音徵。律中中吕。其数七。其味苦，其臭焦。其祀灶，祭先肺。"注云："火生数二，成数七。但言七者，亦举其成数。"（第 573–574 页）又卷十六言中央土"其数五"，注云："土生数五，成数十，但言五者，土以生为本。"（第 604 页）按，生数一二三四五，成数六七八九十，五行土举生数，余则取成数，是以水数六、火数七、木数八、金数九、土数惟五。

减而增，当验症切脉，或攻或补①，二阵选方，再删易合式②而调燮③之，庶不变生他症。

暴风客热二

乾清坤宁，何来客气，能犯书生。夜雨青灯，晓风残月，身在空庭。

一时寒热交并，睑胀处、眵泪飘零。点翳于珠，涅丹入璧④，急切难平。

---

① 或攻或补：谓根据病症选用攻阵或布阵药方。明张介宾选古今要方并一己"心得""经验"及"有补古之未备"者若干（张介宾《新方八略引》，《景岳全书》卷五十德集，人民卫生出版社1991年版，第1241页），按诸方功效，分列"补、和、攻、散、寒、热、固、因"八阵（张介宾《附古方条序》，《景岳全书》卷五十二图集，人民卫生出版社1991年版，第1294页），先后"作《古方八阵》，释古人立方之意；作《新方八阵》，析古方之某药，为某经之用，不相凌夺"（黄宗羲《张景岳传》，《黄宗羲全集》（第十册），浙江古籍出版社1993年版，第549～550页），以为后世学医者所鉴。黄庭镜撰《目经大成》，以为"立方如临戎"，乃于诸方"简其材略可备缓急者，兼收详注，仿景岳'补、和、攻、散、寒、热、固、因'八阵，各阵列名若干"（《续修四库全书》第1018册，上海古籍出版社2002年版，第261页），是八阵皆有方药可以选用，此亦"二阵选方""删易合式"所以留意者。按，八阵诸方，各司其政，补阵者，"补其虚也"；和阵者，"和其不和者"；攻阵者，"攻其实也"；散阵者，"散表证也"；寒阵者，"为清火也"；热阵者，"为除寒也"；固阵者，"固其泄也"；因阵者，"因其可因者也"。详见《景岳全书》卷五十、五十一《新方八阵》及卷五十二至六十《古方八阵》。

② 删易合式：犹言根据病症对所选用之方药进行删改使合乎调理所需。易，改也，变也；合，谓不相违背；式，法也，此言病症调理之法。

③ 调燮（xiè）：调和、调理。《尔雅》卷上"释诂第一"："燮、燮，和也。"

④ 涅丹入璧：谓眼珠生翳犹如白璧之有黑疵。涅，土之色黑者，此就其色而言；《荀子·劝学篇》有"蓬生麻中，不扶而直；白沙在涅，与之俱黑"句，其义甚明。丹，谓瑕疵如丹药之细碎者。

此症乃燥急劳苦，素养不清，猝以风邪外客，痰饮①内渍②，致五火③俱动，阴阳更胜而作也。阳胜则热蒸，阴胜则寒战，阴阳交争，邪正相干，则寒热往来。症似天行，但不假传染而加甚。药不瞑眩④，即日生翳。入手，芎苏散、渗苏饮；表里症现，双解散；表罢里重，壮火上逼，三承气、三

---

①　痰饮：人身因脏腑失调致体内水谷津液停积于内而形成之病证，黏稠者为痰，稀薄者为饮。《素问·经脉别论》云："饮入于胃，游溢精气，上输于脾。脾气散精，上归于肺，通调水道，下输膀胱。水精四布，五经并行，合于四时五脏阴阳，揆度以为常也。"是则五脏失调，水道不通，饮难输布，津液停积，遂成痰饮之证。汉张仲景《金匮要略》卷中"痰饮咳嗽病脉证并治第十二"："问曰，夫饮有四，何谓也？师曰，有痰饮，有悬饮，有溢饮，有支饮。"又："问曰，四饮何以为异？师曰，其人素盛今瘦，水走肠间，沥沥有声，谓之痰饮；饮后水流在胁下，咳唾引痛，谓之悬饮；饮水流行，归于四肢，当汗出而不汗出，身体疼痛重，谓之溢饮；咳逆倚息，短气不得卧，其形如肿，谓之支饮。"（汉张仲景述、晋王叔和集、宋林亿等诠次《金匮玉函要略方论》，《四部备要》第65册，中华书局、中国书店1989年影印版，第26页）宋赵以德衍其义，云："今所饮之水，或因脾土壅塞而不行，或因肺气涩滞而不通，以致流溢，随处停积。"积位不同，病理各异，症状不一，而四饮分明。（宋赵以德衍义、清周扬俊补注《重刊金匮玉函经二注》，曹炳章辑《中国医学大成》第8册，上海科学技术出版社1990年版，卷十二第1—2页）清沈明宗注云："此以四饮为饮病之大纲也。"（清沈明宗《沈注张仲景金匮要略》，曹炳章辑《中国医学大成》第8册，上海科学技术出版社1990年版，卷十二第1页）是皆以痰饮为四饮证之一。隋巢元方《巢氏诸病源候总论》卷二十"痰饮诸病候"之"痰饮候"条："痰饮者，由气脉闭塞，津液不通，水饮气停在胸府，结而成痰。"又："脉偏弦为痰，浮而滑为饮。"（《巢氏诸病源候总论》，曹炳章辑《中国医学大成》第41册，上海科学技术出版社1990年版，卷二十第5—6页）并依病位、症状始分痰候、饮候合十六条，而以痰饮总名之，是后诸医书论痰、饮二证者颇详。明孙一奎《赤水玄珠》卷六"痰饮门"门目注云："胶固稠黏者痰也，清而稀薄者饮也。"（《赤水玄珠》，人民卫生出版社1986年版，第242页）明张介宾《景岳全书》卷三十一贯集"杂证谟"下"痰饮"之"论证"条："痰之与饮，虽曰同类，而实有不同也。盖饮为水液之属，凡呕吐清水及胸腹膨满、吞酸嗳腐、渥渥有声等证，此皆水谷之余，停积不行，是即所谓饮也。若痰有不同于饮者，饮清澈而痰稠浊；饮惟停积肠胃，而痰则无处不到。水谷不化而停为饮者，其病全由脾胃；无处不到而化为痰者，凡五脏之伤皆能致之。"介宾既以痰饮不同而为二证，又旁及二证源流、病证成因、调治方法，犹以痰饮为总名，其论详明。按，痰饮之名有二，或为总名，有痰证，有饮证，而皆水谷积余所致，然痰稠浊而饮清薄，二证病理、病位、治法各异，尤不可混为一谈；或居四饮之一，盖出于仲景，后人衍之，而以水饮之邪停积肠胃者名之。
②　渍：谓水积，此言痰饮停积于体内。东汉许慎《说文解字》第十一上"水"部"渍"条："沤也。"唐慧琳《一切经音义》卷五十九"四分律第三卷"下"淹渍"条：《通俗文》'水浸曰渍'。"（《高丽大藏经》第75册第647页）
③　五火：五脏偏亢的阳气。《素问·解精微论》云："夫一水不胜五火，故目眦盲。"启玄子王冰注云："眦，视也。一水，目也。五火，谓五脏之厥阳也。"明张介宾《类经》卷十八"疾病类"之"涕泪八十"条注云："一水，目之精也。五火，即五脏之厥阳，并于上者也。"清张志聪注云："一水，谓太阳之水。五火，五脏之阳气也。夫太阳之水，随气而运行于肤表，犹水之随天气而环转于上下。少阴之水火以应天之日月，交相会合而不相离者也，是阴阳厥逆，则目眦盲。眦盲，谓太阳之两睛明，以应天之日月也。张兆璜曰'通篇论神精，此后提出气字。夫五脏之精气皆会于目，气并于上，精并于下，故为五火'。"（清张志聪《黄帝内经素问集注》，曹炳章辑《中国医学大成》第1册，上海科学技术出版社1990年版，卷九第28页）明徐中诚辑、刘纯增《玉机微义》卷十"火门"之"论火岂君相五志俱有"条按云："经所谓'一水不胜二火'之火，出于天造。君相之外，又有厥阳脏腑之火，根于五志之内，六欲七情激之，其火随起。盖大怒则火起于肝，醉饱则火起于胃，房劳则火起于肾，悲哀动中则火起于肺，心为君主，自焚则死矣。"（《景印文渊阁四库全书》第762册第124页）按，五脏之火根于五志，其说本乎金代名医河间人刘完素；然景岳谓"即因志动火者，非曰必无，但伤气者十之九，动火者十之一"，是则五志之动非必皆火也，其论详见《景岳全书》卷十五性集"杂证谟"之"火证"下"论五志之火"条。
④　瞑眩：谓头晕目眩，古人以为服药后预示着病愈的身体反应。此谓服药后无瞑眩反应，则病实未愈，遂有"即日生翳"之患，仍须以确用药。

友丸；若昼静夜剧，是阳气陷入阴中，名曰热入[①]血室[②]，四物加丹皮、黄连；不罢，防风散结汤或三黄清热丸；妇女，消凝行经散；势少衰，羚犀逍遥散，再则冲和养正汤。又或选胜湖山，留心声伎，患成今症，始进补中益气，加蔓荆子、防风；倘脉沉迟[③]，再加生姜、附子；继则神效黄芪汤；终与培元散、生熟地黄饮，合瘥。倘心粗胆大，壹以前药莽投，病变强[④]半难克。《瑶函》既曰暴风，却从轻论；又曰客热，不教人急治。意欲将医、病两家，皆勒令无目，可谓忍矣。

火胀大头三

淡饭清茶，合保得、百年长在。或多愁善病，出乎无奈。努力但亲觥

---

① 入：原文作"人"，据文义改。

② 热入血室：谓热邪侵肝。明邓苑《一草亭目科全书》"治小儿雀目法"条："经谓'眼得血而能视'，肝血有亏，热入血室故也。"则血室当谓肝，以其能藏血故也。

③ 沉迟：言脉象且沉且迟。沉者，脉位低沉，重取乃得；迟者，一息三至，不及于平脉，平脉谓常人无病者脉象。脉象分类，历代不一。晋王叔和《脉经》卷一"脉形状指下秘诀第一"列二十四脉象，曰"浮、芤、洪、滑、数、促、弦、紧、沉、伏、革、实、微、涩、细、软、弱、虚、散、缓、迟、结、代、动"，软脉即濡脉；唐孙思邈《千金要方》卷二十八"指下形状第三"并《千金翼方》卷二十五"色脉"下"诊脉大意第二"承王说而详言之，谓"浮、数、弦、滑、牢、洪、实、动"八脉为阳脉，"沉、芤、细、紧、缓、虚、微、弱、迟、濡、涩、促、结、代"十四脉为阴脉，阳脉之牢脉即革脉，而于伏、散两脉无所论。元滑寿《诊家枢要》"脉阴阳类成"列三十脉象，增"长、短、大、小、疾、革"六脉，并于"革脉"条注云"与牢脉互换"，故实为二十九脉；清叶霖《脉说》承其说，然谓革、牢二脉不同，又附"清、浊"两脉，故实三十二脉。明张介宾《景岳全书》卷五道集"脉神章中"下"正脉十六部三"列十六脉象，减"促、革、细、软、弱、散、代、动"八脉。明李时珍《滨湖脉学》增"长、短、牢"三脉成二十七脉象，李中梓《诊家正眼》卷下又增"疾脉"而为二十八脉象，后世多言脉象二十八者即由此。

④ 强：超过、有余，犹言多于。

录事[1]，勾心不了相思债。逼三阳、亢[2]火上炎蒸，形容改。

眼与耳，交障碍。头及项，无大小。更痛如炮烙，须臾难耐。两字浮生真幻梦，一腔热血成寒濑[3]。问甚时、能得返魂香，熏衣带。

此症发热恶寒，头面随肿满而痛，目赤、多眵泪，不敢向明坐卧，盖风痰湿热合太阴燥气飞越而致。长夏高秋间，及虚肥大犯者多，失治，恐热闭邪沴[4]，神膏浊污，待肿消而病变矣，须九味羌活汤、清空散；不效，麻桂饮或大温中饮。若初起憎寒，而后发热，一二日热盛而无寒，脉诊浮[5]

① 觥录事：唐时众人会饮置录事二人以监酒令，左曰"律录事"，掌宣行酒令；右曰"觥录事"，掌纠罚犯令者，亦称"觥使"。然此非定制，亦可以录事一人总揽二职，或谓之"酒纠""席纠"。唐元稹《元氏长庆集·痁卧闻幕中诸公征乐会饮因有戏呈三十韵》卷十一："红娘留醉打，觥使及醒差。"自注云："舞引《红娘抛打》，曲名；酒中觥使，席上右职。"唐皇甫松《醉乡日月》"犯觥令"条："初犯令，律事以本户绳之；不止者，置觥录事，投旗于前曰'某犯觥令'。"（宋曾慥辑《类说》，《北京图书馆古籍珍本丛刊》第62册，书目文献出版社1988年影印版，第743页）又"明府"条："凡主人之右，主酒也。"又"律录事"条："夫律录事者，须有饮材。饮材有三，谓善令、知音、大户也。凡笔台以白金为之，其中实以二十筹、二十旗、二十纛。夫旗所以指巡也，纛所以指饮也，筹所以指望也。始宾主就坐，录事取一筹，以旗与纛偕立于筵中，余置器于手。"又"觥录事"条："凡乌合为徒，以言笑动众，暴慢无节，或叠叠起坐，或附耳嗫语，律事以本户绳之，奸不衰在。觥录事宜以刚毅木讷之士为之。有犯者，辄设其旗于前，曰'某犯觥令'。犯者诺而收执之，拱曰知罪。明府饷其觥而斟焉。"又"拒拨"条："盖有闻饮必来，见杯即拒，或酒纠不容，密见明府。"（明陶宗仪《说郛》第9册，中国书店1986年影印版，卷五十八，第26—27页）又明袁宏道《觞政》"一之吏"条："凡饮以一人为明府，主斟酌之宜……以一人为录事，以纠座人。"（钱伯城《袁宏道集笺校》，上海古籍出版社1981年版，第1415页）按，五代王定保《唐摭言》卷三"散序"条："其日，状元与同年相见后，便请一人为录事。"自注云："旧例率以状元为录事。"又同条："敕下后，人置被袋，例以图障、酒器、钱绢实其中，逢花即饮。"又："其被袋，状元、录事同检点，阙一则罚金。"（《唐摭言》，中华书局1960年版，第24—25页）又："崔沆及第年为主罚录事。同年卢肇俯近关宴，坚请假往洛下拜庆，既而淹缓久之。及同年宴于曲江亭子，象以雕幰载妓，微服弹鞚，纵观于侧。遽为团司所发。沆判之，略曰'深揿席帽，密映毡车。紫陌寻春，便隔同年之面；青云得路，可知异日之心'。"（第31页）唐进士关宴，例置录事一人检点宴饮所备诸物及行纠察之事，其人非必状元而后已；所谓关宴者，以其吏部关试毕宴集故也，又宴集所在乃曲江亭子，遂谓之"曲江大会"。盖唐时会饮置录事监酒，出于进士关宴之例，而为时人所效，遂成故事，或可知矣。又《诗·小雅·桑扈》卷十四："兕觥其觩。"郑玄笺云："兕觥，罚爵也。古之王者与群臣燕饮，上下无失礼者。其罚爵，徒觩然陈设而已。"（《毛诗》，《四部备要》第1册，中华书局、中国书店1989年影印版，第105页）唐人名录事以觥，盖取古贤兕觥罚爵故事，非独纠犯令之务，实亦掌罚酒之务。

② 亢：盛也，此谓火气旺盛。

③ 寒濑（lài）：谓水流之寒而湍急者。

④ 沴（lì）：殄也，害也，此言热邪壅闭而为害。汉伏生《尚书大传·洪范五行传》卷四："维金沴木。"郑玄注云："沴，殄也。"《汉书·五行志第七中之上》卷二十七中之上："唯金沴木。"注云："服虔曰'沴，害也。'如淳曰'沴音拂戾之戾，义亦同'。"又同卷："气相伤谓之沴，沴犹临莅不和意也。"宋王观国《学林》卷四"沴"条："观国案：沴者，相违之义也。五行之性相违而不相为，则灾祸由之以生。古之论五行者有六沴，谓金沴木也，木沴金也，水沴火也，火沴水也，金木水火沴土也，金木水火土沴天也。六沴之作，皆缘五事之不修，故五行为之相违而沴焉。"（《景印文渊阁四库全书》第851册，台湾商务印书馆1986年影印版，第106页）

⑤ 浮：谓脉象轻取即得且有力，重按则力减。

大①而数②或弦③燥，头痛身痛，耳聋口渴，双睛望如火，此系时疫病作，非目疾、非伤寒也，进达原饮、普济消毒饮、清平丸。当罢不罢，头面续胀，有如僧磬④瓞⑤瓠，乃毒邪蟠踞胃中，隔绝元府⑥，使表气不能通内，里气不能达外，游溢于上，发为奇肿，俗名大头瘟。大柴胡急下以承其气，继用十神汤、小续命汤，得狂汗或发斑而解。然是症最易传染，薄福者即毙命，医家自当慎重，漫⑦图医人。

大小雷头风四

雷风人暴患，壮热且憎寒。
头脑浑如烙，睛珠酷似钻。
气粗痰上易，火秘便通难。
忽忽过时刻，天医费往还。

此症不论偏正头风，但憎寒壮热，状如伤寒，头目疙瘩肿痛极不能忍耐者是。或夹痰而来，两耳若雷鸣风动，轰轰作声，故曰雷头风。风起目随病，既而身如被杖，二便秘结，曰大雷头风。头风作，大便先润后燥，小便先清长后赤涩，身热徐退不痛，曰小雷头风。大者害速，小者稍缓。二三日目即损坏，神医莫能为治，目坏而痛不少歇，命其危矣。《难经》曰："头痛有厥有真。"厥者，逆也；真者，无他杂也。面肿头重，按之不得，项先痛，腰脊为应耳。前后脉涌有热，此风寒伏手三阳，留而不去，壅逆作病。头为阳首，发为厥痛。若再传入脑户，则手足必寒，爪甲必青，死不治。初起，不问大小雷风，三阳厥逆，五邪争并，不辨为火、为风、为痰，脉息对症或否，速与大承气或三黄祛热煎，火得息⑧则痰自散，而风

① 大：谓脉象应指而满，跳动幅度倍于常脉而无洪脉汹涌之势。
② 数：谓脉象急促，一息五至以上。
③ 弦：谓脉象重取不走而轻取则滑如琴弦之直长状。
④ 僧磬：佛寺用来念经或集合僧众之打击器，形似钵，磬，通"磬"。
⑤ 瓞：疑当作"瓝"或"匏"，谓"头面续胀"如瓜或葫芦之状。
⑥ 元府：即"玄府"，因避清圣祖讳而作"玄"为"元"，又"气门"，谓体表皮肤毛孔。《素问·水热穴论》云："所谓玄府者，汗空也。"启玄子王冰注云："汗液色玄，从空而出，以汗聚于里，故谓之玄府；府，聚也。"空，通"孔"。明张介宾《类经》卷二十一"针刺类"之"肾主水水俞五十七穴三十八"条注云："汗属水，水色玄，汗之所居，故曰玄府；从孔而出，故曰汗空。然汗由气化，出乎玄微，是亦玄府之义。空孔同。"
⑦ 漫：放纵貌，引申为随便、不经意地。此诚医者医传染之病时切不可于己身无所经意。
⑧ 息：通"熄"，谓火邪去而平复。

四库全书中医眼科证方药类注（下）

亦渐止。如表症未罢，菊花通圣散先投看效。倘脉浮芤[1]或沉濡[2]而迟，服前方反剧，亟换调中益气、全真一气、大补元等汤。能开导针砭，依图施治，尤为快便。

雷头风，本科第一险症，眇瞽者强半[3]。为此，前人只论其险，绝不究其经络治法，至今私恨。

左右偏头风五

右边气胜左边风，风气兼并作火冲。

可论一边皆险急，那堪左右两相攻。

攻外青睛凹或凸，内攻神散照无瞳。

识得六经七种病，按方主治不无功。

此症左边头痛右不痛者，曰左偏风；右边头痛左不痛者，曰右偏风。丹溪曰："头风有痰、有热、有风、有血。"在左多属风血，在右多属痰热。世人只苦头痛，全不虑及眼目，往往左发损左目、右发损右目。若血虚生风，风盛生热，热生痰，痰逆气，风与痰并，血从中耗，耗虚则寒而痛。风不衰，必损左反攻右，损右反攻左，而两目俱损。更验痛由内起止于外，为祸迟；痛由外起止于内，为祸速；由百会、上星、攒竹中入者，为祸烈。外有赤肿痛泪得外症，内有昏惑妄见得内症，症成多不能治。风之害人，惨毒极矣！治法：不问左右，先以艾葱熨头，炒米、炒盐熨太阳穴，一面调神应散，徐徐啜之，俟势稍止，然后按症诊脉。如左偏风，脉浮数有力、心烦口苦、目红狂痛、泪热如汤、二便不利，逐客饮、导赤各半汤；有瘀，兼服泻青丸。右偏风，脉如左，加大实，目赤肿眵多、二便秘涩，通气利中丸、凉膈散、清胃散；有痰，清气化痰丸用亦得。依此主持，厥目未必就损。不损，再对病选方，十亦可全五。

阴阳邪风六

五月阴气进，风邪任脉伏。

---

① 芤（kōu）：谓脉象重取则中空而旁实如手按葱管之状；芤，葱之别名。
② 濡：谓脉象软而无力，轻取易得而重取难辨，又谓"软脉"。
③ 眇瞽者强半：谓人患此症而致失明者过半。

子月①阳气进，风邪伏在督。

伏任眉骨疼，伏督痛枕骨。

督任递相传，满头若击触。

此症指额扳骨、眉棱骨与后顶枕骨痛楚而言。阴邪发，则多于六阳用事之月②，盖真阴不足，风热上炎。若胸有宿痰，此火之所致，热甚生风也。阳邪发，则多于六阴用事之月③，盖真阳不足，寒湿内攻。若耳鸣眩晕，此逆痰所致，火兼水化也。曰督任者，即人身前后之分，非女抱阳负阴、男抱阴负阳，支离无据，奇经八脉之督任也。症无内外，总以益营扶卫，降火散痰，俾④寒者温之，湿者燥之，热者凉之，邪痛如揭。元虚、痰火及怒气甚者多得此，忽而不治、治而或愈、愈而复作者，势必至丧明而后已。

辘轳自转七

辘轳展转，在井之中。乃伊人目，视也从同。曷为从同，大风自东。

辘轳展转，在井之上。乃伊人目，脉翻而仰。易为翻仰，旋风之象。

彼辘者轳，知止能静。彼瞳者子，开闭不定。旋风刮地兮吹目频眨，大风折木兮目瞑绝命。

辘轳三章，专为脏气乖蹇⑤，阴阳不和，中风中痰，并脱血脱气，致目直视、上视、紧闭、频眨、翻腾动摇而作也。夫翻腾动摇，乃目不待心使，而自蓦然察上，蓦然察下，倏左倏右，或定或摇。此肝气违和，风邪搏击，

---

① 子月：建子之月，相当于农历十一月。按，建子、建丑、建寅、建卯、建辰、建巳、建午、建未、建申、建酉、建戌、建亥，古十二月建也。夏历以建寅之月为岁首，或谓建正于寅，故建寅之月即夏历正月，而建子之月则为夏历十一月；夏历，又称农历。

② 六阳用事之月：农历四月。《礼记正义·月令第六》卷十四"孟春之月"条："是月也，天气下降，地气上腾，天地和同，草木萌动。"孔颖达疏云："'天气下降'者，天地之气谓之阴阳，一年之中，或升或降，故圣人作象，各分为六爻，以象十二月。阳气之升，从十一月为始，阳气渐升，阴气渐下，至四月六阳皆升，六阴皆伏。至五月一阴初升，阴气渐升，阳气渐伏，至十月六阴尽升，六阳尽伏。"又疏云："所以十月云'地气下降，天气上腾'者，以十月之时，纯阴用事，地体凝冻，寒气逼物，地又在下，故云'地气下降'。于时六阳从上退尽，无复用事，天体在上，不近于物，似若阳归于天，故云'天气上腾'，其实十月天气反归地下。"（汉郑玄注、唐孔颖达疏《礼记正义》，北京大学出版社2000年版，第542—543页）十一月阳气始升，至四月六阳升而六阴伏，是以四月为六阳用事之月；五月阴气始升，至十月六阴升而六阳伏，是以十月为六阴用事之月。此亦前诗所谓"五月阴气进""子月阳气进"之本也。明李一楫《月令采奇》卷二"四月令"条："是月也，龙见而雩，和风扇物，六阳用事，月卦名乾。"

③ 六阴用事之月：农历十月。明李一楫《月令采奇》卷四"十月令"条："是月也，气属六阴，月卦名坤。"详见"六阳用事之月"条。

④ 俾（bǐ）：使也。

⑤ 乖蹇：谓命运不顺，此言脏气不畅。

致筋脉振惕，双睛运动不定。倘牵拽成性，不为反顾，即为反背。倘惊搐不止，不为暴盲①，则为青盲②矣。夫紧闭、频眨，乃目上纲属足太阳，下纲属足阳明，二经有热，则筋纵不开；又肝主风，胆主惊，阳火既明，惊风复吹，目力自难两敌。若元病赤热，自有本症，不在此论。

何为上视？精神昏沉，牙关紧合，手足瘛疭，胸膈喉咽，痰涎壅盛，名为天钓，实是风虚。然亦暂时间事不足虑，如久病病笃，上视者则徐上徐下、下而复上、上而不能遽下，此肝脾将绝，即不知医者，一望而知其病入膏肓也。何为直视？看物而睛轮不动，以烛照之不畏，物触之不眨。病至此，症已逆，多不治。经曰："太阳之脉，其终也，戴眼，反折，瘛疭。"又曰："少阳终者，百节纵，目睘绝系。"愚谓直视不省事，为心绝；不识人，为肾绝；反折、瘛疭，为肝绝。盖邪风壅盛，塞其正气，邪盛则正脱，正脱则君主久慧，而相傅之治节不行，故三脏合病，如醉如痴，目盲早矣，易箦③只在旦夕。是故直视、谵语④、喘满⑤者死，循衣摸床、惕而发狂、微喘脉涩者死。听其辘轳展转，变为目科至败之症，不可复得耳。

治法：连上阴阳邪风，总于散阵选方，继而或寒或热、或攻或补，间亦有奏效者。然须熟读《头风》篇，并各阵方解，临事增减，如磁石引铁，自然投合。故凡无一定治理，不言方。

辘轳系深井汲水之车，上下左右，展转无时。诗以咏之，症以名之，所谓兴而比也。集中多如此类，固知画虎类犬，然欲便记诵，又限于病情、药品，未能一计工拙。风人词客，乞不以文害辞，不以辞害志，则幸甚！快甚！

---

① 暴盲：谓目无异常而骤然失明者，病来甚疾。详见本书"暴盲七十"。
② 青盲：谓目无异常而逐渐失明者，病发迟缓。详见本书"青盲八十"。
③ 易箦（zé）：典出《礼记·檀弓上》，谓人之病重且死也；箦，竹席。《礼记正义》卷六"檀弓上第三"："曾子寝疾，病。乐正子春坐于床下，曾元、曾申坐于足，童子隅坐而执烛。童子曰，华而睆，大夫之箦与？子春曰，止。曾子闻之，瞿然曰呼。曰，华而睆，大夫之箦与？曾子曰，然，斯季孙之赐也，我未之能易也。元起易箦。曾元曰，夫子之病革矣，不可以变，幸而至于旦，请敬易之。曾子曰，尔之爱我也不如彼。君子之爱人也以德，细人之爱人也以姑息。吾何求哉？吾得正而毙焉，斯已矣！举扶而易之，反席未安而没。"郑玄注云："箦，谓床第也。"第，床上所用竹席。又注："言病虽困，犹勤于礼。"孔颖达疏云："此一节论曾子临死守礼不变之事。"（汉郑玄注、唐孔颖达疏《礼记正义》，北京大学出版社2000年版，第216–217页）按，曾子谕礼而寝箦，故病困易箦示其谨礼之分，后因以言人病危也。
④ 谵（zhān）语：病中神志不清、胡言乱语，又作"谵言"。
⑤ 喘满：胸闷气壅而致呼吸急促。

瞳神反背八

轮廓倾翻症匪小，病人难值医人少。虽然家秘有针经，心不巧，手不妙，多恐沉盲直到老。

此症因六气偏胜，风热搏击，其睛斜翻倒转，白向外而黑向内也。药不能疗，惟治以手法。手法奈何？熟视其何入何背，并带上[①]带下之分，然后针之，易如反掌。针定，进正容汤，高枕安眠；再煎人参养荣汤二三剂，立愈。其针须临症亲授，笔墨难代喉舌。市医对此茫然，而见青盲内障，又曰瞳神反背。噫，真瞳神反背矣夫！

春水扬波九

金轮自平兮水轮明而，风轮半倾兮火轮蒸而，肝邪虽婴兮肾枚宁而，莫令尖生兮损真精而。

此症初起，目不自然，视内外都无别恙。一二日，风轮坎廓[②]或左或右、在上在下，斜斜高耸而起也，故曰春水扬波。乃肾邪上蒸，胆火内逼，幸巽[③]风不动，所以未及全出。若木旺生火，多从上胀，而有虬脉[④]；及火盛生风，必赤痛泪下，头脑如破，急以犀羚逍遥、归芍地黄，或暂加知、柏，昼夜交进。稍迟，则渐高渐尖，至极并水不见，神膏如死，俗谓之田螺旋顶。虽有善者，亦无如之何矣。

鱼睛不夜十

愁瞳子瞠，瞠不转头。阳邪亢，风热又相投。

此症项强，面赤燥，目如火，胀于睑间，不能开闭，若野庙凶神，与花缸变鱼之目，凸而定凝，故曰鱼睛不夜。乃阳邪亢害，风热壅阻，下窍不痛，上窍亦塞。是眼不出即入[⑤]，速于百会、太阳、两睑上星要隘等穴，

---

① 上：原文作"止"，据文义改。
② 坎廓：八卦坎为水，于五脏应肾，肾与膀胱相表里，故坎廓属肾络膀胱，为宣化之廓，主瞳仁。
③ 巽：八卦巽为风，于五脏应肝，此即言肝。
④ 虬脉：同前"虬丝"。
⑤ 不出即入：言致病之热邪若不及时发散就会深入病体，从而使病情加重。

砭针出血；嗣后^①黄连解毒汤、一味大黄丸、三友丸，寒之攻之，庶^②有可救，然亦险矣。

凝脂翳变十一

何谓凝脂翳？肥而带黄色。

血停神膏伤，气壅经络塞。

热向脑中摧，窟从睛上得。

亡明指顾间，天命谁与易。

此症初起，目赤痛，多虬脉，畏光紧闭，强开则泪涌出，风轮上有点如星，色白，中有孔如锥刺伤，后渐渐长大，变为黄色，孔亦渐大，变为窟。有初起翳色便黄，大且厚，治依下法：四围裂开一缝，若可施钳，或竟镊去，下得一窝，窝底皮膜如芦竹之纸，风吹欲破，见辄令人吃惊。又初起现厚大白障，继则于障内裒^③出黄翳，状类鹅脂，为疾益急。再头痛便秘，则为窟、为漏、为蟹睛、为凹凸、为眇、为瞽，不日而致。治之不问孔窟浅深，但见翳色肥黄浮脆，善变速长，亟以小承气下利中丸，净其内；随磨羚羊角调清肝散，彻其外。俾表里邪行，头风不即止，大便必通。大便通，目赤痛与泪合减，乃用消风活血汤或防风散结汤、犀角地黄汤。服过，势少退，照下星月翳蚀定方。其眼药对症点、洗，妥适便好，不须琐赘。愈后必有白障，若鱼鳞、玛瑙等形，终身不能脱，然亦不幸中之幸也。揆^④因，盖木火自焚，殃及金土，一水不胜四火，是以焦瘁神膏。良医遇兹，也须昼夜监守，假徒茶毕一揖，揖后一函，放心他往，一时症变如上，救得睛完，亦带疾耳。学者虚心敬听，进德良多。

原案：友人艾秀瞻，初夏暴得此症，服驱风散热之剂反剧。或谓城中林桂苑素知名，曷请治之？既至，视其形孱弱^⑤，其色枯白，审其脉细^⑥数，

---

① 嗣后：谓顺承前此动作而下，犹言随后、之后。

② 庶：犹言或也。

③ 裒（póu）：聚集，此言于白障内聚生黄翳。

④ 揆：度也，揣测，此谓细究致病之缘由。

⑤ 孱弱：谓身体虚弱。孱，通"孱"。

⑥ 细：脉象沉细如丝，软弱无力。

其家素封①，意必斫丧②过度，经血不能经营，因而外感。故辛凉之药不投，乃主补中、四物、六味地黄等汤，未数日翳满而失明，加之烦躁不安。林辞去，遗书招余。余尝与艾子同学，信而专，遂以大承气下三黄丸五钱，一服无响应；再服略下，痛稍减，明旦微开，则右目已能辨黑白矣。复如前药，日进二剂，至大利乃止。止则头目痛攻顿除，然后散以八正、逍遥，丸以退云、既济。月余，能出溪桥以纳凉，秋中全愈。桂苑问故，曰："目痛自下而上，头痛重太阳穴，阳明胜厥阴也，故承气以通之；大小便秘，藏秽热于腑也，故三黄以降之；气轮簇③火，八正实泻其子；震廓凝脂，逍遥直解其郁；退云、既济，特以靖④余孽耳。"林退而叹曰："法之妙，神验如此！可见法不远人，人自远法。"智圆胆大，触类而长之，则术在我矣。虽然，秀瞻形脉怯弱，用重方屡通，幸获戴人⑤邪实急攻之效，而仲景忌下之教，不几违乎？是案徒以伐⑥功，不可为训。

星月翳蚀十二

谁将厚指甲，冰镜掐深痕。

致令星云起，从教日月昏。

湿邪陵火鼎，金气入寅门。

莫谩专攻散，和中妙理存。

此症甫病，目既赤肿痛泪，不敢近火向日，风轮生白翳，状如大星，星中有一孔，宛若锥钻；甚者如新月，月上亦有一痕，俨指甲深掐，故曰

---

① 素封：谓人虽无爵位封邑但其财产收入却可与之比肩者，犹言家资富且厚也。汉司马迁《史记·货殖列传第六十九》卷一百二十九："今有无秩禄之奉，爵邑之入，而乐与之比者，命曰'素封'。"唐司马贞索隐云："谓无爵邑之入，禄秩之奉，则曰'素封'。素，空也。"唐张守节正义云："言不仕之人自有园田收养之给，其利比于封君，故曰'素封'。"（《史记》，中华书局1963年版，第3272页）

② 斫丧：谓以刀斧砍斫使受损伤，引申为伤害、摧残，亦特指人沉溺酒色而致身体受损。《左传·哀公十五年》卷五十九："天或者以陈氏为斧斤，既斫丧公室，而他人有之，不可知也。"（周左丘明传、晋杜预集解、唐孔颖达正义《春秋左传正义》，北京大学2000年版，第1940页）此即以"斧斤"为喻言陈氏残害齐国公室，取而代之。陈氏，即春秋末代齐而王之田氏，田氏出身于陈国，故又称陈氏。明张介宾《景岳全书》卷二十五心集"杂证谟"下"腰痛"之"论治"条："或以酒色斫丧。"清赵翼《陔余丛考》卷四十三"斫丧"条："人不自爱惜，耗其精神于酒色者，曰斫丧。"（《陔余丛考》，商务印书馆1957年版，第974页）此即以人沉迷酒色不自爱惜为斫丧。

③ 簇：聚集、簇集。

④ 靖：使平定，使安定，此犹言清除。

⑤ 戴人：指金代名医张从正，戴人其号也。其治主张攻邪，是以后文言"邪实急攻"。

⑥ 伐：夸耀，犹言自夸其功。

星月翳蚀，凝脂症之小者。盖人怒气及土郁①伤肝，肝虚不胜病势，所以一逼便循空窍②，双睛现症如斯。男妇患者多多，无论脉浮数弦大，总以犀羚逍遥散，或四物汤加柴胡与黄酒、炒连，不则疏风、养荣、泻青、导赤等方增减与服。其翳虽险，徐徐自尔枯落，但痕迹下陷，日久对脉补和，始上而平，非一时所能遽没。

花白翳陷十三

> 黄白嫩花蕊，沿睛历乱开。
> 尔时才几瓣，顷刻即双台。
> 明月不相照，妖云何处来。
> 伊人看未足，寂寞拣风摧。

此症初起，双目便赤肿狂痛，畏明生眵，开视青睛沿际许多白点，俨若扭碎梅李花瓣。瓣色黄而浮大者尤险，一昼夜牵连混合，蔽幔神珠，看之与混睛障相似，却善长速变，且四围翳起，中央自觉低陷，甚则翳蚀于内，故名花白翳陷，治疗大费神思。意者土盛郁木，木郁则生火，火盛生痰，痰火交烁，膏液随伤，乃变无了局。《瑶函》谓"金克木之祸"，真是睡中说梦话耳。速救可以挽回，更须与凝脂症一样监守，以菊花通圣散一两，分三次调服，看势不衰，翌日再进一两，肿必消，翳亦合减；换治金煎，日二剂，中宵以三黄清热丸吞四钱，症不反复而渐罢；然后顺气疏肝、清热化痰，大约尽一季可全瘥，但终不能如旧。人其毋全责乎医！

原案：壬申仲冬一日，余左目倏尔奇痛，随肿而泪多不敢开。入夜，右目亦然，如煎如刺，眠食俱废。强起览镜，左右风轮沿际，若念珠环绕，

---

① 土郁：指脾郁，以五脏脾应五行土故也。又太阴土气化湿，土郁则湿滞，湿滞则脾实，脾实则侮其所不胜者肝木也，肝侮则伤，伤而虚，遂致"肝虚不胜病势"。清黄元御《四圣心源》卷二"六气解"之"六气偏见"条："太阴湿盛者，水木之虚也。"又："以六气之性，实则克其所胜而侮所不胜，虚则己所不胜者乘之，而己所能胜者亦来侮之也。"此谓脾病则湿盛，湿盛则肝肾俱虚。（《黄元御医书十一种》下册，人民卫生出版社1990年版，第38页）

② 空窍：指孔窍，泛指人体内外孔窍，此特指眼睛。《灵枢·口问》云："目者，宗脉之所聚也，上液之道也。口鼻者，气之门户也。"又："液者，所以灌精濡空窍者也。"清张志聪注云："夫口鼻耳目，皆为空窍。故曰'口鼻者，气之门户也'。谓津液随气而上濡空窍。"（《黄帝内经灵枢集注》，曹炳章《中国医学大成》第2册，上海科学技术出版社1990年版，卷四第7页）《素问·四气调神大论》云："邪害空窍。"杨上善注云："空窍，谓三百六十五穴也。"（李克光、郑孝昌主编《黄帝内经太素校注》，人民卫生出版社2005年版，第13页）又详前"元府"条，汗孔亦当为人体表之孔窍。是故，凡人体运行气液之空隙皆谓空窍。

知是花白恶症。依前方对病增删，三旦夕，痛稍减，肿亦消，却人物罔见。问妻儿，金①曰："四周翳大而白。"幸瞳神微现黑影，乃以空青石、芙蓉镜乳调互点，渐渐能视。凡五阅月圆，始全瘥。

蟹睛横出十四

风流过，风神大损风标挫。风标挫，固所风轮，吹弹得破。

瞳仁圆活凝脂可，瘢痕虽在光无堕。光无堕，将就罢了，又愁甚么。

此症视风轮上有黑珠一颗，周围肤翳②略缠者是。盖缘暴风客热，暨水衰火炎，医不合法，致凝脂、黄液、木疡诸病蚀破青睛，黑睛从破处而出，始如蝇头，中如蟹睛，甚则横长如黑豆，故呼上名。软而不疼，金井但斜未败，准可许其平复。间有结痂如豆壳，壳落始愈者。然补穿合碎，虽妙手空空，瘢痕终乎不免。若尖硬痛紧，药饵再误，则黑白混一，蟹睛决不能平，不则必裂，青黄叠出，目其随眇已乎。

蟹睛本医药妄乱逼成，一切汗、吐、下③诸法皆用不着。合选和而带补之方，加五味、枣仁、白芍，徐徐酸敛，日久自然收入。若未经看治，此则木火强盛，脉必浮弦而数，须抑青、泻青、八正、逐客等洁净脏腑，然后宣和。宜滋养，细心调理，十九无害。

长虹贯日十五

离离赤脉虬丝，出银海，入冰池。纵横粗细，长短稠稀。昏沉云冉冉，痛紧泪垂垂。若白虹之贯日，类红线之穿珠。大知水困金无助，致令风狂火益威。

此症乃赤脉虬丝，纵横粗细，上气轮而缠风轮，最不易治。盖水泄金元，风木燥而无制故也。且火胜木焚，风胜木折，虽松柏之姿在所不免，

---

① 佥（qiān）：全、都。

② 肤翳：谓翳薄如蝇翅者。隋巢元方《巢氏诸病源候总论》卷二十八"目病诸候"之"目肤翳候"："肤翳者，明眼睛上有物如蝇翅者即是。"（《巢氏诸病源候总论》，曹炳章辑《中国医学大成》第41册，上海科学技术出版社1990年版，卷二十八第4页）清沈金鳌《杂病源流犀烛》卷二十二"目病源流"："若眼睛上但有物如蝇翅之薄，则谓之肤翳，此翳之轻者也。"（《中华医书集成·综合类》第32册，中医古籍出版社1999年版，第510页）

③ 汗吐下：汗法主发散解表，病邪停留于表皮者可汗而出之；吐法主吐上，病有积于胸膈上脘者可涌而出之；下法注利下，病邪积留于下者可泻而出之。详参金张从正《儒门事亲》卷二"汗下吐三法该尽治病诠十三""凡在上者皆可吐式十四""凡在表者皆可汗式十五""凡在下者皆可下式十六"等条论述。

况肝胆乎？以故风火合作，赤脉即生，赤脉生则漫睛翳障，热泪流而痛紧，世谓若白虹贯日之变事焉，因征其兆、拟其状而命名云。其丝脉只在气轮，纵涩紧不爽，及有微泪、赤虬者，此目病之常，不足为虑。即风轮有障，医者自能研究，兹无庸赘。《内经》谓："赤脉从上下者，太阳病；从下上者，阳明病；从外走内者，少阳病；从内走外者，少阴病。"[1]太阳病宜温之散之，阳明病宜下之寒之，少阳病宜和之，少阴病宜清之。知此则生克制化之理不难体会，用以治人，如鼓应桴[2]也。愚按，赤丝虬脉，风火眼[3]所必有，小大粗细，位无一定，何从分上下而辨内外？只看脉大贯过睛珠，便处导赤散加黄连与服；不应或增障，经久在目，此风热不制，恐成痼疾，须既济丸、人参固本丸、百合固金汤，圆融通变而主之，当必有效。

彩云捧日十六

赤障阑删[4]状怎生，兰缸[5]花结夜来灯。还与彩云同一炁[6]，绕天行。

风火病顽心弗急，泪眵流惯意仍平。当面问他能见否，不分明。

此症满风轮生障赤色，厚薄高低不等，痛涩莫敢开视，见人则两眉紧斗，眵泪并流，且丝脉纵横，白睛亦红紫相映，故曰彩云捧日。看似风血有余初症，不知实系痼疾，非王道不能治者。何为此病多得于幽郁妇女及穷苦之人？夫人而穷苦，不独忧郁，即饥寒负荷，精气神三才，六时无一刻施畅。虽具吾体，不为吾用，而劳动之火，无制上炎，上炎之际，不免雨露外承，寒凉内遏，其火不得发泄，沉郁在络，年深日久，血亦相因而

---

① 赤脉……少阴病：语出《黄帝内经》。《灵枢·论疾诊尺》云："诊目痛，赤脉从上下者，太阳病；从下上者，阳明病；从外走内者，少阳病。"无"从内走外者，少阴病"句。明张介宾《类经》卷六"脉色类"之"色脉诸诊三十三"条注云："足太阳经为目上纲，故赤脉从上下者为太阳病。足阳明经为目下纲，故赤脉从下上者为阳明病。足少阳经外行于锐眦之后，故从外走内者为少阳病也。"又《灵枢》卷八"脉度四十七"："跷脉者，少阴之别，起于然骨之后……属目内眦。"《类经》卷九"经络类"之"跷脉分男女二十八"："少阴之别，足少阴肾经之别络也。然骨之后，照海也，足少阴穴，即阴跷之所生。"又《灵枢》卷九"热病第二十三"："目中赤痛，从内眦始，取之阴跷。"谓足少阴经属目内眦，以阴跷为足少阴经别故也，故目痛"从内走外者，少阴病"也。

② 如鼓应桴（fú）：鼓槌敲在鼓上，立刻就得到鼓的回应，使鼓发出声响，犹言效应之速且显。桴，鼓槌。

③ 风火眼：即"天行赤眼""天行气运"。风者，言其发病迅疾且变化不定也。

④ 阑删：亦作"阑珊"，零乱貌，此谓风轮中丝脉纵横交错之状。

⑤ 兰缸：亦作"兰釭"，谓燃兰膏之灯，泛指精致的灯具。清万树《词律》卷三"酒泉子"下引张泌词有"背兰釭"句，注云："兰釭之釭，从金旁，灯也。"（《词律》，中华书局1958年影印版，第258页）

⑥ 炁（qì）：通"气"。

瘀焉。瘀与郁偕，郁借瘀出，故得症如前。说者谓阳王^①风高，障赤而微坚；阴虚火动，翳白而中陷。是道也，在彼在此，不远不近。治法：先揣其境遇，次问其因，次诊其脉体。非病实形实，以冲和养正、神效黄芪汤，大剂进一二，看他如何转应，或补或和，虽功效綦^②难，药无惜而日月不计，终有瘥时。若少年境顺得此，必盲医治坏，更须细心调燮，否则必变时复症，大费工力。

目血十七

断送一生心力，能消几日奔波。梦魂中夜且风魔，劳动坎离真火。

时下眼流血泪，面前人隔烟萝。幽怀无计可消磨，琴罢煮茶孤坐。

此症目无病痛，自然鲜血迸流，有如刀针刺伤，一时不能遽止。除小儿食火郁肝外，系老年及有心计的人，元神虚惫，倏感风热，一脉上游直血，未归元府，因逼而妄泄，泄之至再至三，睛徐陷而失明。然为治颇易，但于病情、时令，不可不省察三分。省察妥当，脉体对症或否不必拘，总以大补元、人参养荣、归脾、滋阴地黄等汤与治，立效。

劣庠某，善刀笔，常视钱数多寡，许讼输赢，其门如市者廿余年。一日薄暮，过东桥，江风扑面吹来，左目泪涔涔滴，拭之盈掬鲜血，比至家盥照，眇矣。或以为发脏毒。噫！脏盖言状，字异音同。虽即事雅谑，未必非受病根原，特书于此，钻厕者尚其鉴诸！

瘀血灌睛十八

气滞，血瘀，将归何处，沁入乾宫^③。青空纯白倏成红，防风，驱邪金井中。

井中得得应殊色，如落日，与月当全食。且回头，光顿收，罢休，还愁年不留。

此症始得，眼胞一环半玦^④，青碧隐隐，次后紫黑或满腔微肿，白睛亦

---

① 王：通"旺"。

② 綦（qí）：犹言极、非常。

③ 乾宫：谓乾廓白睛。

④ 玦：玉半环而缺者。晋杜预《春秋左传集解》卷四"闵公二年"："龙凉冬杀，金寒玦离。"注云："玦如环而缺，不连。"（《春秋左传集解》，上海人民出版社1977年版，第229页）

赤元①胀起，俨若老拳打伤，左右相传，远近怕看，幸能视无痛，不甚苦楚。盖热物食多，胸膈气海为邪所蔽，血盛滞塞不通，逼而上走，故作此状，甚而咳紧、口鼻出血。急用清毒逐瘀汤，大剂数进；不退，即开导或抵当汤、通幽丸以攻之。不然，火金乘木，必变凝脂、黄液、鱼睛等症。其金井不见黑神，显然鲜血满灌，此定先病风热。既散，不随滋养，一味苦寒到底，致肾精胆汁耗损殆尽，一点元阳直犯水德②，岂火入血分有形之急者比乎？人如患此，险恶极矣，得生脉散、十补丸、龟鹿二仙膏，递服三两昼夜，尚可救。若再不珍重与药饵差错，非惟目病难治，而命亦恐不久。医必先立病繇③，或以此书示渠家人，于事无济，庶免悔尤后话。

又，白睛不论上下左右，现一片几点，绝似红炭、朱霞，过一夕，色浊转青紫，片点亦加大。此血热妄行，客寄肺膜，间有因咳起者，皆气不宁谧之故，治宜治金煎、导赤散。火既退而血随通，病不难制。若泥解表泄肺，处散方投之，恐天元焦④悴，风木不胜削弱，内外重症有不意而得者。

垂帘障十九

> 逆障上弦生，垂帘浪得名。
>
> 蹉跎年月久，混沌始漫睛。
>
> 有犯加凝滞，方才变赤疼。
>
> 数般相似处，辨别要分明。

此症生于风轮上半，渐掩瞳神，不论厚薄，但在外色淡白者是。若红赤，必触犯搏动其火，乃变增，非本病也。盖缘目素疾作，不能相时制服，徒以辛凉散降，败其血而郁其火，风轮渐渐伤残，年久不痊而致。医非良明，与主不笃信，诚恐永为痼疾。其初起神水不清，及退后膏涩结而成者，此精衰火灼，益宜深心体认，不可草草施药。或谓障从上生，合称顺，胡为逆？此指火而言。夫火性上炎，今下垂，逆其道耳，因云逆；又状其自

---

① 元：通"圆"。
② 水德：此言肾，以五行肾属水故也。元阳犯肾引动水火相攻，肾水不足乃虚；又肝胆属木，五行水生木，是以肾虚则木不受水之滋荣，肝胆亦虚，肝肾俱虚，病势深沉，能无急乎！
③ 繇（yóu）：通"由"。
④ 焦：通"憔"。

上而下，故曰垂帘。为治当察其苦乐，审其脉体，问其喜恶，验其点、服药，既详且悉，然后对病处方，大约不外逍遥、四物加味，吞千金磁朱丸。不效，改用助阳活血解郁润燥，日以芙蓉镜①，夜换空青石，合点，无不愈者。如初患暴症②，见障似此，则从彼论治，不在斯例。然总须心细眼明，若虚应故事，药石必致差错，转为赤脉贯睛，再变为彩云捧日，即龙树医王，能减而不能痊。

白膜蔽睛二十

羞答姮娥面，偷云出照人。

晕生风起易③，虹贯祸弥殷。

无复清晖影，空留病业身。

幽怀言不得，一望泪沾巾。

此症初起，势甚轻微；次后，始赤涩有泪、浑睛生障、多脉与眵；日久，诸轮廓皆坏，虽略能行走，瞳子不见影动，且障稍高于睛，状如小小狗肾，故独以膜名。前后均无痛苦，缓而不变，却最难愈。往见少年患此，市人呼赤觑、赤瞎，不辄于以终老，良可永叹。病由俭啬劳役，残弊肌骨，或从欲嗜味，耗损真元，茌苒无形燥火，深潜在经，爰抱斯疾。医宜应机投药，非若有形风热之可散可攻也。假障上有星月蚀入，病似增而减翻速，盖火郁既发，烟不再生。然亦宜因上穷因、境中索境，得其情，更勿循守故辙，舍症从脉。聚宝成丹，点不计工，服无吝费，有日开雾见天，向笑而赤觑、赤瞎者，窃恐为赤觑、赤瞎所笑耳。

---

① 芙蓉镜：点眼之药，以其质光洁而色鲜红，故名之。

② 暴症：谓目病暴发之速且变化疾者。

③ 晕生风起易：谚有"月晕而风，础润而雨"句，此用月晕易风之义，谓事有征兆而可推知后来之所发生者。

族叔正坤，壮岁已得是症。逮授杖①，列上宾，不杖乡、杖国而杖家矣。时余甫业兹术，看其障虽近白膜，觉尚松而不光滑，为划去睑内外椒粟，以八宝青空石、芙蓉镜、加味磁朱丸昼夜点服，间煎神效黄芪、全真一气汤。凡四阅月全清，不惟不需杖，黑夜常出市肆闲谈，如此十数年乃谢世。其子某某不德②余，凡内戚问尊翁双睛久瞽重光之由，辄对曰"天数"。嗟夫！坤叔寿而康，或天也，数能使目中瞳子老而还少耶？

新城杨孕初先生，父子青年进士，每书札相招，款称侄不言弟。盖余常主其馆，友善太翁暨诸父故也。切思守谦主敬，固士大夫本色。医，贱役也，纵学术兼优，车笠③不渝盟已耳，乃谨惇④父执古礼，视某某天数之对，渺若山河。

聚星障二十一

一片片，几星星，翳青睛。引泪落，与丝萦。夜而朝，右复左，主何经？

木郁结，火飞腾，两相争。能急变，不当明。雾笼花，云漏月，过平生。

此症黑睛有细颗，或白或微黄，或连缀或丛萃，或散漫或齐起，或先后逐渐相生。大该木火扰攘，亦目疾所当见，乃时依星月翳蚀主治，则聚者徐散，散者顿灭。若日长一日，合作一块，与数片赤脉缠贯，虽不类花白、凝脂之善变，而自困困医有必然者。相期淡泊宁静，毋为痰火所用。

---

① 授杖：古时年高者政府授杖以示尊老，故以此代指人年高者。《礼记·王制第五》卷十三："五十杖于家，六十杖于乡，七十杖于国，八十杖于朝，九十者，天子欲有问焉，则就其室，以珍从。"（汉郑玄注、唐孔颖达疏《礼记正义》，北京大学出版社 2000 年版，第 494 页）《周礼·秋官司寇下》卷三十七："共王之齿杖。"郑玄注云："王之所以赐老者之杖。郑司农云'谓年七十当以王命受杖者，今时亦命之为王杖'。"郑司农者，汉郑众也。（《周礼》，《四部备要》第 1 册，中华书局、中国书店 1989 年影印版，第 239 页）东汉王充《论衡·谢短第三十六》卷十二："七十赐王杖，何起？"（《论衡》，《四部备要》第 54 册，中华书局、中国书店 1989 年影印版，第 113 页）晋司马彪《续汉书志·礼仪中》卷第五："年七十者，授之以玉杖，餔之以糜粥。"（南朝宋范晔《后汉书》，中华书局 1973 年版，第 3124 页）后世多以年七十授王杖，故"授杖"泛指七十岁以上之老者。

② 德：犹言感激、感恩。

③ 车笠：谓车笠之交，喻富贵贫贱不移之交情，亦作"乘车戴笠"。唐徐坚《初学记》卷十八"人部中"下"离别七"之"交友第二"：《风土记》曰：越俗性率朴，初与人交有礼。封土坛，祭以犬鸡。祝曰'卿虽乘车我戴笠，后日相逢下车揖；我步行，卿乘马，后日相逢卿当下'。"唐元稹《元氏长庆集》卷八"古体诗"之《酬东川李相公十六韵并启》："昔楚人始交，必有'乘车戴笠、不忘相揖'之誓，诚以为富贵不相忘之难也。"

④ 惇（dūn）：犹言推崇、尊崇。

目疡二十二

目病如疮生，实邪显有名。

肝强多落泪，血旺自羞灯。

湿热弦眶烂，干风椒粟成。

眦头心有故，唇口土无情。

腰下三阴蕴，六阳顶上行。

耳根征肾燥，鼻窍验金清。

将次周身现，都来十二经。

谨防精混浊，主治幸分明。

此症专为目病，目病后生疮，反复变幻而言。位次不等，大约总在睛之上下左右。盖君火郁邪，郁则血注，血注则肌热，故发现皮肤。久则所注之血化为水，所郁之邪复滞水而成脓，故漫为湿烂。始生微痒为虚邪，肿痛赤热为实邪，甚则寒热作而饮食大减。不急治，恐浊气沁入目内，而波及于珠。若但睑眦有故，别无痒痛，此眵泪渍溢，目愈自散。凡见疮生，不验部分形色，得自何来，将欲何往，与夫热淫湿淫、血胜风胜所致，概以三仙、五虎等丹主之，治标不治本，不可谓之知医。治法：采嫩桑叶、忍冬花、芙蓉根，煎浓汤洗刮极久，以菜油调八宝丹涂上，内服托里消毒饮或人参败毒散；如是半月三旬，许渠清净。或谓："疮疡因毒已见，似为重出？"曰："因毒与自毒攸分，且兹理解通而不合掌，便重无碍。"余仿此。

黄液上冲二十三

从来疮液肉溃成，如纸风轮那更生？

大抵火邪膏内作，黑神冲散病黄精。

此症于风轮下际金位①之间，神膏内生物黄色，状如鸡脂。稍轻者若黄浆小疮，外面无有，俨人指甲根白岩相类，非针药所能及者。势大不消，必冲出风轮，其睛随破而眇；即不然，金井立散，黑神败而失明。是证最

① 金位：白睛气轮，以肺属金主气故也。

逆，盖经络否塞，阴阳离间，火土诸邪蒸溽幻化而成。有头痛、便秘者尤急，若作天行、客热，胡乱治而顿愈，吾其退避三舍。临视，当问其已治未治。未治，以柴葛解肌、十神汤进一二剂看效，效则三友丸、大黄丸尽服；不效，改用人参白虎汤、芍药清肝散，或泻黄，或双解，病必缓而渐退。已治，审其脉，相其体，验其方药某过某不及，裁以心法，羚羊、犀角磨调逍遥散，或拨云、固本、还睛诸丸煎汤递饮，黄液无不消；消则补和，对症选方，还元易矣。十中间有一虚寒，入手须参、芪、桂、附温散者，舍症从脉。元有是说，又不可不细心理会。

水轮贴风轮而生，质最脆嫩，中空而薄，能舒能敛，正看似在外，斜视则显然在内，凡鸟、兽、鳞、介①之目皆如是。其空处俗谓之瞳子，常遇险病，莫不以手招之，能应即喜。甚至青盲、风变，且谓瞳子尚在，谅不妨事，不知此乃镜花水月，以影示人耳。其瞳神深藏膏中，有光无光，伊谁得见。本科不惟未及发明，竟渡河有豕②、穿井得人③，公然立说，并有引重瞳、一物两现之奇者，为之捧腹。尤可笑者，于此症，则曰风轮上际坎位④之间；于水轮散大，则曰风轮窄窄一周；外障正中者，则曰肾翳。其所用药，俱不免地黄汤加减。是直以中空者在外为风轮，包来神水者在内为水轮矣。呜呼！下愚不移⑤，无庸深辨。第剖之蠢而笨之猪眼，使渠详观，谅必茅塞顿开。舜、羽之目，大抵较常人分外精采，故曰重瞳。果一物现二影，于理不达；若一目两瞳，则俨然怪物耳，帝王云乎哉？至曰舜目重瞳上下生、羽目重瞳左右生，不知谁实见来，载于何典？

---

① 介：甲也，谓有甲壳之虫类，此指昆虫。
② 渡河有豕：化用"三豕涉河"之典，谓刊书之误，竟致以讹传讹，疏漏实多。《吕氏春秋》卷二十二"慎行论第二"之"察传"："子夏之晋，过卫，有读史记者曰'晋师三豕涉河'。子夏曰'非也，是己亥也。夫己与三相近，豕与亥相似'。至于晋而问之，则曰'晋师己亥涉河也'。辞多类非而是，多类是而非，是非之经，不可不分，此圣人之所慎也。"（陈奇猷《吕氏春秋新校释》，上海古籍出版社2002年版，第1537页）
③ 穿井得人：谓言传之误有以讹传讹者，固当慎重。《吕氏春秋》卷二十二"慎行论第二"之"察传"："宋之丁氏，家无井而出溉汲，常一人居外。及其穿井，告人曰'吾家穿井得一人'。有闻而传之者曰'丁氏穿井得一人'。国人道之，闻之于宋君，宋君令人问之于丁氏，丁氏对曰'得一人之使，非得一人于井中也'。求闻之若此，不若无闻也。"（陈奇猷《吕氏春秋新校释》，上海古籍出版社2002年版，第1536页）
④ 坎位：坎廓，详前"坎廓"。
⑤ 下愚不移：谓人不求上进、知错不改者。《论语·阳货第十七》："子曰，唯上知与下愚不移。"清刘宝楠正义《论语正义》卷二十注云："夫子言'生而知之'为上，即此上智；'困而学之'为又次，困即是愚；而为又次，无不可移也。至'困而不学'，乃云'民斯为下，下即此所云'下愚'。"（《论语正义》，上海古籍出版社1990年版，第678–679页）

是症诸书皆曰黄膜上冲，傅氏本专家，所辑眼科曰《瑶函》，曰《大全》，似无出其右者，曷亦相因称膜？不尘特正之曰液，盖液类浆水，比喻恰切。膜系皮属，凡薄而嫩、厚而韧、不动紧着者皆是，讵能上冲？看牛膪①膜、猪膏膜可晓。明明浆汁之物，混沌名症，岂《字典》《字通》《字汇》②俱未谋面耶？又下症曰五疳，夫疳为小儿甘食③致病，奈何着于眼上？岂点眼药过多，目饱积成耶？不顾笑脱人颐！今换疡字，何义？疡乃疮痍别名，去理未远，故直书曰五疡。

五色疡二十四④

木疡如豆据青睛，绀碧苍皇画不成。

若使深侵金井去，水纹荡漾绿苔生。

此症生于风轮左右，色苍碧，形若败豆。大要非下销精血，火燥上攻，即味穷山海，毒循气发。以故一起便内热食减，头目狂痛，莫敢开视，逮病势梢⑤衰，已成今症。虽不同黄液自内而出，其险恶过之，失治则睛必裂。愈后显有薛蚀苔斑，似翳非障，神医为之掣肘。

火疡状如红豆蔻，其故知为邪毒否。

两眦之间已不堪，气轮犯克难分剖。

此症初起如蓁椒，继如红豆蔻，生于内睑眦间，着气轮者为急。盖火之实邪，今在金部，所谓鬼贼相侵。失治或误，会成溃漏，须黄连解毒汤；不妥，当八正散、犀角地黄汤；再则宜滋水以济火，或补阴以配阳，圆机活用。治法良多，宁必一意败毒。

土疡俗号包珍珠，血瘀生痰火剥肤。

莫谓疾微无用治，到成溃漏费神机。

此症世又呼偷针眼，生外睑弦上，初得但痒而肿，次则结一小核，乃作痛，屡屡不药自消。若病形俱实，必至核大溃浓始愈，有一核溃一核又

---

① 膪（dǔ）：胃也，犹言动物宰杀后可供食用之胃，亦作"肚"。明张自烈《正字通》未集下"肉"部"膪"："同'肚'，俗读'肚'若'睹'，故从者作膪。旧注同'猪'，误。"
② 字典字通字汇：此当谓《康熙字典》《正字通》《字汇》等解释字义的字书。
③ 甘食：谓小儿食美味而无所节制遂致疳积成病。
④ 二十四：原脱，今据上下证名校补。
⑤ 梢：通"稍"。

结，一目罢一目又起。及窍虚外风袭入，头面悉肿，目亦赤痛。如再犯燥烈，决为腐漏吊败、改形换相者。些须小恙，而祸害一至于此，患者幸毋忽。始以泻黄散、竹叶石膏汤，次归芍六君、金水六君。若目赤痛，面微肿，亟进清胃散、二术胜湿汤；或于疡顶上，重砭一针，血出气泻，万万不致溃腐。

金疡玉粒生睛上，湛湛水轮碍蓁莽。

时交阴气金水清，流火居西神稍爽。

此症生于气轮，状如金粟粒，数无定，眵泪涩痛不消说，间有连上睑内结者，尤碍青睛，且击而发翳障，俨与椒粟仿佛。但火金亢战，非风湿居土木也。子后、午前阳气升王之时，病必急大剂泻白散、治金煎；不稍减，消毒逐瘀汤投之，无有不罢。倘违戒反触，变祸端恐不免。

水疡震巽轮间着，黑气凝空苍气薄。

太阳离丽[1] 苦头风，瞳子生憎金井落。

此症仍生于风轮，病状、病态亦与木疡绝肖，但巽廓[2] 先起，其色元黄，间亦转青转蓝，由内逼出青睛。目疾之奇恶者，其不陷睛丧明，真有重瞳耳。或曰："疡本火郁，头系风痛，何以病反属水？"盖肝木风干则生火，火胜必侮水。金井，肾脉也，风攻其上，火燔其中，而下之化源未能遽援，些微膏液不得不同流合污，随风入木，结而成疡。且风行水动，物理自然，凡头风痛攻，决伤瞳子，岂限水疡耶？是疡由热淫，火兼水化，水乏肾困，其为病也明矣，夫复何疑！

水、木二疡本无治，故不立方。然遇初患，医乃仁术，主定诚求，讵忍坐视？木与三黄丸、抑阳酒调散，水与知柏地黄汤、通幽丸，止痛、保凹凸可矣。或天相吉人，有效，再对脉选药，百中亦起一二。但必预陈病由，乃无后言，奸人且无从诋毁。

睛漏二十五

何来风毒土金停，化湿为眵作泪倾。

---

[1] 离丽：犹言附丽。又，八卦离为火、为日，言"太阳离丽苦头风"者，乃谓火邪致头风痛楚，是以下文又言"疡本火郁，头系风痛"及"火燔其中"。

[2] 巽廓：八卦巽为风，故巽廓位在风轮，肝胆主之。

时序迁移形不改，医家因以漏睛名。

大眦漏多人火旺，时流血水疼而胀。

肾曾养也更须升，心已清兮还欲降。

天火上行小眦伤，漏缘砭割欠端详。

致令血怯神膏损，镇日阴淫视减光。

此症非一时生得如是，乃游风客热，停蓄脏腑，传于目系，未能发泄而致。且热，气也，风亦气也。气以成形，则变为痰、为液、为脓汁，出于大眦上下睑头小孔之中。甚者，内睑近鼻结一核，砭破核则消，而口不合，脓汁长流。向夕流多曰阴漏、曰龙火，日中病剧曰阳漏、曰肥积，幽郁、痰饮及天禀衰薄之人患者多。亦有因蚬肉、胬肉，割伤精血，气不流行，而疮口渐冷，冷则凝，凝则无所消化，遂溃腐为脓、为涎，经岁无干。每食毒物、受风湿，更能痛与胀起，腥秽不堪闻。治当先事木火，清空散、胃风汤、防风散结汤；次及金土，百合固金汤、白菊清金散、玉屏风散。盖火为毒源，洁其源，则流不待澄而自清；风为邪帅，降其帅，则众不为祟而潜散。然后以竹叶泻经、大补黄芪、养阴清燥等汤，或升阳益阴、升阳散火，各随气禀厚薄、病症浅深以投之。殆犹有甚然者，吾斯之未能信。

眦帷赤烂二十六

黄子散步芦汀，有客于林皋小立，两目频眨，皮毛粟粒，虽内无所损，而芝眉诚不堪挹。曰：“噫嘻，悲哉！斯人斯疾，其由有十：盖太阳失职，太阴降级；君火上炎，阳明燥急。或殢①郇厨之酒②，或对牛衣之泣③。或茶烟

---

① 殢（tì）：谓人困于某事物而无以自拔，犹言沉溺于。

② 郇（xún）厨之酒：用唐韦陟“郇公厨”典，言饮膳精致异常；此谓人或有耽于美酒佳肴者，终将为酒食所伤。唐冯贽《云仙杂记》卷三“郇公厨”条引《长安后记》：“韦陟厨中饮食之香错杂，人入其中，多饱饫而归。语曰，人欲不饭筋骨舒，夤夜须入郇公厨。”

③ 牛衣之泣：用汉王章贫病之时卧牛衣中与妻诀别涕泣之故事，言人贫病交加，无以自养，亦作“牛衣对泣”；此谓人忧愁过哭以致有疾。牛衣，供牛御寒取暖之编织物，类人所用之蓑衣。东汉班固《汉书·赵尹韩张两王传第四十六》卷七十六：“初，章为诸生学长安，独与妻居。章疾病，无被，卧牛衣中，与妻决，涕泣。其妻呵怒之曰，仲卿！京师尊贵在朝廷人，谁逾仲卿者？今疾病困厄，不自激卬，乃反涕泣，何鄙也！”唐颜师古注云：“牛衣，编乱麻为之，即今俗呼为‘龙具’者。”（《汉书》，中华书局1964年版，第3238-3239页）

冒多，或菽水①不给。月出皎皎兮，幽人孤往而冷露淹浥；马鸣萧萧兮，壮士早行而晓风潜袭。至乃新秋病进，此流火之渗金；大寒不退，又木运之交入。故其为状也，睑弦沃丹，眦头流汁；烂而微腥，痒而兼涩；手不停搔，巾裙常湿。补矣哉，裂见鲜血；攻矣哉，肿痛交集。以清温，以和散，何贼邪之难戡？而犹不易平者，恐水火未济。须亿中②，书毋泥执。"客颇悦服，顾余长揖，欲有求而力不能及。归而私念，心中悒悒③，援笔赋之，次于篇什。

此症眦睑赤烂，或痒或痛，眵多泣出。致病颇繁，验病亦多端。大略赤属火，烂属湿，痒属风，痛属热，眵多气虚，泣出血衰。赤胜烂者，多得于劳心、忧郁、忿悖无形之火；烂胜赤者，多伤于酒食、过哭、冒烟有形之气。风热蒸，则痒而泣出；湿热淫，则痛而眵多。烂而微肿者，责以寒湿；赤而干涩者，责以血燥。火盛风起，则生疮于艮坤④，睛亦病而翳焉，所主虽在心脾，然要于左右轮廓、阴阳表里、虚虚实实而求之，病情斯得。其有水米不继、迟眠早起，寒气沁入肌肤，致为痼疾，更宜设身处地，庶有治法。万勿以家贫、日久，置若罔闻。临事，先以眉刀剔去上下睑内外粟粒，蒸化昭容膏，不时洗擦；俟干，弦上搽元霜，内点胭脂雪。随发杞菊饮，赤加黄连、赤芍药，烂加苍术，大剂热服效，否则再剔再洗，对症处方。或以六君子为主，赤加丹皮、丹参，痛加黄连，痒加防风、薄荷，烂加苍术、石斛，寒湿加附子、干姜。周年半载无间，不怕他不愈。

---

① 菽水：谓以豆为食、以水为饮，此皆为最基本之饮食，极言生活困苦之状。《礼记·檀弓下》卷三："孔子曰，啜菽饮水，尽其欢，斯之谓孝。"（《礼记》，《四部备要》第 1 册，中华书局、中国书店 1989 年影印版，第 34 页）唐陆德明《经典释文·礼记音义之一》卷十一"檀弓下"之"啜叔"条："叔或作菽，音同，大豆也。王云，熬豆而食曰啜叔。"（《经典释文》第 10 册，北京图书馆出版社 2003 年影印版，卷十一第 20 页）言"王云"者，魏王肃也。
② 亿中："亿则屡中"之省语，谓人于事有揣度时皆能有所中的，犹言料事如神；亿，通"臆"，揣度。《论语·先进第十一》："回也其庶乎，屡空。赐不受命，而货殖焉，亿则屡中。"魏何晏注云："赐不受教命，唯财货是殖，亿度是非。"宋邢昺疏云："云'亿度是非'者，言又用心亿度人事之是非也。"（魏何晏注、宋邢昺疏《论语注疏》卷十二，北京大学出版社 2000 年版，第 187–186 页）东汉王充《论衡·知实第七十九》卷二十六："孔子曰'赐不受命，而货殖焉，亿度是非'。罪子贡善居积，意贵贱之期，数得其时，故货殖多，富比陶朱。"（《论衡》，《四部备要》第 54 册，中华书局、中国书店 1989 年影印版，第 224 页）汉班固《汉书·眭两夏侯京翼李传第四十五》卷七十五："假经设谊，依托象类，或不免乎'亿则屡中'。"唐颜师古注云：《论语》称孔子曰'赐不受命，而货殖焉，亿则屡中'，故此赞引之，言仲舒等亿度，所言既多，故时有中者耳，非必道术皆通明也。"（《汉书》，中华书局 1964 年版，第 3195 页）皆以料事有中解"亿则屡中"。
③ 悒悒（yì）：忧愁不悦貌。
④ 艮坤：即艮廓、坤廓，艮廓位在上胞靠近外眦处，坤廓位在上胞、下睑，此泛指眦睑处。

友人孔荣芳常患厥疾，赤烂无异残风，按法治瘥。制元地一斤、百合粉八两、花椒末四两，杵融，蒸极熟，为丸与服。今不发十年矣，药之灵效乃尔。爰附记备用。

目瞤二十七

皮肤中，脉转蓬。气不融合血欠隆，匪邪风。

甚而口角牵鱼尾，摇无止。诧杀儿童笑杀翁，莫翻容。

此症谓目睑不待人之开合，而自牵拽振跳也。盖足太阴、厥阴荣卫不调，不调则郁，久郁生风，久风变热而致。主以全真一气汤、十味益荣煎、艾人理血汤，不移时立住。倘认为游风淫热，议从凉散，则肉纵筋引，恐变喝斜，不则[①]或左或右，连口不时吊上，摇摇翕翕，若木工之绳墨、猎人之射烟枪。人见莫不含糊，洵终身卖笑之招牌矣。

悬球二十八

上睑胡为胀？阳衰湿令游。

个中浑是气，此外若为球。

颜色未全易，风光能久留。

辛温惇治理，无效亦休休。

此症目不赤痛，但上睑虚起若球，久则始有穴，睑或红，或内生赤脉。湿痰与火夹熿者，则有泪而眦烂，乃脾肺阳衰自病，不可误认为覆杯、蚌合之实邪。试以手掌擦热拭之，少平，顷复如初，可见其真元不足，而泛火壅于肌理也。治用异功散、补中益气汤、神效黄芪汤、助阳活血汤，立愈。

覆杯二十九

土祸由来风木构，累山廓胀如杯覆。忍痛羞明，须针且药，无用筹先后。

---

① 不则：则，就也。《逸周书》卷八"祭公解第六十"载："公曰，呜呼！天子，我不则寅哉，寅哉！"晋孔晁注云："寅，敬也。不则，犹言则也。"（《逸周书》，《四部备要》第44册，中华书局、中国书店1989年影印版，第67—68页）

料想青睛尘不受，怎禁得雨驰云骤。风蜡烧时，菱花照处，光景全非旧。

　　此症目先赤痛多泪，后睑渐肿硬，如覆一酒杯于眶上者是。盖木不务德，以风胜湿，风胜必生火，火受风邪，又淫入土，湿因转为焦燥耳，故坚而色赤。若外感风热而致者，为祸稍缓。然肿极必瘀血，恐灌入睛中，将如之何？须用开导、敷治。敷治退而复来，开导消而再作，或愈肿愈高，此风痰夹攻，症变不测。医非四诊精确，煞是棘手。张子和曰："目不因火则不病。白轮变赤，火乘肺也；肉轮赤烂，火乘脾也；黑水神珠被翳，火乘肝与肾也；赤脉贯睛，火自甚也。经曰，热胜则肿。"① 凡目暴赤肿、畏明涩痛、泪出不止、热气炙人者，皆火之为祸也。但治疗之法，有寒凉以降火，有补水以配火，有添油以济火，有填灰以养火，有滋阴以制火，有培木以生火，有抽薪以退火，有沃水以灭火，有升阳以散火，有砭针出血以夺火，有灼艾分痛以移火。故子和又曰："能治火者，一句可了。"宁必大苦大寒、上散下攻，然后始为对症。如是症合下章，当用砭针、抽薪之法。砭针即开导，抽薪乃下夺，本经谓之攻。通气利中、三承气、三花神佑皆可用，不则青胃散、凉膈散、普济消毒饮。俟肿消，看睛坏或否，再作区处。或谓："上药过猛，急治其标可也，倘年老及新产妇、元气素弱人，须除去硝、黄，加人参、怀山药、姜、枣佐煎。"斯固至言，不知以病受药，虽猛无害，胆欲大而心欲小在此。

　　余每临急症，当汗、吐、下三法，大剂频进，中病乃已。而注方授人，却叮咛提撕② ，盖恐后学心粗胆大，杀人于竹炉瓦缶中而不悟也。城中某士自号名医，非殷户百金五十不往。见所用药，百病皆六味地黄、补中益气，

---

① 目不因火……则肿：语出金张从正《儒门事亲》卷一"目疾头风出血最急说八"条。原文作："及有目疾，则又不知病之理，岂知目不因火则不病。何以言之？气轮变赤，火乘肺也；肉轮赤肿，火乘脾也；黑水神光被翳，火乘肝与肾也；赤脉贯目，火自甚也。能治火者，一句可了。故《内经》曰，热胜则肿。"（《儒门事亲》，上海科学技术出版社1990年版，卷一第34页）被，犹言遮盖、遮蔽，此谓瞳仁为翳膜覆盖。
② 提撕：犹言教导之殷勤、提醒之恳切。《诗·大雅·抑》卷十八："匪手携之，言示之事。匪面命之，言提其耳。"东汉郑玄笺云："我非但以手携挈之，亲示以其事之是非。我非但对面语之，亲提撕其耳。"（《毛诗》，《四部备要》第1册，中华书局、中国书店1989年影印版，第139页）

且药必手戥^①，计重不满三钱，时彦^②咸服其稳慎。吁！如是而曰稳慎，庭镜不足道，张仲景先生书直可覆酒瓮、付丙丁耳。呵呵！

蚌合三十

天关双阖昼而宵，独抱衾裯^③耐寂寥。

展转无人堪入眠，一腔热泪湿鲛綃。

此症初起，目赤畏热，一二日两睑渐肿硬，俨如蚌蛤之紧合者是。盖痰燥血滞，脾火上泄，故睑硬。睛因火炙，未免痛而泣出。经所谓"土极似木"，非肝病也。必有椒粟生于其内，治当敷软，翻胞开导。若坚实翻不得，或脑再胀起，痛如劈如钻，此土反克木，巽风已动，结毒之祸，顿起萧墙矣。有病兹，不娴开导，睑肿虽愈，疮痍留内，结成蚬肉，日久坚硬，状如粟壳、贝齿，须用月斧逐渐铲去，俟薄而开闭自然，点净星障，准可全清。但必膏粱子弟，始可尽法施行，盖谚云"眠安食美，出得血起"故也。亦治至八分则止，过割恐亡血，又起别病。

是症与上同一肿胀，治应无别，但缅怀平生所历，不同处尚多。何以见之？上症木土争克，肿极上胞，治在肝脾；此则痰火蒸溽，两睑平合，治在脾胃。且上症多病左目，虽传右，不如左险；此则先发右目，传左亦轻。入手，宜白虎汤、竹叶石膏汤；不退，三友丸、一味大黄丸，再加开导。肿合消，仍看青睛奚似，对症拣方点、服，收效易矣。博议于此，壹令执事者知所审视，手到厥病减除。

---

① 戥（děng）：即"戥子"，秤之小者，用以称量适于小分量分割的物品，如金银、药材等；此名词作动词，为以戥称。

② 时彦：谓其时之人才高而德劭者。彦，犹言贤良才俊。《书·商书》卷四"太甲上第五"："旁求俊彦。"西汉孔安国传云："美士曰彦。"（《尚书》，《四部备要》第 1 册，中华书局、中国书店 1989 年影印版，第 24 页）东汉许慎《说文解字》第九上"彣"部"彦"条："美士有文，人所言也。从彣厂声。"清段玉裁注云："彣作文，非是。"又注云："言彦叠韵。《释训》曰'美士为彦'。郭曰'人所言咏也'。《郑风》传曰'彦，士之美称'。人所言，故曰彦；有文，故从彣。"（段玉裁《说文解字注》，上海古籍出版社 1981 年影印版，第 425 页）此言古人美称士曰彦，以其言咏有彣且美故也；彣，文采斐然貌。《释训》者，《尔雅》第三篇；郭谓晋郭璞，其语曰"人所彦咏"；《郑风》者，《诗·郑风·羔裘》篇；传谓汉毛亨、毛苌所作《诗》传也。

③ 衾裯（chóu）：谓人寝卧所用之被褥、床帐等物。《诗·召南·小星》卷一："肃肃宵征，抱衾与裯。"西汉毛亨、毛苌传云："衾，被也；裯，襌被也。"东汉郑玄笺云："裯，床帐也。"（《毛诗》，《四部备要》第 1 册，中华书局、中国书店 1989 年影印版，第 8 页）

胬肉攀睛三十一

脂非脂，膜非膜，蚀风轮，掩巽廓。金刀具在未全除，血气方刚能再作。

此症始自内眦，生脉一二缕，缕根生瘀肉赤黄色，状如膏膜而韧，日久积厚，横侵白睛，蚕食神珠。有兼锐俱生者，但枝蔓所传，终不若正受者之多也。凡性躁气逆、恣嗜辛热、劳心劳力之人患者多。间有漫睛皆障，视亦不见，必内外兼伐，根净则愈，然亦难矣。病出《原机》①，为"奇经客热"，其言曰"奇经客邪，非十二经之比，十二经之外，别有治奇经之法"②，而所用药亦曰"胜奇散"③，却只是芎、归、连、草等物。无稽之谈，人谁从同？《谬刺论》曰："客邪于足阳跷之脉，令人目病，从内眦始。"④近似《瑶函》曰："肺实肝虚，其肉努起。"⑤夫肺实，据轮言，通睛合努；据肝言，并不在内眦之位。且肝虚肺实，木已受金克矣，又用胆草、木贼以伐之，何哉？愚意症发两眦，乃合太阳、少阴而病。肉属脾土，赤黄努起，是火炎者土必燥，水木不能制，祸罹于金，虽在气轮，非肺经之自病也。起手须如法钩割，点以飞熊丹，内服泻黄、泻白、导赤等散；俟刀口平复，依心火乘金，既济丸或滋阴地黄丸一料。治本不治标，其殆庶几。

割法：用红矾一钱，水泡化，以新羊毫笔，蘸水涤患处，其肉自然皱起，不起复涤。将锋利银针穿入个中，两头于上下眼胞担定，次用钩钩正，次眉刀或鞋刀从中轻浮搜至神珠攀底，复又从针处搜至眦头，近血轮离一粗布线位，小心割下。有不必针穿、不借矾涤、不须钩只用钳、不须刀只用蓖者，一听自便。总宜器利手快，看得风、水、血三轮亲切，不致稍犯，庶不误人。割去处，肉白者顺，易奏功；赤者缠延，血出不止，用新棉花蘸顶烟墨涂之，立住，秋夏沃以泉水亦佳。盖红见黑则止，阴阳之自然为偶；血得冷而凝，水火之所以相制也。割后澄心节欲，去酒，禁椒、炙，

---

① 原机：元倪维德之眼科著作《原机启微》。
② 奇经客邪……之法：语出《原机启微》卷上"奇经客邪之病"条，原文作："奇经客邪，非十二经之治也。十二经之外，别有治奇经之法也。"（《原机启微》，《中华医书集成·五官科类》第17册，中医古籍出版社1999年版，第6页）
③ 胜奇散：即《原机》所谓之"栀子胜奇散"。
④ 客邪于……内眦始：语出《素问·缪刺论》，原文作："邪客于足阳跷之脉，令人目痛，从内眦始。"
⑤ 肺实肝虚，其肉努起：详见《审视瑶函》卷三"胬肉攀睛"条，原文作："胬肉之病，肺实肝虚。"

前方点、服弗歇。刀口日平一日，虽未能视如无病，较病中相去天壤耳。假通睛皆肉膜蔽满，下不见风轮影色，先于中央起手，割开黄豆大一孔，问渠："见光亮？"微有昏昏黑质，不妨渐次钩割，十中常一二可治。否则神膏已涸，不消费力。

凡大眦有肉珠一块，如榴子状，本科呼为血轮。刀烙误伤，必致溃败成漏，卷首已说，再识于此，不啻耳提而面命也。

胬肉有尖头、齐头二种。齐头浮于风轮，易割易平复；全好，迹象都无。尖头深深蚀入神珠，大难下手，且分明割去，明日依然在上，非三五回不能净尽；及瘥，其瘢痕至年久始没，但所有昏蒙、赤涩、眵泪等病，胬肉去，不复再见。倘弗慎口节欲，劳心伤力，到老难免斯疾。

鸡冠蚬肉三十二

蚬肉与鸡冠，形容总一般。
多生睑眦畔，后及风轮间。
火土交为祸，阴阳并作奸。
不精刀烙法，莫向病家看。

此症初起壮热、目赤痛，一昼夜，大眦内睑之间，生瘀肉紫色，垂吐胞外，目闭亦不收，形与斗鸡冠、蚌蚬肉无异，故曰鸡冠蚬肉。昔人分为二症，究竟皆真元素虚，炙煿厚味之物，食多不化，致血热火燥，感以阴阳乖戾之气，则发为壮热。热盛生风，风动血行，上逼空窍，酝酿而成此物。盖目疾所常有，而怕医者亦多，何为？是证朝生夕长，始软终硬。发手须白虎汤加黄连、木通、麦冬、竹叶，大进一剂。然后沿根割净，不可少留毫发。再与防风散结汤几服，看刀口平否。未平，血且不止，其肉如韭菜，剪去处勃勃生发上来，急用烙以杀其势。烙已，煎黄连解毒汤，净坐半日，当必清宁。倘病者畏法，家人将信将疑，所譬鸡蚬恶物，决渐长渐大，害及气轮，而尽掩青睛，甚则坚实骇人，欲割不能，能割无益矣。

同里朱氏女，甫六龄，左目内睑伤寒后忽生参差一片红肉，吐于目外。余曰："此鸡冠症也，法当割去，否则长大，浑睛满而丧明。"朱疑畏未定。明日，其睛化为菌毒，高寸许，大如盏，色红微软，后渐上，至三寸乃已，壮①类牛斗角解。居无何②，又于耳畔生一疣，不数日，大如碗，硬于石。有作血溢而治者，有作火郁而治者，转日夜痛楚，恹恹欲绝，复延余。主以托里消毒，佐三黄、滋肾等剂，痛稍止。既而疣遂溃，眼肉亦随萎，但形神不若从前之肥而且润。一日午睡向晚，举家皆谓安神，莫敢惊觉。及张灯视之，死已久矣。一奇症也，一奇事也。或曰："症事固奇，而子之为政，未为尽善。"盖金石之语，因存此案，以志吾过，以广见闻云。

鱼子石榴三十三

石榴鱼子症，两样不须猜。

鱼子一宗起，石榴四角来。

俱为血气瘀，却即肺脾灾。

能知劙割法，云汉③渐昭回④。

此症气轮一二处生浮肉一片，色浅红，内细颗丛萃，挦⑤之俨似小小铁砂，曰鱼子；其肉块圆长，或四或六，四角生来，若榴子绽露于房，曰石榴。不割，亦复蔽满瞳神，视无见。经络、病因恍如前，就如前方法主治，徐瘥。又有细细红颗，散生于风轮之上、白睛之内，不变能视，亦名鱼子。用月斧划净，在风轮，泻青丸；在白睛，治金煎。然奏功綦难，兼拳毛、皮急⑥及赤脉缠贯，久成残风，万万不能全愈。

椒粟三十四

风湿郁肝脾，荣凝卫不舒。

粟疡胞内起，粒粒似金珠。

睑急开张涩，头疼坐卧疲。

椒疡红而硬，阳毒易为驱。

---

① 壮：通"状"。
② 居无何：犹言过不多久。
③ 云汉：即银河。《诗·大雅·棫朴》卷十六："倬彼云汉，为章于天。"西汉毛亨、毛苌传云："倬，大也。云汉，天河也。"（《毛诗》,《四部备要》第 1 册，中华书局、中国书店 1989 年影印版，第 120 页）《诗·大雅·云汉》卷十八："倬彼云汉，昭回于天。"传云："回，转也。"笺云："云汉，谓天河也。昭，光也。"又笺："精光转运于天。"（第 141 页）
④ 昭回：谓星辰转运而光耀于天，此拟目中翳膜之去犹如星河之光回生耀。
⑤ 挦（xián）：犹言提扯，此谓提起气轮浮肉而见内有细微肉粒如鱼子者。
⑥ 皮急：详见下"皮急三十七"。

此症似疮非疹，细颗丛聚，生于左右上睑之内。色黄而软者，本经名粟疮；嫣红而坚者，名椒疮。形实邪盛，则跂踏高低，连下睑亦蕃衍①，碍睛沙涩，开闭多泪，盖风热蕴结而成。凡病颇重，旬余不罢，胞内势所必有，只利刀间日劀洗，照本症点、服不辍，自尔渐渐稀疏。若二三颗如粟如椒，红根、黄顶、高平，不敢施刀，即施未必净尽，且头目定肿痛，眵泪随拭随来，此湿热郁于土木，土木争胜故也。《瑶函》谓"粟疮防病变"，当指是。亟用竹叶泻经汤、泻黄散或杞菊饮、防风散结汤，交互递进，心清胃调，病徐兴矣。经曰："久而增气，物化之常。"其斯之谓与！

傅氏《瑶函》，眼科之能事毕矣。然其人晓医而昧儒，亦恨事也。谨阅所列证治，除依古抄来、了无折衷外，有理近而文法重复，牵强不达病情；有句妥而病药凿圆枘方②，锄铻③不入；有必须刀针，全不道及，支离汤散，说了又说；有既知无治，业已名言，一症一方，饾饤④分俵⑤；有自相矛盾；有不相符合；有当言故讷，当详偏略。种种疵弊，指不胜屈。就据此条而论，彼分椒、粟二症，已可不必，其一谓"椒疮红坚易散，未若粟疮之黄软难散也"，一谓"粟疮黄软易散，未若椒疮红坚之难散也"。如此背谬，誊录嫌渠手拙，乃锓劂梨枣⑥，岂以是书非病眼人不读？朦对瞽，固无恐耶？为之莞尔者竟日。虽然，事贵先资，《瑶函》其可诋毁乎哉！

---

① 蕃衍：义同"繁衍"，此谓疹瘩由上睑繁殖衍生至下睑。
② 凿圆枘（ruì）方：犹言物之格格不入，两不协调；亦作"方枘圆凿"。战国宋玉《九辩》："圆凿而方枘兮，吾固知其锄铻难入也。"唐五臣注云："若凿圆穴，斫方木内之而必参差不可入。"又注云："锄铻，相距貌。"宋洪兴祖补注云："锄，状所、床举二切；铻，音语，不相当也。"（《楚辞》卷八，《四部备要》第91册，中华书局、中国书店1989年影印版，第84页）
③ 锄铻（yǔ）：犹言物之参差而不协调。详见上"凿圆枘方"条。
④ 饾饤（dòu dìng）：食物堆积排列貌，言其多而杂也，亦作"饤饾"；此谓"一症一方"，症多而方繁，遂至无所施用。《宋本玉篇》上卷九"食部第一百十二"之"饤"条："丁定切，贮食也。"又下"饾"条："徒候切，饤，饾。"（南朝梁顾野王撰、唐孙强增、宋陈彭年等重修《大广益会玉篇》，中国书店1983年影印版，第184页）饤、饾皆谓食物积列之状，是以饾饤合言物之杂多也。
⑤ 分俵（biào）：给也、予也，犹言分物与人，此谓症多方杂而不审病因，"一症一方"分与患者，则杂乱无章、无所施治。《宋本玉篇》上卷三"人部第二十三"之"俵"条："俵，散也。"（南朝梁顾野王撰、唐孙强增、宋陈彭年等重修《大广益会玉篇》，中国书店1983年影印版，第60页）《集韵》卷八"笑第三十五"韵"俵"条："分与也。"宋戴侗《六书故》卷八"人"部"俵"条："分畀也。"（《六书故》上册，中华书局2012年据清乾隆四十九年西蜀李鼎元师竹斋校刊本影印版，第171页）畀（bì），给予。
⑥ 锓劂（qǐn jué）梨枣：以刀刻梨、枣之木，此谓刻书成版。

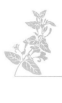

痰核三十五

痰核，痰核，湿热两般蒸结。暖红新剥鸡头，风痋①破为血流。流血，流血，胡乱清平不得。

此症艮廓内生一核，大如芡实，按之坚而不痛，只外观不雅，间亦有生于下睑者，盖食火、痰饮酝酿而成。为治，翻转眼胞，必有形迹，一圆一点，色紫或黄，就于此中砭针，尽法劫夺，挤尽脓液；碾清气化痰丸，淡姜、薄酒调一两，徐徐呷之，刻日平复如初。若以无别苦，不治无碍，恣啖热物，则火愈燥，人而附赘垂疣，变为重疾，经年溃腐不痊。语曰："涓涓不断，将成江河。"此之谓也。

原案：邑庠某，年六十，体肥善饮。秋时，上睑得一核，绝不经意。明年春，其核自破，色红紫微疼。或按《瑶函》，用清胃散结等汤，十数剂稍痊，弥月复发复投。核渐大，状如荔，外胞绽开，日夜流血不止，遂束手无策，卒而下世。愚意学人必劳心，癖酒一定有色。心劳者神慢，过饮则脾胃受伤，浊气上蒸，故核大而破。加以入房太甚，水木俱惫矣。水竭火盈，致血妄行而不归经，乃尔长流。此时急用烙治其标，烙已，以归脾、养荣、七福、十补培其本，庶几内外两得。此人思不出此，屡以疏风降火，虚其虚而损其损，气衰痰盛之人有不速其毙命者乎？书此案，以为食古不化者警。

倒睫三十六

从来倒睫最蹊跷，病有根苗，症有规条。太阴衰老少阳骄，坏了脂膏，损了皮毛。

翳如云雾泪如潮，丹也徒烧，药也空调。知非手法不能疗，夹又防瘪，烙又愁焦。

此症皆由患疾，妄称时眼，不以为意，或酒、或欲、或风霜，全不禁

---

① 风痋（shuì）：因外感风邪而致水肿之病，亦作"风水"。《灵枢·四时气》云："风痋肤胀。"明张介宾《类经》卷二十一"针刺类"之"肾主水水俞五十七穴三十八"条注云："痋，水同。"谓风痋即风水病也。清张志聪注云："此外因之邪，病在于皮肤也。痋，水病也。因汗出遇风，风水之邪，留于皮肤而为肿胀也。"又注云："盖邪在皮肤，当从肤表而出。"（清张志聪《黄帝内经灵枢集注》，曹炳章辑《中国医学大成》第2册，上海科学技术出版社1990年版，卷三第3页）

忌，致风邪深入，久而不瘳。然后内急外弛，皮宽弦紧，睫渐拳倒，未免泪出，频频拭擦不已，毛愈刺入，遂扫成云翳。目疾所有者皆具，日积月累必至失明，治难见效，任灵药不能起睫。睫不起，翳终不净，而泪亦不止。不得已，用法夹之，令毛向外方妥。夹落再为调护，可保无虞。若仍前纵恣，身子疲极，一有感冒，两目交病，病必肿，肿一次则皮松一次，依然还元，其功费矣。李东垣谓："攀出内睑向外，速以三棱针出热血，以左手大指甲迎右针锋，立愈。"倪仲贤亦从此治，且曰："夹治之法，徒为苦耳，切勿施也。但以防风蔓荆饮、决明益阴丸、搐鼻碧云散主之，则紧缩渐弛，宽纵自急。"李时珍言："石燕磨水涂之，睫毛自出之。"三人之法，原从乌有先生学来，今失其传。再有教拔去拳毛，以虱子血点者，以木鳖子、自然铜为条搐鼻者，以石灰扫落毛者，以鱼胶胶紧皮者，此药师医魔，可直偕无是公，入酆都治鬼母矣。绝倒！

夹法：用老竹一片，长寸许，广一分，正中平破，不可削去锋。先扎定一头，一头斜侧放开，将患眼上皮安置其中，丝线络住。教渠载闭载睁，仔细看真，睫毛毫无倒入，方着力扯紧其夹外之肉。碾生半夏、生远志，油调厚涂，则易瘘不痛。血气虚衰人不必然，须看两头线缝，稍松一发大，便过血，务加缚紧，不尔，决肿而溃。俟七日，肉干作痒，拆去夹，将利剪剪落。所着睑之痂，切不可损动，听其自脱。既脱，以香膏不时于痕上搽抹，久之肉色如旧。药煎竹叶、石膏、麦冬、沙参汤，上下午调救睛散三钱，再则黑神散日四钱。夹痂落后，眼内有故，仍如本经燮理。

皮急三十七

皮急小兮，膏血了兮，筋脉绞兮，瞻视眇兮，忧心悄兮。

此症谓上下胞渐自紧小，甚者小如枣核，眼将合矣。盖膏液耗尽，筋脉急缩故也。若治而小者，治之之过，乃皮宽睫倒，只夹外而失内理，后则复倒复夹，遂尔肉焦血损，目络不舒而睑日急小。夫既已小矣，年深日永，欲令开视如常，其可得乎？或谓是症无害于观，治亦不难。讵知彼目惯病，粗工只见症医症，酸丁[1]又以药治药，致瞳子先伤，然后始及外睑。

---

① 酸丁：讥嘲穷困潦倒之酸腐文人。此谓妄投方药之医者，讽其无识也。

睑急毛卷，夹且晚矣。劣手胡乱施行已可骇，谬于夹上之肉用灯火烧个不了，势必肿而溃烂，不待再夹，眼胞实残毁不堪。今纵遇吾侪，惟仰天唤可奈何、奈若何已耳。起睫，乃外治粗工。然眼目为人身华表，必遵法从事。除毛出夹正外，不可左高右低，更不得右大左小。于妇女及有德名儒，尤宜小心矜慎。七日解夹，再七日落痂，瘢消迹灭，治犹未治，庶几无忝[1]厥职。常见市人有三角者，有疤病牵引者，有胞肉全无、睛露惊人者，虽宵人[2]无知妄作，亦由耳目昏溃，不自省察之故。"为人子不可不知医"，其斯之谓乎！

睑䘌三十八

时对青铜理鬓毛，意萧骚，销金帐暖醉酕醄[3]，梦魂劳。倏忽肉轮沿际黑，如灰色。妻梅子鹤耐清操，命根牢。

此症两目无别弊，但上下外睑煤黑，有如淡墨沉于旧棉纸，望之若米家山水[4]，烟雨空濛。盖虚肥之人，肺脾稔亏而饮食过量，未尽传送施化，譬沟渎所积，自然久为淤浊，且土金亏，则水木之邪由中凌上，故现前象。治宜辛温大补，始进真武汤，次三建中，次理阴煎，不令痰饮上溢。太璞还贞，不必及瓜为期。倘药力不充，或更酒以色下，气从财使，本病固变，颧颊决增斑晕，着以优孟衣冠，公然花面，窃恐笑不成笑、哭不成哭矣。

此症妇人亦常见有患者。总由脾土衰惫，倦于承运输送，致寒饮热痰，

---

① 忝：犹言辱没。
② 宵人：犹言小人，谓人之昧于是非者，亦作"宵小之人"；此就医之无识者而言，亦即前所谓"外治粗工"。《庄子·杂篇·列御寇第三十二》卷十："宵人之离外刑者，金木讯之。"晋郭象注云："不由明坦之涂者谓之宵人。"唐陆德明音义："王云，非明正之徒谓之宵夜之人也。"（《经典释文》第22册，北京图书馆出版社2003年影印版，卷二十八第26页）陆言"王云"者，谓南朝宋处士王叔之。北宋吕惠卿注云："宵，即夜之谓；为道未至乎光大而不免内外刑者，犹为宵人耳。"北宋林疑独注云："宵人，即小人之暗昧者。"南宋道士褚伯秀注云："宵人，谓冥行而无知见，虽处白日犹长夜也。"（褚伯秀《南华真经义海纂微》卷一百，《道藏》第15册，文物出版社、上海书店出版社、天津古籍出版社1988年影印版，第657–658页）
③ 酕醄（máo táo）：言人饮酒而大醉之貌。《集韵》卷三"豪第六"韵"酕"条："酕醄，极醉貌。"
④ 米家山水：两宋时米芾及其子米友仁作水墨山水画，常以淡墨点染为主，人谓之"米点山水""米家山水"，后世学习者颇众。此拟"睑䘌"症若"米家山水"，言睑外之色淡黑，望之若云山空濛之水墨画；睑䘌（yǎn），今俗或称之以"黑眼圈"。

不下行而上走，现斯秽迹。或人事不齐①，中怀郁郁，无时悲泣，因而木胜水侮，青斑黑点玷污花容，饰以金丹蓉粉，翻为轻薄子刻画无盐②，其可哀也夫！其可惜也夫！

地倾三十九

地廓倾翻形最恶，血泪洋洋廓上搁。

若使伊来惊小儿，不须两手下攀着。

合前弦睑烂难堪，总号残风治无药。

此症乃目下维倾缩，内睑绚烂于外，有若人翻转而致者。盖气逼血拥，而又乘以风湿，遂筋拽皮急，能下而不能返，甚则赤烂、多眵与泪，本科呼为残风。风痰好酒人往有患者，治亦难愈。非风暴得，有肿有痛，清胃散、泻黄散、甘露饮治其内，砭且洗治其外，内外兼理，抑又不难。若轮廓已坏，病楚俱除，但照镜自觉可羞，殆将有事风鉴，医无庸议。

眵泪不禁四十

杨子泣逵途③，为其可南北。

---

① 人事不齐：谓人力所及之事有未能满足者，此言人情常事有所不能全备者，举凡父母离世、夫妻情阻、子孙参差皆谓之"人事不齐"。旧题晋郭璞撰、元吴澄删定《葬书·杂篇》："变应怪见为六凶。"注云："上言天时人事不能全美。"又注云："或子孙参差而人事不齐。"（《景印文渊阁四库全书》第808册第36页）此即以"子孙参差"为"人事不齐"。

② 无盐：即战国齐无盐邑之女钟离春也，世称"钟离无盐"或"钟无盐"，亦作"钟无艳"。无盐貌丑而有辩辞，年四十犹未字，乃谏陈齐宣王，欲以匡正国事，宣王听其言而纳之为后，国遂以治；事见汉刘向《列女传》卷六"辩通传"之"齐钟离春"条。此谓妇人患睑赡者，重加装饰，翻似无盐之"深目"。

③ 杨子泣逵途：典出《列子》，亦作"杨子泣""杨朱哭歧"，言学者本末相离、误入歧途，终致得丧失据而终无所获；后谓世道多歧而人常怀忧虑悲切之心。此则以杨子泣有因兴起稚子哭何如一问，盖其哭缘于病目也。《列子》卷八"说符第八"："杨子之邻人亡羊，既率其党，又请杨子之竖追之。杨子曰，嘻！亡一羊何追者之众？邻人曰，多歧路。既反，问获羊乎？曰，亡之矣。曰，奚亡之？曰，歧路之中又有歧焉，吾不知所之，所以反也。杨子戚然变容，不言者移时，不笑者竟日。"又："心都子曰，大道以多歧亡羊，学者以多方丧生。学非本不同、非本不一，而末异若是。唯归同反一，为亡得丧。"《荀子》卷七"王霸篇第十一"："杨朱哭衢涂，曰此夫过举蹞步而觉跌千里者夫！哀哭之。此亦荣辱安危存亡之衢已，此其为可哀甚于衢涂。"唐杨倞注云："衢涂，歧路也。秦俗以两为衢，或曰'四达谓之衢'。"《淮南子》卷十七"说林训"："杨子见逵路而哭之，为其可以南，可以北；墨子见练丝而泣之，为其可以黄，可以黑。"逵路，犹言衢途、歧路。汉刘熙《释名》卷一"释道"："九达曰逵；齐鲁谓道多为逵师，此形然也。"

墨子悲练丝^①，为其可黄黑。

稚子何所伤，开襟泪沾臆。

有若哭相思，青青转成碧。

又如惜别离，溢溢不忽滴。

发我抒愫居，参苓作汤液。

露稀金风肃，清欢邈难即。

此症目内外轮廓无恙，但泪稠如浊酒、豆浆，长流而不止也，间有睑肿紧合，强攀则激而溅出。时医以为脓汁，莫识所自，且小儿患此居多，无以为治。讵知清肺理脾，治之亦易易耳。或问故，曰："肺非无为也，主降下之令焉。凡人饮食入胃，脾气散精，上归于肺，肺不和则不能通调水道，灌溉百骸，遂溢于高源，淫入皮肤，为肿为湿。加以木火上升，曲直作酸，则水凝而浑，愈无从而渗泄，乃就其所属，出于气轮，曰眵泪。"由此言之，病固不在肝而在脾，不在脾而在肺也。久而不痊，恐脾肺俱困，懒于运精化气，则神水内枯，保得长年，目光终乎不亮。治法：小儿只六君子加柴胡、白芍药，再则去柴、芍，加麦冬、五味子，服数剂立住；男妇用白菊清金散、九仙丸；脉形俱虚者，归芪六君子、补中益气，加附子、防风、五味、白芍亦妙。

此症目科常有，诸书无一语讲及，何也？

气轮枯落四十一

一圆径寸突如来，绝似嫣红荔剖开。

欲识病从何气得，地天衰老冷风摧。

此症白珠红胀长垂，若舌卷下舐，形恶惊人。轻者睑不肿，痛亦差强，但眵凝粘污，睛明久已渐失，身子亦弥留欲绝，盖罕见之病也。悬揣其故，此人资禀素虚，客感厉风，医不扶正抑邪，谬以散法尽处，致真元削弱，

---

① 墨子悲练丝：典出《墨子》，亦作"墨子泣丝""墨子悲染"，言墨子见人染白丝而悲，以白丝可黑可黄故也；后谓人囿于后天所习而熏陶浸染，遂生差异。此用意同上"杨子泣途"，谓人病目而有泪出，非比于杨、墨之因故而悲也。《墨子》卷一"所染第三"："子墨子言，见染丝者而叹曰，染于苍则苍，染于黄则黄，所入者变，其色亦变，五入必而已，则为五色矣，故染不可不慎也。"亦见于《吕氏春秋》卷二"仲春纪"之"当染"篇；《淮南子》卷十七"说林训"详上"杨子泣途"条。

淹淹胀起；又认作火王，苦寒攻泄，艮坤之土皆败。所谓欹器①既满，又从而挤之，而欲不覆，得乎？抑且丹溪曰："脾具坤静之德，而运行乾健，故能使心肺之阳降，肝肾之阴升。今妖厉外感，草木内伤，动静升降失其常道，天地不交而否矣。否极则清浊相混，隧道壅塞，郁而为热，留而为湿，湿热相搏，载销载胀，遂成枯落。虽金锁固元、百合固金、生脉散、益营煎，大补微和，渐能收缩还位，不似从前启人疑问，而动人悲恸，本目终不雅观。"先贤谓："爱子之心，无所不至。"顾宁馨团儿②残贼于渔利下工而不事事，若父若母，亦可谓愦愦③者矣。假寐永叹，中心恧焉如捣④。

黑白通四十二

水天轮廓碧云通，金木战西风。且知潮随日落，惨淡处、火烧空。

初若线，继如虹，绕青宫。望中目断，梦后魂销，问甚神瞳。

此症左右白睛，尽变粉蓝深碧之色，今虽无害，而源远流长，将来莫穷止境。所以然者，金德本白，被风木郁蒸，青气游出，逼入气轮，青白混融，致成蓝碧。夫木承金制，尚能为祸，顾主弱贼强，焉不肆其暴戾？且风生水动，乙癸同源，瞳神必有大小之患。神不大小，只微碧而涩，系上膈潜伏虚火，与脾肺之络微有湿热。秋天人多见之，俗呼稻芒眼是也。

---

① 欹（qī）器：古时置君主座右以为警戒，其无水则倾、水半乃正、水满即覆，诚为人主者当持中守正。《荀子》卷二十"宥坐篇第二十八"："孔子观于鲁桓公之庙，有欹器焉。孔子问于守庙者曰，此为何器？守庙者曰，此盖为宥坐之器。孔子曰，吾闻宥坐之器者，虚则欹，中则正，满则覆。孔子谓弟子曰，注水焉。弟子挹水而注之，中而正，满而覆，虚而欹。孔子喟然而叹曰，吁，恶有满而不覆者哉！子路曰，敢问持满有道乎？孔子曰，聪明圣知，守之以愚；功被天下，守之以让；勇力抚世，守之以怯；富有四海，守之以谦。此所谓挹而损之之道也。"唐杨倞注云："欹器，倾欹易覆之器也。"又注云："宥，与'右'同，言人君可置于坐右以为戒也；《说苑》作'坐右'。或曰，宥与侑同，劝也。文子曰，三皇五帝有劝戒之器，名侑卮。注云，欹器也。"
② 宁馨团（jiǎn）儿：犹言如此儿孩，后以为儿童之美称，亦作"宁馨子""宁馨儿"。唐顾况《团》诗自注云：《团》，哀闽也。团音蹇，闽俗呼子为团，呼父为郎罢。团儿，即儿也；黄庭镜乃闽人，故用此称。南朝梁沈约《宋书·本纪七·前废帝》卷七："太后怒，语侍者，将刀来，破我腹，那得生如此宁馨儿。"（《宋书》，中华书局1974年版，第147页）南朝梁萧绎《金楼子》卷一"箴戒篇第二"之"宋景和子业"条："太后怒曰，引刀破我腹，那得生如此儿。"（许逸民《金楼子校笺》，中华书局2011年版，317页）前废帝即刘子业，景和其年号也。南宋洪迈《容斋随笔》卷四"宁馨阿堵"条："宁馨、阿堵，晋宋间人语助耳。"又："今遂以阿堵为钱、宁馨儿为佳儿，殊不然也。"又："至今吴中人语言尚多用'宁馨'字为问，犹言'若何'也。"按此，则宁馨义同"如此"，乃晋宋时俗语。
③ 愦愦（kuì）：人糊涂昏聩貌。
④ 恧（nì）焉如捣：谓人心中忧思哀伤似有物捶之。《诗·小雅·小弁》卷十二："我心忧伤，恧焉如捣。"西汉毛亨、毛苌传云："恧，思也；捣，心疾也。"（《毛诗》，《四部备要》第1册，中华书局、中国书店1989年影印版，第91页）

有小儿白睛微变青色，黑睛稍带白色，黑白之间，赤环如带，此心火乘金，金木交战。缘平素病困已久，服药过当，肝邪抑郁不舒，曲直动摇，内伤元气，元气一虚，肝邪愈固。乃所谓淫热者，亢而侮金，金者兵象，不胜则失机。目为五行正色，金木相敌，风气杂作，故宜青者而白，宜白者而青也。倘更腹满飧泄，则木火又犯脾土，疳食必矣。又中年人脾肾衰甚，不能资生养化，致木失春荣，视物如烟树云林，或瞳子高低不平，色浊如淤泥，赤带抱风轮而系。再常内劳外感，厥症之变，有非毛颖所能殚述。统以花果合欢丸，经岁长服，黑白各还本色。愚按，淫者，过也，溢也；淫热者，犹言湿热浸淫也，当指母而言。盖母有热邪，子资气禀，热遂传入。反克者，正本制邪，邪盛则害正。如上证，金能胜木，肝邪安能入肺？盖金衰木旺，反为所克。譬以小刀劈大木，木未损而刀早折矣。倪氏撰"淫热反克之病"，有云"足厥阴木妊子火，子以淫胜，祸发反克，故肝受克，而目亦受病也"。[1] 由斯说，是生木者其火，胜木者亦其火也。岂心有大小，而火分君相乎？读者澄怀[2]体认，自应翻怒为笑。

气胀四十三

白眼浮于黑，虚虚势渐高。

圆长中忽断，邪正一相淆。

会结珠儿颗，无妨鱼子泡。

若然传木火，胜复柝[3]秋毫。

此症睛无所苦，但气轮一处二处虚虚壅起，而不红不紫，或圆或长，或中断，隐若鱼腹中之白泡，乃气自衰癃，寒湿相乘。助阳活血汤扶其正，四君子加桑皮、麦冬抑其邪，自然消复。否则，一变为水红，通睛胀满；再变为赤紫，遂脉生泣出，畏明涩痛，是盖大苦事也。平肝耶？清肺耶？抑亦听其自然耶？治后间有数颗结实如珍珠，终身不没，不敢施刀烙

① 足厥阴……受病也：语出元倪维德《原机启微》卷上"淫热反克之病"条，原文作："足厥阴肝为木，木生火，母妊子，子以淫胜，祸发反克，而肝开窍于目，故肝受克，而目亦受病也。"（《原机启微》，《中华医书集成·五官科类》第17册，中医古籍出版社1999年版，第1页）其所谓"倪氏"者，即倪维德也。
② 澄怀：谓澄澈中怀，犹言澄心、静心。
③ 柝：分判也，犹言辨别、明辨。此谓"气胀"一症遂位在白睛气轮，但"睛无所苦"，非"病风丧心""肺藏积热"所致，医者施治时当明察秋毫、辨别细微，不可以为木火相胜相克之病而"治以清凉"。

者，然亦无妨。《瑶函》从肺脏积热，治以清凉。夫暴热则属火，发于目必赤痛。顾自然无苦，只如鱼泡虚泛，乃谓之积热，非病风丧心，一何蒙蒙至是！

血翳包睛四十四

瞻彼松筠，苍翠菲郁。

乃某青睛，赤翳蔽密。

无分乾宫，莫辨巽室^①。

黑白圆融，血肉合一。

左右相传，恐成痼疾。

人见辄惊，见人不识。

治擅砭针，少凶多吉。

此症初起，或左或右，赤肿狂痛，泪流如汤，畏避不敢向阳，恍若暴风客热。失治，赤脉大小纵横，贯过风轮。越宿，加头痛、便秘、赤脉陡大，变成血障。障复实而成翳，厚蔽震、巽轮廓。强擘开视，黑白无有，惟一体血肉，故曰血翳包睛。厥症亦算险恶，入手须菊花通圣散或清毒逐瘀汤，大剂煎服。服已，用砭针开导，以绛雪丹、飞熊丹昼夜互点。看势稍定，分珠散、八正散、消风散血汤增减与服，自然恶化为善、险归于平。倘医不耐烦，患者嗜欲弗戒，虽未必便至屪凸，风仪殊觉少玷。

火天夺日四十五

天廓由来即气轮，不通传导损乾元。

火天见惯浑闲事，夺日谁云不骇人。

此症无因无恙，一二日天廓尽情肿起，色紫碧，壮如败猪肺，看得怕人，甚者并风轮包倒，不见金井，故曰火天夺日，其实亦无害。盖传导失职，内火上炎，洁其本经脏腑，使邪从下出。更以生熟地黄饮、扶桑丸早晚互投，则肿渐消，而色亦渐白。如从伤寒、赤热为治，未能中病，徒丧真元。倘斯人大运已去，则熔金毁木，其利胜斧钺^②多矣。临症者，尚凛遵

---

① 巽室：详前"巽廓"条。
② 钺（yuè）：像斧而大。

无忽。

流金凌木四十六

忧思郁结心神损，恚怒劬劳肝气亏。
饥饱不匀仓禀坏，色欲无时水火虚。
土气既衰金自薄，风邪寒暑易相欺。
病兼五脏惟斯症，医得无增便是除。

此症目无甚大弊，但三处两处似膜非脂，从气轮而蚀风轮，故曰流金凌木。状如胬肉攀睛，然色白而薄，位且不定。亦多见于阴郁妇女，所以然者，妇人性虽柔，当不得好胜而善愁，善愁则气降，好胜不胜则愁变为恨矣。恨不能发故郁，郁则生火，火盛精耗，金木俱伤，爰得斯病。病成，可却而不可除，万勿妄施钩割，徒致人丧明也。

症成可却，盖风轮患此，必有微眵与泪，或昏眊不自在。以归芪六君子合生脉，倍分两为丸，岁月长服，则病不再长；或还少丹、驻景丸亦可。不可除，攀睛胬肉明明薄在轮廓，只钩起钳定，飞刀割之立去；此则谓攀睛却是翳障，谓翳障却是皮膜，谓轻而无害却针药无下手处，医得无增便是除。此言虽谬，见理繄[①]明。

天水昏黄四十七

气轮绝似黄花色，青睛再尔昏应得。
胃家湿热肺家蒸，清气已遭浊气逼。
无因无色视而朦，水少元虚兼血失。
一般忽忽不经医，及至双盲徒太息。

此症谓白睛昏黄，如败葵残菊之色。盖少年豪举，酒肉无算，炙煿不忌，脾倦不能化，秽恶之气时常在胃。胃口上连于肺，肺固覆而虚中，熏蒸日久，安得不为所染？故清白美质转为昏黄不正之色，所谓杨花落砚池，近朱者红，近墨者黑。然水轮亦尔者，金生水，浊气又淫入肾也。肾不受污，将还肺而肺不收，则郁而生火，故有朦昧视眇之隐祸焉。天水昏黄者，

---

① 繄：语助词，无实义。晋杜预《春秋左传集解》卷一"隐公元年"："尔有母遗，繄我独无。"注云："繄，语助。"（《春秋左传集解》，上海人民出版社 1977 年版，第 9 页）

肺为天，肾为水，乃所以状其色而名其症尔。治宜葛花解醒汤，吞既济丸一料。然有不能饮，目亦尔，此脾肺气渗，培元散加参、芪、归、术，服一二斤准效。若内外无些须气色，但视而昏渺，年过五十者有之。盖天真日衰，自然精光渐减，犹月之过望、星之向晨也。在少壮则不宜，非精神涣散，即气血虚衰，日复日，月复月，渐积甚而失治，则内障青盲有不谋而合、不期而至者。其目在病时及病后，针砭、生产亡血，视渺而惑妄，已有其故，此不妨事。然亦当滋生赞化，精气潜足而光自复矣。

迎风落泪四十八

戛戛铮铮铃语，高高下下花飞。飘飘飓飓刮头皮，悄悄潸潸坠泪。

忽忽温温冷冷，行行疾疾徐徐。明明白白火离离，实实虚虚议治。

此症不论何时何风，触之则冷热泪流，若赤烂有翳障，非是。盖水木二经血液不足，不足则窍窦不密，致风邪引出其泪。且肝肾亏，不耐风而惹火，凡泣出微温者，相火动也。总以左归饮、八味丸、十补丸加枸杞、麦冬主之，倘忽不治，液将潜竭。有迎风则喷嚏而泪者，气虚；望光则喷嚏而泪者，血虚，亦宜保重。或问："人之哀痛而涕泪交流者，何气使然？"曰："心实令之，肺实行之，肝肾不与焉。夫人脏腑津液，上潮于目，心悲气并，则宗脉皆摇，摇则液道通，液道通则肺举，其津液上溢，涕泪出矣，故泪不住而涕仍不止。彼迎风之泪，不分冷热，任流总无涕。"经云："厥阴司天，三之气，天政布，风乃时举，民病泣出。"等此之谓，是耶？非耶？

无时泪下四十九

山叶辞柯，草虫委露，早是薄寒天气。孤衾中夜不成眠，枕上湿、疏疏清泪。

并未悲秋，何曾困酒，水木无端憔悴。借将腻粉饰衰容，界长痕、菱花羞觑。

此症谓目无病故，时常如哀如悲，泣下沾襟，非前迎风泪落之比。盖肾水不足，肝气渐弱，液道不固，一也；膏血耗伤，津液不洽，虚火内逼，二也。清冷者其常，间有热而浑者，乃正为邪渗，清难免浊，水得火而煎，阴必从阳。不治终无完目，何则？夫津液者，所以灌睛濡空窍者也，流尽则津不通；肝气者，所以统神会空窍者也，泄尽则神不赴。不通不赴，窍门乃闭，而目失所天尔。目失所天，安得无干涩视渺、青盲内障之变？但为祸且缓，人不为虑，罹其害者多矣。悲夫！沉酣香奁及过哭多忧妇女，每有此患。治法：二气左归丸，脉迟而濡，以大补黄芪汤倍加枸杞、故纸、鹿角胶，所谓"病与脉俱，药与病值，多其物以幸有功"。许胤宗云："一症惟用一药，疗未萌之兆，气纯而愈速。"① 欺世盗名，徒资浅陋人口实。

瞳神散大五十

瞳神散，状如何，巽廓犹丝大不多。

精气两衰风火凑，光摇银海水生波。

病业来思吾已矣，纵邀天眷失人和。

此症专言金井散大，向明斜视，风轮下无时窄窄一周，甚则一周如线也。盖人性急善怒，及癖酒、嗜腌炙厚味，皆能明激真气，暗生痰火，将胆肾十分精液，销耗五六，致巽风雷火交相亢害② ，水轮因而不用，而神膏亦游走败坏，色变异常，视物如隔玻璃镜，虽见不远，惟大无小。此时细察，无内障颜色而能收者可治，然亦不宜缓，缓则气定膏损，非惟不能收，并不能动。暨有障不成，成障而散大如故，丧明必矣。一证因暴怒而散，光遂不收，都无初、渐之次，不必服药。又有为物所击，散大同暴怒之症，亦不复治。若夫头风痛攻，神散而阳光顿绝，此为风变，不得混呼前名。

瞳神缩小五十一

两目当空曌③ ，墨白分明好，童时无大今无小。可知为至宝，可知为至宝。

因何倏忽，水干木槁，瞳神收缩精光少。看看盲到老，看看盲到老。

此症谓金井倏尔收小，渐渐小如针孔也，盖因劳伤精血，阳火散乱，

---

① 一症……而愈速：语见《旧唐书·列传第一百四十一·方伎》卷一百九十一，原文作："夫病之于药，有正相当者，唯须单用一味，直攻彼病，药力既纯，病即立愈。"（后晋刘昫《旧唐书》，中华书局1975年版，第5091页）
② 亢害：谓亢盛而为害。《素问·六微旨大论》云："亢则害，承乃制，制则生化，外列盛衰，害则败乱，生化大病。"明张介宾《类经》卷二十三"运气类"之"地六六之节标本之应亢则害承乃制六"条注云："亢者，盛之极也。"又注云："亢而过甚，则害乎所胜。"
③ 曌：义音同"照"。

火衰不能鼓荡山泽之气生水滋木，致目自涸，而水亦随涸，故肾络下缩，水轮上敛，甚则紧合无隙，残疾终身矣。治宜大补气血，略带开郁镇邪，使无形之火得以下降，有形之水因而上升，其血归元，而真气不损，或少挽回一二。

原案：倪氏《原机》为"强阳搏实阴之病"，抄书奴皆从之。庭镜特辟其谬，可谓反古，窃亦有所见而云然。一少年武闱[1]下策，目忽不见，瞳神小如青葙子。某医谨遵渠，用抑阳酒连丸、搐鼻碧云散、还阴清肾等汤、未十日死矣。又一老丈得此症，近视略见指动，人咸曰寿征[2]，余曰：病也。诊之脉沉迟而涩，饵以人参养荣及理阴煎十余剂，视稍远。一戚属仍处倪方，竟失明。出此验之，其为阴阳两虚无疑。且即据《原机》而论，阳强阴实，水火既济，何病之有？内无所伤，能睹不昏，何药之有？火强搏水，水实而自收，是犹日月对照，固当明察秋毫，何微觉眊燥[3]？况瞳神小者，金井小之也，于心胞络何事？至云"有神水外围，相类虫蚀，此眼目心腹之病"，又何止边鄙皮肤，老朽疯话，公然梓以行世，不仁孰有甚焉。《瑶函》颇更其说，而仍录其方，依次主治，非故口不从心，外此决无佳谋。然则少者之死，与老者之瞽，皆天也。岂抑阳、清肾之为祸哉？剔灯孤坐，忧从中来，不知涕之奚自？

抑阳清肾，固不对症，然遇偏阳鳏夫，服亦或效，未足深非。碧云散，并风热蔽郁，目暴赤肿，搐鼻窍而喷嚏，则邪从涕泪而泄。顾两肾自病，毫无表证，怎想到攻散法上，实可笑而不可解。

近视五十二

双睛近觑是生来，不是生来却祸胎。

真火不明真气弱，真阴一点亦危哉。

瞳神远见足元阳，视短孤阴自葆光。

---

① 武闱：古时武举谓之武闱，以闱乃科举贡院代称故也。清赵翼《檐曝杂记》卷二"武闱"条："武闱但以弓马技艺为主，内场文策不论工拙也。"（《檐曝杂记》，中华书局1997年版，第29页）

② 寿征：谓人长寿之征候。《诗·鲁颂·閟宫》卷二十："俾尔昌而炽，卑尔寿而富，黄发台背，寿胥与试。"东汉郑玄笺云："黄发、台背，皆寿征也。"又《閟宫》："俾尔昌而大，俾尔耆而艾，万有千岁，眉寿无有害。"郑笺云："眉寿，秀眉亦寿征。"（《毛诗》《四部备要》第1册，中华书局、中国书店1989年影印版，第164页）台，通"鲐"；谓黄发、鲐背、秀眉皆长寿表现于人体的征兆。

③ 眊燥：谓眼目模糊不清且干燥少水。

断莫春江明月夜，又随人宿载花航。

　　此症目禀赋无恙，忽尔只见近，而不见远者也，甚则子立身边，问为谁氏，行坐无晶镜，白昼有如黄昏，盖阳衰过阴，病于火者。火病则光华倦敛，安望继晷传薪？又且火之所用即气，在身为风仪，在目为神威。乃纵恣嗜欲，丧其元阳，则云埋雾蔽，肾中真水，仅足以回光自照，尚能健运清液，以滋胆汁，而使木中之火，远布于空明耶？治之当何如？益火之原，以消阴翳。

远视五十三

　　近看模糊远看明，虚阳发外损阴精。

　　甫能补得真元足，目睫疏疏数亦清。

　　双睛自昔远通灵，近列与薪数不能。

　　几度支销台上望，生憎羽化魄飞腾。

　　此症目渐次昏昧，能远视而不能近视者也。甚则秉烛作书，举头落笔，出入非杖藜①熟路，莫敢放步。盖阴不配阳，病于水者，水病则从燥化热，不遑涵虚静鉴，又且水之所变为血，亲上与气谋，亲下与精谋。若淫泣劳极，斫耗风力，则元神飞越，命门少火窃恐为毒龙所引，讵能使远照

---

① 杖藜：谓拄藜杖而行。唐陆德明《经典释文·庄子音义下》卷二十八"让王第二十八"之"杖藜"条："以藜为杖也。"（《经典释文》第22册，北京图书馆出版社2003年影印版，卷二十八第18页）

之灵敛藏方寸，与未亏天癸①同其贞明②耶？将何以议治？壮水之主，以镇阳光。火之源，命门真阳是也；水之主，两肾真阴是也。真阳之气犹风日，真阴之形等月露。风日培于外，月露渥于内，内外相资，则阴阳和钧，远近发用，各得其宜。经曰："目得血而能视。"似非确论。且目赖气，为水火之交，而能神明。否则能近怯远、能远怯近，不几桑榆晚景之渐乎？至云："根于中者，命曰'神机'，神去则机息；根于外者，名曰'气立'，气止则化绝。"斯可尽二症之理。《外台秘要》以远视责其无水而滋肾，似矣近视责其无火以补心；赵氏《医贯》以八味丸益火，似矣以六味丸壮水，均所谓"差之毫厘，失之千里"。益火须椒、附、桂、茸、故纸、肉蔻、阳起石，益之无益；此阳衰随阴下陷，譬日夕则光威渐靡，不思锐进，增入麦冬、石斛、茯苓、草、石决，视愈短。壮水以归、地、枣、杞、河车、苁蓉、龟鹿胶，壮而不壮；是阴寒弗受滋渥，譬河冻得春阳乃解，不加峻补，改用丹、泻、黄柏、犀、羚角，命必倾。

神水变色五十四

神水空濛色变多，性天心地两违和。
愿伊销却勾心胀，免令医人唤奈何。

---

① 天癸：谓男女化生之本源，以天干壬癸属五行之水，又五脏肾应五行之水，是以肾气盛而天癸至；"元阴""元气"亦其称也。《素问·上古天真论》云："女子七岁肾气盛，齿更发长；二七而天癸至，任脉通，太冲脉盛，月事以时下，故有子。"又："丈夫八岁肾气实，发长齿更；二八肾气盛，天癸至，精气溢泻，阴阳和，故能有子。"唐启玄子王冰注云："癸为壬癸，北方水干名也。任脉、冲脉，皆奇经脉也。肾气全盛，冲、任流通，经血渐盈，应时而下，天真之气降，与之从事，故云'天癸'也。"又注云："男女有阴阳之质不同，天癸则精血之形亦异，阴静海满而去血，阳动应合而泄精，二者通和，故能有子。《易·系辞》曰男女构精，万物化生。此之谓也。"明张介宾《类经》卷三"藏象类"之"有子无子女尽七七男尽八八十三"注云："天癸者，天一之气也。"又注云："肾气，即天癸也。"又注云："男女真阴，皆称天癸，天癸既充，精乃溢泻，阴阳和合，故能生子。"按云："夫癸者，天之水，干名也。干者支之阳，阳所以言气；癸者壬之偶，偶所以言阴。故天癸者，言天一之阴气耳，气化为水，因名天癸，此先圣命名之精而诸贤所未察者。其在人身，是为元阴，亦曰元气。人之未生，则此气蕴于父母。是为先天之元气；人之既生，则此气化于吾身，是为后天之元气。第气之初生，真阴甚微，及其既盛，精血乃王，故女必二七、男必二八而后天癸至。"清张志聪注云："天癸，天乙所生之癸水也。"又注云："故曰天癸者，天乙所生之精也。是以男子天癸至而精气溢泻，肾之精化赤为血，溢于冲任，生髭须；女子天癸至而月事以时下，故精血皆谓之天癸也。"（清张志聪《黄帝内经素问集注》，曹炳章辑《中国医学大成》第1册，上海科学技术出版社1990年版，卷一第3—5页）则是天癸生发于男女之肾气，乃人生长、发育及繁衍之根本所系。

② 贞明：言日月光辉明照貌，亦言物至纯至正貌。此谓如若命门真阳之火耗损而两肾真阴之水未亏，天一所生之癸水至纯至正，足镇真阳之火，岂能使双目"远照"而不"敛藏方寸"之近，是以"远视"乃阴衰不足以制火之疾，宜壮水"以镇阳光"。

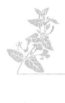

此病谓神膏换却元黑本色，着眼与平人迥异，而自家视物亦耗然不爽。盖阴精阳气消烁殆尽，致内风虚热长居脏腑，非独向温柔乡打乖，但损伤肾水者也。夫人水谷入胃，化为气血，在身为津液，升于目即为神水。得则滋而清明，失则燥而浑浊，一定之理也。是以阴阳消烁，邪干目本，而色斯变焉。所变不一，大约饱酒肉厚味者，色多黄，间兼蓝；茹蔬食菜羹者，色多青与微碧；沉郁境遇者，色惨淡不舒；奔驰势利者，色龌龊如初生狗眼。是症最逆，恨来迟且不甚苦楚。人虽稔知委曲，究竟忽不经意，每每害成内障。治之奈何？经曰："有者求之，无者求之，虚者责之，盛者责之。"顺天之时，而病可以期。有内障欲成未成，针不能拨，自视亦混沌略见，当以此名名之，病情始协。

神气枯瘁[①]五十五

气瘁神枯见亦稀，更兼原委少人知。

阴阳不济真元失，生日无常死有期。

此症轮廓无伤，但视而昏花，开闭则干涩异常，掀睑细看，外面养睛神水有若蜗牛之涎，延游于黑白之间，徒光无润，须臾风轮内外，气象渐变枯败如死人，故曰神气枯瘁。急合睑，令渠静坐半晌，再掀再看状如前，少间始复。此脏衰火作，虽真元未必遽绝，而自致之邪妄耗膏液，爰得斯疾。忽而不治，命其能久已乎？其致病不审所以，大约不离情欲二字，及时理会，自得其解。《诗》曰："他人有心，予忖度之。"此之谓也。

以上六条，壹皆肾病。肾无外症，无泻法，总于补阵，量体选方，十亦可全二三。有病攻伐过多，神水亦致枯瘁，目转运白睛随皱。如能视，须大补真元，切忌外治。

阴风障五十六 《瑶函》名此曰"高风障"，义不可解

大道行不去，可知世界窄。

未晚草堂昏，几疑天地黑。

---

① 瘁（cuì）：犹言劳病而致毁败貌。《诗·小雅·雨无正》卷十二："惨惨日瘁。"西汉毛亨、毛苌传云："瘁，病也。"（《毛诗》，《四部备要》第 1 册，中华书局、中国书店 1989 年影印版，第 89 页）晋陆机《叹逝赋》："悼堂构之隳瘁，愍城阙之丘荒。"唐李善注云："瘁，犹毁也。"

心迹非无素，双睛绝尘墨。

何以蔽幽光，惺惺重侧侧。

潍川古疾民，元气能培植。

相识半盲人，共子度晨久。

秋风哭不成，浩歌响岩石。

此症世呼"鸡盲"，一名"雀目"，本经曰"阴风障"。至晚不见，晓则复明，盖元阳不足之病。或曰："阳既不足，午后属阴，何未申尚见？子后属阳，何丑寅不明？"曰："午后虽阴，太阳离丽，日阳而时阴，阳分之阴；子后虽阳，太阴瞑黑，夜阴而时阳，阴分之阳。"目其类也，故晦明共之。然有灯、月亦尔者，月太阴，灯亦是阴，安能内助乎阳，而容光必照焉？且五六天地中合，人身脏腑十数，既与天地相参，则阴阳之气，无时不中，亦无时不合。平旦阳气生，景午阳气隆，日西阳气息，气门乃闭。人而阳不胜阴，则气必下陷，阳气下陷，则阴气上腾，纵有火光月色，终不能睹。亟用春阳回令丸、四神丸各一料，早晚量服，再汇升阳益阴上品好药，昼煎一剂，则精气冲和，自然而愈。不则，变内障者有之，变青盲者有之。若骄恣不遵戒慎，或衣食不适口体，致阴阳否塞，为中满①、

---

① 中满：谓腹胀如满，此言阴阳不通，气郁于内，而致腹中有胀满之感。《灵枢·病本》云："先病而后中满者，治其标。"《素问·标本病传论》云："病发而有余，本而标之，先治其本，后治其标；病发而不足，标而本之，先治其标，后治其本。"唐启玄子王冰注云："本而标之，谓有先病复有后病也；以其有余，故先治其本、后治其标也。标而本之，谓先发轻微缓者，后发重大急者；以其不足，故先治其标、后治其本也。"以发病之先后论之，本先而标后，施治之次第则视病之急缓。《万病回春》卷三"痞满"条："夫痞满者，非痞块之痞也，乃胸腹饱闷而不舒畅也。有气虚中满，有血虚中满，有食积中满，有脾泄中满，有痰膈中满，皆是七情内伤、六淫外侵，或醉饱饥饿失节、房劳过度，则脾土虚而受伤，转输之官失职，胃虽受谷，不能运化，故阳自升而阴自降，而成天地不交之否不通泰也。"（《中华医书集成·综合类》第27册，中医古籍出版社1999年版，第94页）按，"阴风"阳气不足，若调养不善而致"阴阳否塞"，则为"气虚中满"。以发病先后论之，则阴风为本、中满为标；以病症缓急论之，则阴风缓而中满、阴风轻而中满重，宜"标而本之"，先治中满、后治阴风。

中消①而死者，患者其毋忽诸！

内障五十七

无故双睛白似银，失明久作已亡身。

神仙不泄天机妙，漫把金针暗度人。

偶尔从高跌下，无意被人一打。神水挠而浑，年久凝成翳也。不怕，不怕，自有金针在也。

此症盖目无病失明，金井之中，有翳障于神水之上，曰"内障"。非精艺莫识所以，且疑为诈。讵知障在睛内，犹悬布幔于纸窗之上，外人安知其蔽而不明也？初起目昏，次视惑，次妄见，甚乃成翳，色白或微黄，或粉青状，如星、如枣花、如半月、如剑脊、如水银之走、如膏脂之凝、如油之滴水中、如冰之冻杯内，名曰圆、曰横、曰滑、曰涩、曰浮、曰沉、曰破散、曰浓厚，先生一目，向后俱有。其致病始末，前后已详言之，无容再赘。今专究其针治如后。目不赤痛，左右并无头风，瞳子不敧不侧，阳看能小，阴看能大，年未过六十，过六十而矍铄，知昼夜，见影动，皆可针拨，反此者不能。既不反此，其翳黄如橙、红如朱、清如水晶、昏暗如羊眼、绿如猫睛，皆不可针。又有外看无一毫犯禁忌针，人翳坚如石者，沉泊黄精者，韧如皮膜、碎一孔而不能者，着针睛珠病皱不胜力者，通睛沉陷针难转拨者，须罢手勿强为针。后有头痛用葱艾熨法，痛甚按穴灸，呕吐当暖胃，白睛红当清火行血，通睛急痛安神养精，佐以和肝。过此，瞳神有油气，视而眊眊，大益荣卫。如欲缩小，加辛以开；欲散大，倍酸

---

① 中消：谓脾胃藏热而致水谷消化，人多食易饥，故身常羸瘦，以其病在中焦脾胃，故名"中消"。《素问·阴阳别论》云："二阳结谓之消。"唐启玄子王冰注云："二阳结谓胃及大肠皆热结也，肠胃藏热则喜消水谷。"明张介宾《类经》卷十三"疾病类"之"阴阳发病六"条注云："阳邪留结肠胃，则消谷善饥，其病曰消。"又卷十六"疾病类"之"消瘅热中六十"条注云："消瘅者，三消之总称，谓内热消中而肌肤消瘦也。"又按云："消瘅消中者，即后世所谓三消证也；凡多饮而渴不止者为上消，消谷善饥者为中消，溲便频而膏浊不禁为下消。"《灵枢·邪气脏腑病形》云："心脉急甚者为瘈疭……微小为消瘅。"清张志聪注云："消瘅者，三消之证；心肺主上消，脾胃主中消，肝肾主下消也。"（《黄帝内经灵枢集注》，曹炳章《中国医学大成》第2册，上海科学技术出版社1990年版，卷一第42页）又《灵枢》卷十一"师传第二十九"："胃中热则消谷，令人悬心善饥。"此即言中消也。清陈复正辑订《幼幼集成》卷三"消渴证治"条："夫消渴者，枯燥之病也。凡渴而多饮为上消，肺热也；多食善饥为中消，胃热也；渴而小便数、膏浊不禁为下消，肾热也。"又："消肌，脾火动而消中，中消于脾，移热于胃，喜多食，食无足时，小便色黄，各曰'中消'。宜人参白虎、清胃保中。"（曹炳章《中国医学大成》第2册，上海科学技术出版社1990年版，卷三第76页）

以收。但不宜用芎、桂、姜、附香燥之物，恐助血作针口。过此，障落无光者，阴阳不交；障久复上者，再针亦可。人能调养精神，勿药亦保无虞。倘以为愈，而不加谨慎，日夜思所以斩伐其命脉，致天元憔悴，若焦若烧，必转为风变。而后乃今，虽华佗再见，亦无如之何也，已矣。

有头脑被物打触，或跌仆倒撞，瘀血流出眼窝，渗入神水，当不及觉，后荏苒成症，轻止本目，重则左右相牵，本经曰"惊振翳"，受病固不同于他，而治法则一。然要知右边受伤，先损右而牵左；左边受伤，先损左而牵右。牵损者可针，先损者忌针；损轻者可针，损重者忌针耳。

诀曰：

> 无因自尔渐昏朦，偏是昏朦色界通。
>
> 妄见蝇飞花乱落，或如电掣火流红。
>
> 这般病业非伤性，水不清凉木有风。
>
> 彼时药石差标本[1]，邪正相持气混融。
>
> 始然一眼如烟罩，次后相牵总一同。
>
> 年久舆薪[2]全弗见，爰名内障暗双瞳。
>
> 漫漫长夜何时旦，金针一度日当空。
>
> 生成内障有多端，可能医治十来般。
>
> 分明一一知形色，行针方可获全安。
>
> 鸭舌古针今罕尚，三棱用亦不相干。

---

[1] 标本：犹言医者与患者所病失宜，举凡医者未能对症施治、患者不信用医者或畏针恶药，皆属医病不相得；此谓目病初起轻缓之时，医者与患者所病不相得，而致邪气不除，患者病情遂日益加重，终成内障。《素问·移精变气论》云："标本已得，邪气乃服。"唐启玄子王冰注云："'标本已得，邪气乃服'者，工人与病主疗相应，则邪气率服而随时顺也。"此所谓"工人"者，言医工也。又："逆从倒行，标本不得，亡神失国。去故就新，乃得真人。"王注云："'逆从倒行'谓反顺为逆，'标本不得'谓工病失宜。夫以反理到行、所为非顺，岂唯治人而神气受害，若使之辅佐君主，亦令国祚不保康宁矣。标本不得、工病失宜，则当去故逆理之人，就新明悟之士，乃得至真精晓之人以全己也。"又卷四"汤液醪醴论篇第十四"："病为本，工为标，标本不得，邪气不服，此之谓也。"王注云："言医与病不相得也。然工人或亲戚兄弟该明，情疑勿用，工先备识，不谓知方，针艾之妙靡容，药石之攻匪预，如是则道虽昭著，万举万全，病不许治，欲奚为疗？《五脏别论》曰'拘于鬼神者，不可与言至德；恶于针石者，不可与言至巧；病不许治者，病必不治，治之无功'。此皆谓工病不相得、邪气不宾服也。岂惟针艾之有恶哉，药石亦有之矣。"明张介宾《类经》卷十二"论治类"之"汤液醪醴病为本工为标十五"条注云："病必得医而后愈，故病为本、工为标。然必病与医相得，则情能相浃、才能胜任，庶乎得济而病无不愈。惟是用者未必良，良者未必用，是为标本不相得，不相得则邪气不能平服，而病之不愈者以此也。"凡良医不用或用非良医，皆可谓之"标本不得"，标本不得则药石失治、邪气不除；其后所谓"邪正相持气混融"者，盖亦职是之故。

[2] 舆薪：谓以车载薪，以其大而易见故也，此极言内障损目而使不见物之近且大者。

病虚老弱兼娠妇，前后调和药饵难。

咳唾眴摇仍未许，无已预服补和丸。

不雨不风天气好，致斋申敬[1]待针完。

八法通神心勿怖，但是闲人只静观。

有血术疏急住手，误犯黄精[2]岂等闲。

乾廓利贞巽地善，鉴人神水静无痕。

三日启封虽见物，花明水动莫多言。

若然使性违将息，纵不伤生翳却翻。

内障金针针了时，针痕湿着痛微微。

软帛缠头金纸贴，仰眠枕以稳为期。

眼外忽疼禁不住，首风牵引莫他疑。

或砭或药归经窦，否则还将熨法施。

欲吐盐梅含咽下，吐来端生却由伊。

三朝羹粥温温服，震动牙车事匪宜。

大便小便轻叫唤，行云行雨绝相思。

如此耐心三十日，徐行出入会亲知。

一切有情身外事，病魔从此永分离。

不尘子[3]曰：内障之来，其故有四：五脏有偏胜，众腑失调候，弱阴艰强理，虚阳无补法。心、肝、脾、肺、肾，各遂其初，以乐天和，一脏或有余，四脏俱不足，此五脏有偏胜也。胃、胆、大小肠、膀胱，各司厥职，少违功令，为燥为淫，此众府失调候也。天水不下，地水不上，急而欲滋之，遂使龙雷[4]见，此弱阴艰强理也。壮火食气，气食少火，是曰"阳无根"，益之欲令实，翻致不能禁，此虚阳无补法也。经曰："心者，五脏

---

① 致斋申敬：言行斋戒之礼以示尊敬之意。

② 精：通"睛"。

③ 不尘子：黄庭镜自号也。

④ 龙雷：谓龙雷之火；龙火即肾火，肾应五行之水，言"龙火"者以龙升腾于天而潜藏于坎水故也；雷火即肝火，肝应五行之木，言"雷火"者以八卦震属雷而应五行之木故也。是皆用天象喻人体脏腑之运化也。清陆定圃《冷庐医话》卷一"用药"条："赵养葵用附、桂辛热药温补相火，不知古人以肝肾之火喻龙雷者，以二经一主乎木、一主乎水，皆有相火存其中，故乙癸同源。二经真水不足，则阳旺阴亏，相火因之而发，治宜培养肝肾真阴以制之。"（曹炳章《中国医学大成》第39册，上海科学技术出版社1990年版，卷一第38页）

之专主，目其窍也。"① 又为肝之窍。肾主骨，骨之精为神水，肝木不平，内夹心火，神水莫制，为势妄行，上为内障，此脏病也。府脉系络于脏，循于目，其精气亦上注而为目之精，精之窠为瞳子，瞳子受伤，则系络乃败，邪火乘之，上为内障，此府病也。黑水神珠法于阴，白眼赤脉法于阳，阴作阳齐故能视。阴微不立，阳盛亦孤，上为内障，此弱阴病也；劳役过多，心神倦怠，相火代行其事，相火一衰，百脉沸腾，上为内障，此虚阳病也。故脏病者，气亏血损，邪中之则神光自现而精散，精散则视歧，故以一为二；府病者，痰停火伏，邪中之则随眼系以入于脑，入脑则目眩以转，故视定为动。阴弱者，视觉微昏，常见空中有黑花，久则视渺、视近，神水淡绿色、淡白色，已而纯白则不见；阳病者，视物惑乱状类不一，甚则若萤若电，时发时止，神水变色如前。然虽有脏、腑、阴、阳属病之分，而障成则一。

究其原，皆从五味、四气、七情、六欲不知节之所致也。由微至著，而人不猛省，凭仗血气方刚，仍加斫丧；或安地命元理，听其自然；再则较锱铢之利，方真药假，信庸劣之医。始轻终重，堂堂之躯同于木偶，虽富且贵，如梦如幻。呜呼，是谁之过与？语曰："天无二曜，一物无所生；人无两目，一事无能为。"可不慎哉！是以疾之初起，必于药石之外正心寡欲、惜视缄光，盖心正邪不入，寡欲水自生，惜视则神不劳，缄光而膏常润。又且目为心所使，心正则非礼勿视，安得牵事长思？丈夫志气逼人，动为裙钗所沮，精力云乎哉？寡欲不但延年，且免牝鸡司晨。心为目所诱，夺物交物，则引之不见可欲，使心不乱，是视宜惜。目不着于邪物，则心无妄用，是光宜缄。审如是而行，则五脏之病、众府之病、弱阴之病、虚阳之病，虚者可补，弱者可强，有调有候，不偏不胜，内障奚自而来？

而犹有病之者，天之灾也，天灾可逭②，吾将持金针以度之。针用金者，非贵之也，盖取金与金合，不伤肺气，犹磁石引铁之义。故必须上好赤金

---

① 心者……目其窍也：语出《素问·解精微论》，原文作："夫心者，五脏之专精也；目者，其窍也。"
② 逭（huàn）：逃也，犹言避免，此谓目内障非人自致而病于外者犹可治也。《书·商书》卷四"太甲中第六"："天作孽，犹可违；自作孽，不可逭。"西汉孔安国传云："孽，灾；逭，逃也。言天灾可避，自作灾不可逃。"（《尚书》，《四部备要》第1册，中华书局、中国书店1989年影印版，第25页）唐孔颖达疏云："樊光云，行相避逃谓之逭，亦行不相逢也。"（汉孔安国传、唐孔颖达疏《尚书正义》卷八，北京大学出版社2000年版，第252页）

子打造，长可六七分，大惟与缝衣针并，颖略钝，不可大利。下用银钳一管，长五分，以象牙锉柄约三寸半，紧斗①入内，通体水磨圆直，恰好利用。则珍重藏着，临事祭以灵液，无不应手，名曰神针，不亦宜乎？

古人针用三棱、用鸭舌、用马口铁造者，虽载诸简策，未得指授，率意为之，鲜不败事，无若吾此者之圆活稳便也。有某士中年落魄，寻医生涯，师心自足，耻问前达。闻人有独得处，偏加意鄙薄。一日阅余开目，彼阴记其款式，遽出治入，瞳神一痛而破，可见金针尚不敢妄施，三棱、鸭舌而可漫然尝试者乎？好自用者，愿以此生为戒。

凡针，量其人年形苦乐，预为调停脏腑外，前二三日须少进清散之剂，平其气血。及时取新汲井泉水一盆，安置架上，患者对盆正坐，医家侧立，以手勺水，频频于眼内外浇淋，觉冷气沁入脑户，则脂翳越凝，拨而无血，且使肌理顿木，不知痛怯。于以下针，运斤成风，自不黏滞矣。若冬月及老弱人，兹法不施亦得。拨眼要精八法。六法易传，惟二法巧妙，在于学者心灵手敏，久之自然有得。

八法者，一曰审机。患者以冷泉洗眼毕，正襟危坐椅上，靠定头项，勿令转动，两手搦②珠，心无妄想。如拨左眼，医师用左手大指、食指分开眼皮，即就二指捺住白睛，次用右手大指、食指、中指执针，令紧而直，名指略按眼眶，庶可动而察轮，静而观廓。二曰点睛，针锋就金位去风轮与锐眦相半，正中插入，毫发无偏，随用疾逆泻荣，徐顺补卫。三曰射覆，针锋深入无碍，即近黄精，慢慢斜回针柄，会须进不招愆，退而得所。四曰探骊，针泊黄精，如意运用，使不晕不悸，不妨直自内寻，横从外觅。五曰扰海，神龙即见，雾雨潜兴，闭目片刻，则风雷自息，然后重截云头，轻收虹脚。六曰卷帘，障虽拨落，开手自能上去，必加力掉下，又放上来，务期上而不高，下而到底。七曰圆镜，翳净用针干于金井中央，周遭浣涤，细看睛内，神水澄澈，颜色指动，一一映照，自尔远可识人，近能鉴物。八曰完璧，回针将障送至护睛水内尽处，迟迟出针之半，少息再出，恐障复还原位，切莫缓在半日，急于一刻。

此八法之大概，其中妙处不传，深造自得者，尤在三四法之间。夫探

---

① 斗（dǒu）：犹言拼合、凑接，像斗拱相合之貌。
② 搦（nuò）：持按。东汉许慎《说文解字》十二上"手"部"搦"条："按也，从手弱声。"

骊得珠[①]，请问谁能没海；射覆知名，亦不过偶然猜着。顾名思义，不几令人骇汗。孰谓胸有成竹，固可恃而不恐也？其他六法，惟扰海一针，羚羊挂角，无迹可寻。第终知为羊，自可捕风捉影，端不若前法之微且险也，故曰六法易传。虽然金针治目，可谓力能回天，圣、神、工、巧，八法备之矣。或以为易而忽之，或以为难而矜慎，纵心灵手敏，均不可语吾道。如拨右眼，则用左手，照左目八法，左目用右手，右目用左手，一定成法。故学针，先须从左手讲究。张氏石顽《医通》谓"左手不便事，只右手由大眦插入，曰过梁针"，此强作解事。直插可入，横眠讵能转运？医固不通，而心实顽于石。

行针之日，齐明[②]盛服，洒扫户庭，堂口横设一案，置香炉、茗果等类于上。医者居前，主人居后，再拜首而言曰："某年月日，下士某，敢昭告于上下神祇，曰惟天地万物父母，民有疾，伤厥心，匪药而克。某枵腹[③]不学，未能变化成方，勉治针经，用匡不逮。今某立身行己，无恶于邦家。既眇复瞽，俾昼作夜，五色昏迷。若沉湎冒色[④]，其或有过，罚宜从轻。废

① 探骊得珠：典出《庄子》，言人乘黑龙睡眠之时，于其额下取得宝珠，可谓险之极也。此盖用其本义，言"探骊"之法既危且险，纵使行家里手亦不可不慎。《庄子·杂篇·列御寇第三十二》卷十："河上有家贫恃纬萧而食者，其子没于渊，得千金之珠。其父谓子曰，取石来锻之！夫千金之珠，必在九重之渊而骊龙额下，子能得珠者，必遭其睡也。使骊龙而寤，子尚奚微之有哉？"典谓"子没于渊"而得珠，是以后文言"谁能没海"。唐陆德明《经典释文·庄子音义下》卷二十八"列御寇第三十二"之"纬萧"条："纬，织也；萧，荻蒿也。织萧以为畚而卖之。"又"骊龙"条："黑龙也。"（《经典释文》第22册，北京图书馆出版社2003年影印版，卷二十八第27页）
② 齐明：斋戒令身心洁净，以明虔诚之意，此谓医者、患者皆必斋戒沐浴。《礼记·中庸第三十一》卷十六："使天下之人，齐明盛服，以承祭祀。"东汉郑玄注云："明，犹洁也。"（《礼记》，《四部备要》第1册，中华书局、中国书店1989年影印版，第195页）唐孔颖达疏云："言鬼神能生养万物，故天下之人齐戒明洁，盛饰衣服以承祭祀。"（汉郑玄注、唐孔颖达疏《礼记正义》，北京大学出版社2000年版，第1676页）
③ 枵（xiāo）腹：腹空貌。此乃谦辞，言己腹中无点墨而空空如也，是以"不学"继之。《左传·襄公二十八年》卷十八："玄枵，虚中也。枵，耗名也。土虚而民耗，不饥何为？"晋杜预注云："玄枵三宿，虚星在其中。"（晋杜预《春秋左传集解》，《四部备要》第2册，中华书局、中国书店1989年影印版，第277页）唐孔颖达疏引三国孙炎注云："虚在正北，北方色玄，故曰'玄枵'。枵之言耗，耗虚之意也。"（周左丘明传、晋杜预注、唐孔颖达正义《春秋左传正义》，北京大学出版社2000年版，第1230页）又疏云："枵声近耗，故耗是耗之名也。"（第1232页）《尔雅》卷中"释天第八"之"风雨"条云："玄枵，虚也。"晋郭璞注云："虚在正北，北方色黑。枵之言耗，耗亦虚意。"玄枵有女、虚、危三宿，而虚宿居其中，故以虚名之曰"枵"，盖取枵为耗虚之意也。
④ 冒色：犹言耽于女色。《书·周书·泰誓上第一》卷六："今商王受，弗敬上天，降灾下民，沉湎冒色，敢行暴虐。"汉孔安国传云："沉湎嗜酒，冒乱女色也。"（《尚书》，《四部备要》第1册，中华书局、中国书店1989年影印版，第35页）《左传·襄公五年》卷十四："在帝夷羿，冒于原兽。"晋杜预注云："冒，贪也。"（晋杜预《春秋左传集解》，《四部备要》第2册，中华书局、中国书店1989年影印版，第220页）唐白居易撰、宋孔传续撰《白孔六帖》卷九十三"淫乱十一"之"冒色"条："商王受沉湎冒色，言贪色也。"

为残疾，大可矜恤。知悔斯已，启以自新。恐术于数衡罔济，惟尔神尚克相予，俾疾瘳，毋诒伊戚，永荷天休①，是用告虔而默鉴其心。"礼毕，褪去大衣，抖擞精神，执针于炉上，且熏且祝曰："假尔针神有灵，助我八法，开彼双睛，日还其精，月含其明，我不辱命，彼乐余生，假尔针神有灵。"

开妇人瞽目，用全红简，照帖式，书启一通。其辞曰：伏以玉烛②调光，中壶③照仁寿之镜④；铜乌⑤献瑞，南陔⑥补白华之诗⑦。置灵素⑧于腹笥，司培元气；烹江铅以掌露，启迪瞳神。言念某氏，望族女媭，名家闺范。丰仪闲雅，宛然林下清风；性质温严，委之闺中韶秀。一灯五夜，绣弗停针；寒雨幽窗，梭宁辄织。然而才优于命，受用多让邻家；抑且女慧于男，教育莫如彼妇。雍雍⑨文雁，奋翮⑩高骞；秩秩青莲，并头早折。凡兹劫数，谁实安排。大都结习未除，或者善缘欠讲。东土岂无罗刹，庸犯戒言；北

---

① 天休：言天降福荫以庇佑众庶，亦作"天庥"。《书·商书·汤诰第三》卷四："各守尔典，以承天休。"汉孔安国传云："守其常法，承天美道。"（《尚书》，《四部备要》第1册，中华书局、中国书店1989年影印版，第23页）《尔雅》卷上"释言第二"："庇、庥，荫也。"晋郭璞注云："今俗语呼树荫为庥。"东汉许慎《说文解字》第六上"木"部"休"条："息止也，从人依木。庥，休或，从广。""休或"，言庥乃休之异体，二字可通用。人依木息止，得树之荫庇，遂引而申之曰天有所庇护。
② 玉烛：此盖用双关语，"玉烛"凡四义，一曰四时和畅之气，一曰黄钟三十四律之一，此二者皆可喻夫妻情洽，正合乎此案患妇亡夫之况，乃假设祝愿辞也；一曰美称烛，言调光以照镜也；一曰以烛耀拟人之两目精光，谓瞽目者重现光明而能自见于镜也。
③ 中壶（kǔn）：犹言后宫，以壶为宫室之广衢故也，又主后宫者乃皇后，遂为之代称，后亦泛称正妻；或以"壶"通假于"阃"，言内室，主内室者亦即正妻。此乃以"中壶"代称瞽目之患妇。壶，原文作"壶"，误；据文义当作"壸"。
④ 仁寿之镜：典出晋陆机《与弟云书》，镜之美称；此盖双关，即言开瞽而自见于镜，亦取仁寿义，以为患妇亡夫之悲悼，有虚设祝愿之意。陆机《与弟云书》："仁寿殿前，有大方铜镜，高五尺余，广三尺二寸，立着庭中，向之便写人形了了，亦怪也。"（《陆机集》，中华书局1982年版，第179页）
⑤ 铜乌：此以乌鸟私情言子孝于母，合乎患妇子殇之悲，亦虚设祝愿之辞。晋李密《陈情表》："乌鸟私情，愿乞终养。"唐李善注云："葛龚《丧伯父还传记》曰，乌鸟之情，诚窃伤痛。"又唐李周翰注云："乌鸟反哺其母，言我有此乌鸟之私情，乞毕祖母之养也。"
⑥ 南陔：《诗》之笙诗，有其目而无辞；诗言子孝于父母也，此盖亦虚设祝愿之辞。《诗·小雅·南陔》卷九："《南陔》，孝子相戒以养也；《白华》，孝子之洁白也；《华黍》，时和岁丰，宜黍稷也。有其义而亡其辞。"（毛诗），《四部备要》第1册，中华书局、中国书店1989年影印版，第72页）
⑦ 白华之诗：谓孝子侍亲。详见上"南陔"条。
⑧ 灵素：即《灵枢》《素问》之合称，此谓以高妙之医术助患妇"培元气"以开瞽目。
⑨ 雍（yōng）雍：鸟相鸣和貌也，此谓夫妻相和，言其情好日密也。战国宋玉《九辩》："雁雍雍而南游兮，鹍鸡啁哳而悲鸣。"东汉王逸注云："雄雌和乐，群戏行也。"唐吕向注云："雍雍、啁哳，皆声也。"《尔雅》卷上"释诂第一"："关关、雍雍，音声和也。"晋郭璞注云："皆鸟鸣相和。"西汉焦延寿《焦氏易林》卷四"豫之第十六"："豫，冰将泮散，鸣雁雍雍。"尚秉和注云："坎为冰，下临艮火，故曰泮散。艮为雁，震鸣，故曰雍雍。"（尚秉和《焦氏易林注》，张善文《尚氏易学存稿校理》第2卷，中华大百科全书出版社2005年版，第279页）
⑩ 翮（hé）：鸟翅之径管，羽毛附着其上，泛指鸟之羽翅。此以雁高飞喻夫妻中道相违，乃委婉语。

堂虽祀观音，罕敦慈训。缃裙^①黳血，曾随喜选佛坛场；贝叶写经，恒误剪凌波履式。人谓嫦娥不死，桂宫兔杵，宵宵捣药何为？古称仙子了凡，七夕鹊桥，岁岁渡河则甚？尔问我答，端涉诙谐；既笑载言，知添罪恶。但赏惟从重，平生每事多磨；罚合就轻，未老双睛递瞽。春花红若锦，不窥园已三年；秋月白逾霜，难移步至五尺。真所谓魄未下世，魂早离形。庭镜少治儒书，长通医术，临财毋苟得，冷户那较丰仪。见义当勇为，近功用补新过，是以直行厥道，遑计他求。伏愿上天勿念前愆，能自新厚加保定；本师劼毖^②薪授，可为法点运枢机。银海涵虚，日中顷刻消云雾；金针宣化，指下分明有鬼神。此后余生，由今再造。无任存诚，主敬激切屏营^③。谨启。

此余向昔治某妇而作，其妇美而贤能，只一子种痘殇。夫因子死忧成病，寻亦不禄。妇昼夜悲泣，得圆翳内障。告神针之，双目如生，因录以为则。若夫、子无恙，文雁、青莲句勿用。或有别情，修饰增入，与某某姓名，须实填。

圆翳，非谓方圆之圆，乃两重相粘，中央夹有浊水，犹包子壁钱之象。凡针拨动荡，却不能脱落者，是须针锋望巽廓空中一刺，其浊水滚滚下流，或溢出于金井之外，再竖针，向内打圆按下，则瞳子了然矣。

滑翳，亦非光滑之滑，乃圆翳未结，针入能散能聚，散之则大珠小珠上下交流，聚之仍合而为一，所谓如水银之走者，此也。是症不多见，针亦莫能奏效，学者识之。

附案九条

目瞽既久，生犹死也。一旦复见人世，纵需用多金，当亦乐从。况有不爱钱，肯施恩之天医乎！乃以下九辈视为容易，不惟不谢承，翻埋冤赖

---

① 缃裙：谓女子所著浅黄色裙，此乃以物代人。东汉许慎《说文解字》第十三上"糸"部"缃"条："帛浅黄色也。"

② 劼毖：谓为事谨慎貌。《诗·大雅·桑柔》卷十八："为谋为毖，乱况斯削。"西汉毛亨、毛苌传云："毖，慎也。"东汉郑玄笺云："女为军旅之谋，为慎重兵事也，而乱滋甚，于此日见侵削，言其所任非贤。"（《毛诗》，《四部备要》第1册，中华书局、中国书店1989年影印版，第140页）《书·周书·酒诰第十二》卷八："予惟曰，汝劼毖殷献臣。"西汉孔安国传云："劼，固也。我惟告汝曰，汝当固慎殷之善臣信用之。"（《尚书》，《四部备要》第1册，中华书局、中国书店1989年影印版，第52~53页）东汉许慎《说文解字》第八上"比"部"毖"条："慎也。"又第十三下"力"部"劼"条："慎也。"盖许氏以"劼毖"乃同义复词，故皆训"慎"。

③ 屏（bǐng）营：惶恐戒惧貌。

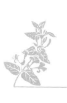

诈，是盖蛇蝎蚁蛆合为一体，豕心狗行，未足方其秽恶。览者不怒发冠，决非烈士。

邵武罗东山，攒典①罗英抚子也，年三十，赤贫。闻吴某弃妇张，归宁母氏。母颇有升合②，足供齑粥，夤缘③入赘。然妇老而无出，敢怒而不敢言，冉冉丧明。时提学葛岁试，扶瞽告验。家弟侄见之，教由建访余。余友艾南天，尝主伊宅。英利其有钱，命东山父事，至是愿其力求治。一切使费，皆取给焉。药资赠于乃兄艾秀瞻。盖怜其贫病，而乐以襄成也。讵两目针而重光，坚隐不认，反以瞑黑痛楚，日夜号泣。艾母疑饥虑寒，时遣施予。泣益频，号益张，余直呲不能禁，乃谋舁④归。明年春，秀兄子廷珍补弟子员，因同侪语若近况，始知已具呈补考。又明年南天捐馆⑤。艾母八十寿，总无一字存问。不论受恩弗忘，即泛交，亦无此不情。

余既精针法，焚香告天，愿有治者，不问贫贱，咸与医药。丰人饶倒，生而得银星内障，父母惊异，爱逾常儿。比成童，纤毫不见，乃知为双盲，欲溺死者。再邻媪怜而育之，诲以话文，耳颇易入，声亦朗朗可听。每出，人乐施，足赡命。行年二十，余至其里，为针一目，障去而人物不识。教以手扪之，再问对无差，因悟苏长公《日喻》，诚有其事，非寓言也。媪喜

---

① 攒典：清代于各司、道、府、州、县等主官下设若干副职及不入流之杂职官，其所用吏员即为"攒典"，属各衙门书吏人员。徐珂《清稗类钞》第二册"考试类"之"考吏员"条："京师内阁供事及各衙门书吏均有定额。由召募考补，或于贴写中遴选挈补。"又："外省吏攒，经制阙，择勤慎无违碍者承充。"徐自注云："司道府州县为典吏首领，杂职等衙门为攒典。"（《清稗类钞》，中华书局1984年版，第720页）所谓"外省吏攒"者，吏即典吏，乃各主官衙门所用吏员；攒即攒典，为各副职及杂职衙门所用吏员。

② 升合（gě）：升、合皆古时衡量物容积之量器，连用言物少也，此谓母家虽不富裕但亦饶有升合之粮，足供生活。东汉班固《汉书·律历志第一上》卷二十一上："量者，龠、合、升、斗、斛也，所以量多少也。"又："合龠为合，十合为升，十升为斗，十斗为斛，而五量嘉矣。"（《汉书》，中华书局1964年版，第967页）又："一龠容千二百黍，重十二铢，两之为两。二十四铢为两。十六两为斤。"（第969页）唐魏征等撰《隋书·志第十一·律历上》卷十六"审度"条引东汉蔡邕《铜龠尺铭》："龠，黄钟之宫，长九寸，空围九分，容秬黍一千二百粒，称重十二铢，两之为一合。"龠，通"龠"。（《隋书》，中华书局1982年版，第405-406页）三国魏张揖纂集《广雅》卷八"释器"："龠二曰合，合十曰升。"《国语·周语下》卷三："是故先王之制钟也，大不出钧，重不过石，律度量衡于是乎生，小大器用于是乎出，故圣人慎之。"三国吴韦昭注云："律，五声阴阳之法也；度，丈尺也；量，斗斛也；衡有斤两之数，生于黄钟。黄钟之管，容秬黍千二百粒，粒百为铢，是为一龠；龠二为合，合重一两。故曰'律度量衡于是乎生'也。"（《国语》，《四部备要》第44册，中华书局、中国书店1989年影印版，第25页）按，《汉志》以"合龠为合，十合为升"，又以二龠一两，重二十四铢；蔡氏铜龠以"两之为一合"，重二十四铢；张、韦皆以龠二为合，则《汉志》所谓"合龠"即"二龠"也。据此，一龠容黍一千二百粒，重十二铢；二龠为一合，容黍二千四百粒，重二十四铢，亦即一两。是以升合之量，诚不伙矣。

③ 夤（yín）缘：犹言攀附。

④ 舁（yú）：二人共抬物貌。

⑤ 捐馆：谓人弃其所居，婉言人之离世也。

曰："伊父母羞产瞽人，呼为饶倒，今成人矣！"再四称谢。越五年，媪弃世。饶仍还本相，负鼓板曳杖而去，莫知所之。

陈岭陆瞎子，形瘦小如老猿。年近六旬，不生髭髯，妻男亦无。然不甚贫穷，麦田蔬圃，尽可自怡。适余过上坪，见之目可治，询其由，乃夏夜出浴，为虎攫去，越十数高岗放下，载嗅载舐，啮其阳事而去。得命归，惊且恸，成斯症。本里张蜀瞻，不信世有是术，扫榻居停。恳针其一，金井如冰壶秋水，纤尘不染。张喜极大呼曰："虎口余生，今日复阅东区风景，何以为先生寿？"陆惶恐无以应。有顷，引指探吐，瞢瞢①作痫中状，在庭各三两偶语。余笑曰："此罗东山故智也，吾与若少退安矣。"及使人侦之，果然。

广昌瞽者唐三流，丐于同里余宅。予瞽见曰：此可针而愈也。众以为大言，强施之。针入即光。问所见，云"黑如漆，加之狂痛"，索钱米满意乃行。明年于白水嘴作鼠窃，被人执获送司。余氏子遇诸途，始知前言非夸。三流盖小人，狗彘不食，其余者也。

泰邑龙湖童静山，慕余术，既受业，他症略临，惟未见内障。偏觅得一孤贫戴六牙，针之须眉毕现。童细诘光景奚似，仍对如三流言。嗟夫！人世之事，非人世所可尽，汤义仍不云乎？连上所治五辈，东山、三流固属赖诈，陆与饶与戴果何作用，而昧心至是。

西城薛伯恭之子二乞，亦生而双瞽，家人不知也。试周，睟盘什物，一不能取。亟遣舆迎视。曰："此内障，非金针不开，然须长而晓事，始可施行。"书数方，教依次制服，使春木仁气常存，厥症不变。凡历十五寒暑，欲申前议，而家落矣。岁乙酉，伊胞兄环声、从兄惟洁，省试遇余于章江。茶话之下，询乃弟近境。曰："家风大改，惟侄目如初。先生忝善予，肯念屋乌之爱，恩及废人乎？容不才着落相请。"余敬诺。十月回，内子搜尺牍出阅，知已代邀，会得钱五千。寻复札，订期而往。薛若不知情，惟洁劝至伊芳馆夜餐，力恳开罪。翌午勉针一目，睛湛如镜。问人物，俵言见，俵言无睹，图赖谢金耳。环悟，物钱送余归。止出二千文，余推某某

---

① 瞢瞢（táng）：犹言精神失志而癫狂发憨状。唐玄应《一切经音义》卷一"《大威德陀罗尼经》第一卷"下"瞢眼"条引《字林》注云："目无睛直视也，亦失志貌也。"（高丽大藏经》第57册，线装书局2004年影印本，第593页）

未得。余鄙其无借宵人，谢诸好善乐施者，遽行，不复再齿。后二乞代乡人收布，见余，回头不顾，可谓心盲矣。

宁瞎子同里显名从兄，寄居游坊桥，年五十，止一子，疫死，目暴盲。时九月神会戏班，大家观者，皆叹赏。显名料余必归，昇至排上求治。审系惊振内障，盖子死，以头撞柱石号泣故也。明日，显名偕族侄松谷，踵门议礼，许谢三金。曰："银数如命，必预封定始下针。"松谷力肩承，余不许可，曰："是症针人病除。转瞬多以不见脱骗，订以某日行针。"至期表妹夫科捷暨伊叔父菊村来说，闻午刻开彼人瞽目，特往观。问松谷何在，曰："已备物先去。"二人固余所敬爱，又属一家，信而不疑。比至宁室，果置所许三两在座。施针，纤芥能辨，众方哗骇。松谷潜袖银肥遁。显名遽前谢曰："家兄自带有钱，何必称贷亲友，饭罢送至府上。"日将入，显名匿不出，索钱无有。还寻松谷，妇应未下来。翌午复往排上，瞎子已凌晨返游坊去矣。人心险毒叵测，至如此其极耶。

丹阳曾斗先，余孙妇族叔祖也。因妻死，忧成内障，迎余治。眳视如圆翳，及针，果浊水奔腾，风轮倏若暮烟布满，心悸甚，急罢手，煎养荣汤与服，令就寝。少停鼻息如雷，禁勿惊觉，是夜无事。晨起揭封，水澄精湛，巨细能辨。余原不校[①]利，况属亲道。讵知口蜜腹剑，见面谆谆致谢，对人言翻谓尔时非晓医理，一针几毙命。言下似自品药而愈者。呜呼！此老鳏居十年，子媳弃如敝屣。今舌耕饱食，全不以我为德，窃亦东山之流亚欤。

上盘江子万，石匠生理。一日，厂中凿碑，石节弹左目，既眇，右目寻得惊震[②]翳，央程以珍求余针，议银四两。针入障即下，程问见否，江不答。余叱曰："尔德谅不可有光。"仍将障拨上。忙曰："见！见！"其子妇急出钗钏交程手为质，乃如法毕事。语曰"世风不古"，又曰"人心叵测"，于金针一道，领教多多矣。

时复五十八

不知时复症，岁岁至期来。

---

① 校：通"较"，计较。
② 震：通"振"。

将谓无深患，终乎是祸胎。

在经名手愈，过后犹未治。

与夫目素瘥，见人辄波累。

莫咎医留难，病根锄未去。

此盖目病不治，挨忍而愈，或治不得当，欲戒有犯，触其脉络，遂致深入，又不治之，令邪正击搏，不得发散，乃年之月、月之日，如花如潮，至期而发，过期而又愈，久而久之，及激发者，然后始有症，不治不得。未发问其所发，因何病本；既发，验其形色部分，在何脏腑，对症主治，终有不复之时。断不可拘于运气、月令，概以及时之剂投之，恐未中病先已中药矣。

有目经上工治愈，迟则二三年、速则八九月，再过则一月数作，谓时复亦通。此病根未除，遽然谢医停药，或久耐禁束，一时霍然，乃游衍风霜，放恣嗜欲，此从彼召，气血遂因而留注，病走熟路，决从原经络而发，世人多咎人留酒碗，非也。临斯症，更当相机投药，万莫被前医某方，印定心眼。所谓薪尽火传，焉知来者之不如今也。

有目素瘥，但见人病辄发，此一时之气变使然。经曰：百病皆生于气，思则气结，恐则气下，惊则气乱。夫人目惯时复，则个中甘苦备尝。见人病，莫不惊恐，而思及自己，尔时神气乖张，纵外邪未必传染，而一线未了，宿业感而遂通，是以辄发。譬人方呵欠，如身子疲倦，则当面学样，口任燥渴，说着梅子，便舌下津生，其致一也。列于本症，格致之余，敢谬以古人不见我为恨。

逆顺障五十九

障胡名逆顺？上下围将至。

转瞬失风轮，瞳神憔悴矣。

为治当如何，平肝滋肾水。

既治了无功，固金参妙理。

此症风轮上下生翳，厚薄圆长不等，色昏白，赤脉周匝纱罩，朦胧多泪。盖虚风湿痰，滞瘀经络。滞于阴，先发左目；滞于阳，先发右目；阴阳皆滞，左右齐发。睑不赤肿，珠无胀痛，亦不可轻视。若睛伤膏坏，头如棒击，不能辨物者，又不知其变何症也。

混睛障六十

轮廓天然成五色，五色昭明，守黑而知白。黑白有时不务德，黑翻为黄白翻赤。

黑白难分名混一，轮廓未伤，十病九痊得。但是年深药不的[①]，夜光终始非灵璧。

此症皆一色昏白之障，轮廓无损，细视瞳子尚见，历久而不变，不治亦不愈，世之患者最多。其赤痛羞明，眵结泪流，与他病同。病情及治法亦如之。间有障厚而实，浑似盐酥黑豆，丝缠而粗，恍若碎文磁钮，得效綦难。浅人不知进退，药饵全无，惟以草以丹，且敷且点。不应复手擦舌舐，挑耳根，灸臂膊，无所不至，非徒无益而又害之。或病轻当愈，彼医适际其会，不自省悟，辄夸援为例，此不才之甚者也。更有令渠佩桃符、照水碗、扎衣角者，真足喷饭。余承师训，参较有年，各症俱得其理。凡经手治，虽不神验，决无差误。然除刀针以外，其所用药，不过宽郁、消痰、顺气、行血、滋阴、扶阳、疏风、降火等项，且人以艺高远游，非败症不果。延症既败，多就补、和处方。故病家咸以非专科药而疑之，不知药非专科，固专科之不能用也。正如倪迂[②]晚年，灯下作竹，傲然自得。晨起展视，全不似竹。迂笑曰："全不似处，不容易到耳。"可为解嘲。

① 的（dì）：箭靶所设正鹄也，以其位在中心故，是以言靶心曰"的"。此谓患障年深而日久则药石无以中其病，遂为难治之症。战国荀卿《荀子》卷一"劝学篇第一"："是故质的张而弓矢至。"唐杨倞注云："质，射侯；的，正鹄也。"《诗·齐风·猗嗟》卷五："仪既成兮，终日射侯，不出正兮，展我甥兮。"东汉郑玄笺云："正，所以射于侯中者。天子五正，诸侯三正，大夫二正，士一正；外皆居其侯中参分之一焉。"（《毛诗》，《四部备要》第1册，中华书局、中国书店1989年影印版，第44页）侯即所射靶，正居其中为靶心。《礼记·中庸第三十一》卷十六："子曰射有似乎君子，失诸正鹄，反求诸其身。"东汉郑玄注云："画曰正，栖皮曰鹄。"又注云："正、鹄皆鸟鸣也。"（《礼记》，《四部备要》第1册，中华书局、中国书店1989年影印版，第194页）唐陆德明《经典释文·礼记音义之四》卷十四"中庸第三十一"之"正鹄"条："正、鹄皆鸟鸣也。一曰正，正也；鹄，直也。大射则张皮侯而栖鹄，宾射张布侯而设正也。"（《经典释文》第12册，北京图书馆出版社2003年影印版，卷十四第2页）按，郑注"画曰正"脱"布"字，当作"画布曰正"。皮、布皆射侯，靶也；正、鹄乃射的，靶心也。凡的画于布靶谓正、画于皮靶谓鹄，非必鸟也。

② 倪迂：即元末明初画家倪瓒，其性情狷介有洁癖，世人呼为"倪迂"。

浮萍障六十一

障生或聚开，湿热郁于脑。

浑如云月遮，开视星辰小。

来时痛涩多，去后亦欠好。

来去若萍迹，治疗休草草。

此症如翳非障，或圆或缺，痛则见之，不痛则隐，来去无时，聚散不一，因谓之"浮萍"。盖原患风痰头痛，谬工虚虚实实，致元气摧残，而病曾未去，庸工知补其虚，不敢治其实，以故湿热深潜脑户，遇岁气不和，及人事感激，则触而祸发。性柔者常一季数次，刚急者一月数次不等。虽不药仍瘥，终始留成痼疾。医宜伐毛洗髓，曲当人情，病根乃绝。

以上四症，皆久而又久，攻散之法不必讲。切其脉，问其近境，及喜恶便溺，越鞠、逍遥、疏肝、菊花、茶调诸散，拨云、补心、还少三丹，再则人参固本，生熟地黄量度增减，丹点其障，刀去其瘀。虽主政如嘉言，端不犯医门法律。

黑翳如珠六十二

一丸黑翳有来由，巽震风雷惨不收。

莫怨老天悭薄命，此中原不似蝇头。

此症初起微痒，继而涩，已而痛如刺，日久则赤肿流泪，畏明长闭。风轮上浮起一翳，黑而圆，其大小高低不等，状如蟹睛，然非因轮破而得，且内外夹攻，乃所谓"蟹睛"者。不觉自落，落后再为料理，痕迹都无。怒不能发，食而非宜，病候如前，预防一二。

此症少见，平生只遇一贫家子，形羸而能劳，病患如是，犹拾薪卖草，辛苦自若。余怜之，赠以四君加黄酒、炒连，痛止能开视；再进，其翳觉焦小，遂除连加白芍、麦冬、牛蒡子，未三剂，睛平复；与助脾蜜饼子四两，全瘥。然此亦偶中，恐膏粱壮夫，须依蟹睛未服药未破治法。

物损真睛六十三

物伤何最险？风水气三轮。

黄白两般色，浅深一样痕。

血亡先益气，神倦且安魂。

已破加沉陷，汤丸免人唇。

此泛言目忽被金、被木打伤、跌伤，迫在轮廓之甚者。初患必赤肿痛涩，急进救睛散、黑神散。稍瘥，始现伤痕，或黄或白。白者害迟，黄者速而险。有赤障头疼，症必变。再用紫泥金，看效否。发本科药，对病调燮，准愈。其为细尖之物所触，浅小可治，若伤大而深，及内损神膏、外破神珠者，纵然急治，免得枯凸，明终丧尔。嗟嗟！"千金之子，坐不垂堂"，知命者，不立乎岩墙之下，书不云乎？彼真睛物损，非金也、木也、人也，盖天形也。繄我为治，抑亦逆天行道者乎。

飞尘眯目六十四

大道匪荆棘，风起沙尘竞。

眯目不能行，泪障烟雨并。

安得松滋侯①，一洗群嚣靖。

此盖风吹沙土游丝，偶然撞入目中，而泪出不止，痛涩难开。又一种毒虫，名金蚕，吐丝网竹、树间，误触而不即出，眼必肿。肿极不消，神珠潜裂耳。其实总易治，只浓磨好墨，用新羊毫笔涂入目中，少闭，仍用笔拭出。不出，磨人指甲与竹鼠齿和墨再涂，无不出者。出则痛患顿消，服药俱不必。奈人不知此，且擦且吹，致气血凝滞，泪干而物着上睑不动，酿成大祸，甚有不可救者。噫！

竹鼠，一名土豚，毛色苍碧，身肥大而足短小，食笋根，樵人常于竹山挖获。其齿上下四个，长八分，生取下备用。

颍川十龄子，秋成②时沿溪扑草虫饲雀，误拂一物于目，睑率胀起。本里有眼医二，一曰暑风，一曰中虫毒，尔散我丸，既汗载下，睑愈肿，睛尤

---

① 松滋侯：墨戏称也。宋苏易简辑《文房四谱》卷五"墨谱"之"四之辞赋"引文嵩《松滋侯易元光传》："易元光，字处晦，燕人也……尝与南越石虚中为研究云水之交，与宣城毛元锐、华阴褚知白为文章濡染之友。明天子重儒，元慕其有道，世为文史之官，特诏常侍御案之右，拜中书监、儒林待制，封松滋侯。其宗族蕃盛，布在海内，少长皆亲砚席，以文显用也。"石虚中，砚也；毛元锐，笔也；华阴褚，纸也。(《文房四谱》,《丛书集成新编》第 48 册，新文丰出版公司 1986 年版，第 256 页)《锦绣万花谷》卷三十二"墨"之"松滋侯"条："燕人易玄光，字处晦，封泲滋侯，盖墨也。"泲，"松"字之讹。

② 秋成：秋天庄稼收获之时。

痛不能耐。无已延余。心知飞尘眯目，拭未出尔。翻胞见谷大一颗，周围血瘀。铲落视之，真谷也。哄堂一笑，厥病如失。然谷有芒刺，不受尘埃半点，侵之青睛，何当刺蔽三日，竟成气翳。嗟嗟！医者，意也。乃无妄之疾，治至大故，二医之意深矣哉。

睑废六十五

众人皆醒我独醉，众人皆醒我独睡。
讵知非睡亦非醒，目睫一交永幽闭。
忽闻客自远方来，手攀上睑向明开。
宁愿能开不能闭，定睛看杀可憎才。

此症视目内如常，自觉亦无恙，只上下左右两睑，日夜长闭而不能开，攀开而不能眨，理有不解。尝见患者，一行一动，以手拈起眼皮方能视。针药无凭，以此传老。愚意两胞丝脉之间，为邪所中，血气不相荣卫，麻木不仁而作此状，与风中肢体同出一辙。人谓除夹以外无治法，是或一道。有初生小儿，十数日不开眼者，此由产母过食辛热，散其胎气，或本儿脾倦所致，乳哺充足，弗药而愈。然终始娇怯，不易成人。若睑外眦头微现眵泪，此脾肺虚而有湿痰，以清空膏滴入目内，更煎人参、贝母、麦冬、云红、夏枯草，尽一小酒杯立开。

风引㖞斜六十六

六气中人风独酷[①]，最轻亦自伤口目。
㖞斜对客实羞惭，便面好将纨扇覆。

此症睛珠自然欹侧，而腮唇亦歪在一边，医家皆呼口眼㖞斜，一曰唇睑相邀。盖风本湿土，二气为厉，本脏素虚，故尔引渠率中。中则血脉涣散，㖞斜不遂。斜而能正，正而复斜，㖞而能合，合而复㖞者，正容汤、加味地黄饮子、省风汤可治。若已定性，不分久暂，丑态终身矣。《灵枢》言："足阳明之脉，其病颊筋，有寒则急引颊移口，热则筋弛不能收，故僻。"僻者，偏也。亦以真气为邪所陷，上不得出，下不得泄，则偏引于一

---

① 酷：犹言烈也，谓风邪多变而来去迅疾且猛。

边。左寒右热偏于右，右寒左热偏于左。法当灸地仓、承泣；不效，灸人迎。经曰："陷下则灸之。"是也。一说，谓湿淫所胜偏于左，风淫所胜偏于右，皆有微理，务宜参详。倘任意从事，将不利于斯人。

睛凸六十七

怒气并邪横入肝，入肝筋脉早伤残。

通睛凸出不堪看，风月素耽精血竭。

觚觡数举胃皮寒，一般为祸请从宽。

目形类丸还类橘，下稍着蒂圆动极。

元虚筋弛忽逢邪，橘蒂长垂成怪疾。

此症通睛突然凸出眶外，非鱼睛因滞，而慢慢胀高者比。其故颇多：有虚风痒极擦出者，有烂醉狂呕激出者，有热病关格胀出者，有暴怒吼哮挣出者。究竟皆水衰精败，脉络焦脆，邪火亢害，内无从泄，则上走空窍，泄之不及，故涨涌而出。至打扑猝凸者，不在此论。凡出未全离睑，而神色不变，可乘热捺入。但筋脉损动，终是无光。凸而犹含者易入，光且不熄。若悬空如铃，膏液转为血肉，不能救矣。至乃不知不觉，通睛和盘托出，长垂至鼻，而不能收缩，世谓之"肝胀"，不知此神魂将绝，谬作肝胀持论，势必用疏风之药落井下石耳。何以言之？夫肝所以藏魂，心所以凝神。比人元气大虚，则神魂颠倒，所得之症皆奇。又且肝主筋，心主脉，神去魂失，则筋脉散驰。散驰之际，邪自窍出，是以随意直下。病者惊心，观者骇目，而医者窘手。然业已如斯，虽未见惯，不必恐。用软帛盛住，好生安置眶内，令渠闭睑嘿坐，煎大补元汤，调温经益元散，乘热呷之。一面煅磁石淬醋，对鼻熏蒸，肝得浓厚酸气，虽散合收。俟微汗欲发，开襟将冷泉水于胸前、背心不时喷之。俾肌肤一挠，脉络一缩，尽昼夜可定。然后适情顺养，或可侥万一之幸。

东邻吴氏女，夜窗绣鞋，目忽不见。初以为灯落，举头觉有物在颡间，摸之，乃睛也。捶胸大恸，家人惊呼，余亦起视。时天严寒，系已僵。浣小碟，置温泉，将睛涵养片刻，纳入睑。治以前法，越月而痊。然神光熹微，妙语莫能形容。

平生阅睛凸多矣，尚有奇恶二种，经书不载，谨编附症末，开发来学。

一小儿右目甫病，金井随散，风轮渐大渐高，绝肖张睢阳①死为厉鬼杀贼之像。越一夕，高大如酒杯，直挺射二寸许，日夜叫哭。寻睛破，非脓似血。叠请知名外科，一筹莫展，卒而毙命。一书生无因无故，左目通睛胀出，大寸半，上圆硬，下微尖而扁，垂长几与鼻齐，然能睹不疼。继复于大眦侧气轮内，另生毒物硬如石，俨若皮膜包着橄榄，将黑睛碍过一边。始昏眊作痛，畏光难耐，终焉浑睛溃腐，痛连头脑，不能食与坐起，其势亦必死而后已。总二症幻变无理，脏腑分属亦背常。何为？凡病纵暴险，须风生火，火生风，风火酷烈睛始坏，未有一患即爆凸者。且风火合在心肝部分，怎灾及脾肺？金轮无因下垂，主气脱，却肿实，又加毒结。此脾肺火亢，后先蕴酿，应伤残右目，曷废左眼？将谓斫耗真睛，小儿元无知识；将谓罪招恶报，书生有甚奸回②。顾百药不对，坐以待毙。嗟夫！天道之微渺，人事之不可问。方书未足以尽信也，有如此。

疔翳③六十八

一双青白眼，无人实有钉。

神医拨不去，狂瞽足平生。

此症初得，身热憎寒，突如赤肿大作。眉骨、太阳痛楚逾常，生翳一颗，白色。失治，其翳直钉入内，则混睛加障，赤丝环绕，昼夜不辨，目翳之奇恶者，因以疔名。盖血气摧颓，木中春阳④下陷，阴风上腾所致。何以验之？身热畏寒，暴发赤肿，非气血摧颓耶？率尔生翳，便侵入内，非春阳下陷耶？痛在眉骨、太阳，非阴风上腾？且阳陷火必郁，故赤丝环绕。阴腾寒乃胜，则混睛加障。人如病此，但失明而不焦槁，亦算造化。

此症十有九不治。即主人深信，亦必告明病之结果，立案存验，庶无后话。用药有二法，须详诊脉息，弦大而数，不妨大攻、大寒；若濡小沉

---

① 张睢阳：即唐张巡，以其于安史之乱时与许远同守睢阳故，遂称；事见两《唐书》及韩愈《张中丞传后叙》。
② 奸回：奸邪，此谓奸邪之事。《书·周书·泰誓下第三》卷六："崇信奸回，放黜师保。"西汉孔安国传云："回，邪也。奸邪之人，反尊信之；可法以安者，反放退之。"（《尚书》，《四部备要》第1册，中华书局、中国书店1989年影印版，第36页）
③ 疔（dīng）翳：谓翳状如钉，亦作"钉翳"。
④ 春阳：此谓肝脏之阳气，以五脏肝应五行之木而四季春属木故也。

涩，当先补元气，气王^①自然推邪而出。其疗渐小，再点磨之丹，无少差谬，疗落而风轮不破。否则不凹即凸，学者其敬听毋忽。

孔某氏妇，五日携季子登眺，左目暴得兹证。至十一延余，已丧明四日矣。包头挟纩^②，眠食大废。诊其脉，浮大微弦，明系元虚伤风，风厉变热。遂用补中益气合加味逍遥，日进二服，痛止神安，思得蔬食；复以归脾增附子、防风投之，夹衣脱去，烦躁如失；最后凡点服之药，无不应效。一日其疗忽堕，状如小小橘核，剪之不断，目遂见物，未几竟愈。或曰："此妇抚孤守节，操作自给，从无怨尤。药饵之功，殆天玉女于成也。"虽然，淑慎姆师^③受天之佑，庸或有之。彼男儿狼心狗行，臻上寿而目若童年，即间抱疾终老，遇余治而遂痊者，抑又何为？

气翳六十九

宝镜晶莹号照魔，悬空谁把气微呵。

愿言此后珍藏好，免得昏朦费洗磨。

此症目赤痛、眵泪都可，但青睛如浊烟笼罩，色泽欲死，甚者若混镜呵气，不能照人面目。从侧面视之，始隐隐微见金井。其自视虽近能见物，然亦何啻隔帛。竟其病源，乃热症寒药，交伤脂膜，而又靳惜^④药饵，神劳岁久，不为将息而致。分明是外障，而风轮光滑，无障可去，故曰"气翳"，最不能治。若暴病翳退似此者，此元气未复，不得与于斯论。药照案内增减，十稳。

表兄余兆文次子，年十六，长夏病风热赤肿。医既瘥，双睛得气翳，状如死人目，怕看。兄亲往南丰求治，余以祖母至戚，冒暑偕行。视症固怪，切脉亦乱来。问所喜所便，曰腹满不思食，唯渴而需饮，小水多。问所见，日昼犹夜。因悟医药过甚，邪虽去，而脏气大损，乃以附子理中汤加归、芪，傍晚复处左右合归方与服。翌日，风轮下际如新月，清朗逾常。

---

① 王：通"旺"。

② 挟纩（kuàng）：谓身裹棉衣之属，此言患者憎寒怕冷；纩，即丝绵、棉絮。

③ 姆师：古时谓以妇道教导女子之女师。《仪礼·士昏礼》卷二："姆纚笄宵，衣在其右。"东汉郑玄注云："姆，妇人年五十无子，出而不复嫁，能以妇道教人者，若今时乳母矣。"（《仪礼》，《四部备要》第1册，中华书局、中国书店1989年影印版，第19页）

④ 靳惜：犹言吝惜。《集韵》卷七"焮第二十四"韵"靳"条："一曰吝也。"

遂依此进药，日开一线，恰计十五日全清。后又一人，暴得气障，发乎昼以补中益气汤，夜八味地黄丸，递投十数日，亦好。

眼科无此症，亦未必用此药，学者触类而长，庶几得余心传。

暴盲七十

银海双涵照夜珠，等闲沦丧漫惊疑。匪神作祟妖为厉，实气潜推血暂离。

患者众，去其稀，多愁善病不须医。邯郸梦破黄粱熟，说与纯阳亦皱眉。

此症谓平素别无他病，外不伤轮廓，而内弗损瞳神，倏然盲而不见也。其故有三：曰阴孤，曰阳寡，曰神离。伤阳者，多六欲；伤阴者，多七情；伤神者，兼情欲而有之。有少年知识未开，老来世事已休，忽得此症，不在三者之列，盖关格之病也。关格者何？乃阳脉不和，气留在府，则阳气太盛，阴气不得相荣于上，故曰"关"；凡外感，是气动，邪从气入，而上窍不利者，皆关之类也。阴脉不和，血留在脏，则阴气太盛，阳气不得相卫于下，故曰格；凡杂病由血生，邪从血出，而下窍不利者，皆格之类也。阴阳两盛，阴中无阳，阳中无阴，阴阳相离，则荣卫否塞，气血不相营运，此脏腑交受邪也，故曰关格。总而言之，非头风痰火、元虚水少之人不患此。能保养而药治以时，不日自愈，否则成痼疾。其症最速而异，人皆疑鬼神为祸，先巫后医，不知急治可复，缓则性定，药无用矣。鬼神其何能为？僧道其何能为？

是症暴逢，毋论为阴、为阳、为神、为关格，急煎独参汤数钱，乘热频服。然后裁定药品，十补勿一泻，或保无事。人问其理，曰："血者气之守，气者血之冲，相偶而不相离者也，故神安于其舍而目明。今而暴盲，盖气先中于邪，气既受邪，必传与血，所谓气病血亦病也。再一有失脱，则气为孤阳，有如烈火，血为独阴，几等寒水耳。斯时有形之血不能速生，几微之气所宜急顾。是用甘温之参以固元气，所以权轻重于缓急。经曰，血脱益气，阳生阴长。此之谓也。"敢问其次？曰："归芪六一汤，家贫无措，将以塞责可矣。若夫发矢中的，微参功谁与归？"

血气之属，至蠢而笨者莫如猪。僧道能致人舍身献产，而不能使猪屈膝受戒，岂猪能辟异端？特敬奉异端者，蠢笨过于猪耳。信巫不信医，及险急若暴盲等症，先符后药，迟延不救。安得人书此数语于家，用昭明训，永杜此患，功德胜礼佛念经千万。

偃月障七十一

迟迟偃月障，濯濯^①风轮着。

渐渐掩瞳神，薄薄人谁觉。

脑有湿热停，肝遭怒气剥。

莫待枣花生，昏昏难立卓。

此症风、气轮交际，显有障如偃月，薄薄盖向下来，其色粉青，乃非内非外，似从白睛中渗出膏液者。初不觉，渐及风轮之半始现形，再则环风轮俱生，障上累障，状类枣花、锯齿，遂损光。盖真阳衰惫，好动能劳、汗湿瀛郁^②元首，及饮食之人，酒腻果腹，寝兴无常，混阳蒸变而成。由浅入深，不为调燮，逮至灵光顿失。虽输诚求治，无能为矣。有轮上轻微而轮下凝厚，曰仰月，症同。

瞳神欹侧七十二

猫睛蜦^③目人乌有，碧眼方瞳世固稀。

到是杏仁椒枣状，不时瞥见未为奇。

此症金井歪斜，有如杏仁、枣核、胡椒、半月等类，乃阳明燥极，传导失职，未及运化水谷以滋胆肾，致巽风内动，神膏因而潜涸，涸则水轮无所凭依，势必东倒西颓，故作前状。所谓"破巢之下，焉有完卵者"也。若夫睛破膏流，徐徐而得者，必曾患蟹眼。蟹眼平，瞳子不能复圆，轮外亦有迹膜，终身不脱。人目似此，见光，不治犹治；不见，治犹未治。

---

① 濯濯：谓目清朗光亮貌。《诗·大雅·崧高》卷十八："四牡蹻蹻，钩膺濯濯。"西汉毛亨、毛苌传："濯濯，光明也。"(《毛诗》，《四部备要》第 1 册，中华书局、中国书店 1989 年影印版，第 143 页)
② 瀛（wěng）郁：云雾缭绕貌，此谓汗气蒸腾之状。
③ 蜦（lún）：蛤蟆大而食蛇者，又名"田父"。明李时珍《本草纲目》卷四十二"虫之四"下"湿生类"之"田父"条引唐郑常《洽闻记》云："虾蟆大者名田父，能食蛇。"又引《文字集略》云："蜦，虾蟆也，大如屦，能食蛇，即田父也。"

天旋七十三

天旋白眼过于黑，患者仍多容易识。

明看东边反顾西，业已进门似欲出。

人谁怵若若生嗔，若不傲人人竦惕。

小时了了未经师，长大无徒妨药石。

此症通睛偏昃①，白眼斜觇②，盖乾廓下倾，幼时所患者也，故曰"天旋"。其致非一，有襁褓中，目病风热上攻，脑筋急缩者；有惊风天吊，带转经络，失于涣散者；有眠于牖下灯前，小儿望光既久，目系凝滞而偏者；有乳母挽抱饲乳，长夜不换手卧侧者。凡此急乘时治之，若长成，筋络已定，气血成性，不复愈矣。然无害于明，但不免猪头羊眼之诮云。

常有一家，父子兄弟皆如此眼。谓其苗裔耶，则前为臆说；谓其病情耶，曷相同若此？厥理殆不可解。

阴阳圈七十四

君火煎，相火煎。火退风轮现两圈，阴阳一样圆。

心悬悬，意悬悬。何日瞳神快朗然，披云见九天。

此症黑睛上生二翳，一中虚，一中实，两翳连环如阴阳之圈，故名。有白中略带焦黄，及细细赤脉绊住，而光滑深沉者，皆不能去。大约多为险症，翳退而现。寻其源流，耐心治之，或稍见效。又有两目各留一翳，左右对照，谓之阴阳圈，尤为肤切。

冰壶秋月七十五

不多宿翳凌神水，尽晶莹伶俐。秋江月朗，玉壶冰洁，一般情致。

观光直恁留槐市③，怎双眸无济。当前风物，转头陈迹，又将何以。

---

① 昃（zè）：日在西为"昃"，此谓目睛偏斜貌。
② 觇（chān）：犹言看、视也。
③ 槐市：此谓货物汇聚之贸易场所，言物多而目无见。唐欧阳询《艺文类聚》卷三十八"礼部上"之"学校"条引《三辅黄图》云："《礼》'小学在公宫之南，太学在东'。就阳位也。去城七里，东为常满仓，仓之北为槐市，列槐树数百行为队，无墙屋，诸生朔望会且市，各持其群所出货物及经书书记、笙磬乐器，相与买卖，雍雍揖让，论议槐下。"群，或即"郡"字之讹；其市多槐，故曰"槐市"。

此症亦是宿翳，若隐若现，或片或点，留于风轮，色光白而甚薄，看虽易治，其实不然。掩及瞳子者，微觉昏而视短。盖青睛有窝痕的，点磨不到，不曾补得元神，俾水清膏足。或浮云暴症，内除未净，冰硝过点，火热水冷，磅礴而成。玉质英英，晶光洞彻，余故有冰壶秋月之喻。须耐心岁月，坚攻稍退。但是症十有七分尚见，谁肯长年从事。且去翳之药，越点越朦，肉娇而难耐毒者必红肿备至，人见辄云"眼不医不瞎"。其在斯，急罢手。有混睛障尽去，独存一翳，洁白映人，本科曰"孤星伴月"，呼此名亦通。

凡宿翳不在厚薄，但见实而光滑，及如雪如粉，直透风轮之背，巽廓之面，均谓之废疾，不必言及医药。

虚潭呈月七十六

有翳圆如月，阴阳总一般。

当当珠上立，朗朗水中看。

血少神弥散，精虚气不完。

要将根底去，是必得仙方。

此症微翳混蒙瞳子，人虽不觉，自难耐其昏眊，名曰"虚潭呈月"。盖状其光滑深沉，似无而实有也。凡一切险恶外障，致目失明者，愈后必有此。既不能治，不必究其始末。

俗本于比类，分出许多名色。而论与治法则同，可谓真不惮烦。且幸是医书，若作史记，恐笔墨价重连城，岂限纸贵。

醢螺出壳七十七

夏侯[①]死抱唉睛恨，阮子[②]生成白眼贫。

---

① 夏侯：三国魏夏侯惇有拔矢唉睛之故事。晋陈寿撰、南朝宋裴松之注《三国志·魏书九·夏侯惇传》卷九："太祖自徐州还，惇从征吕布，为流矢所中，伤左目。"（《三国志》，中华书局1964年版，第268页）史书未言惇有拔矢唉睛之举，盖演义据此虚构耳。

② 阮子：晋阮籍有为青白眼之故事。南朝宋刘义庆著、梁刘孝标注《世说新语》卷下之上"简傲"："嵇康与吕安善，每一相思，千里命驾。安后来，值康不在，喜出户延之，不入。题门上作'凤'字而去。喜不觉，犹以为欣故作。'凤'字，凡鸟也。"刘孝标注引《晋百官名》云："嵇喜字公穆，历扬州刺史，康兄也。阮籍遭丧，往吊之。籍能为青白眼，见凡俗之士，以白眼对之。及喜往，籍不哭，见其白眼，喜不怿而退。康闻之，乃赍酒挟琴而造之，遂相与善。"（余嘉锡《世说新语笺疏》，中华书局2007年版，第903页）

那更有人惊世俗，石螺烹出换瞳神。

此症乃神珠被头风痰火所蒸，色死而实，绝似煮熟田螺，其凸与平陷亦如之，故名。往见世人患此，初不经意，及症已成，求医之切，有不远千里而愿为执鞭者，为之太息。

剑横秋水七十八

秋水澄澄零露溥，

星芒不动剑光寒。

瞳神此夜藏何处？

扫尽妖氛子细看。

此症系物击所现伤痕，色白，或带焦黄，中央略厚。两边薄些，正中横于青睛之上，故曰"剑横秋水"。轻重不一，重者虽露上下风轮，而瞳神被掩，视宜无见。轻者终是被掩，视亦暧昧，纵有神丹，止可稍减一二。倘日久沉滑，暨轮廓低陷，或再加微丝组织，终身不痊。又有热障闪烁，或点或服，寒药过投，一线刚风上逼，刮画睛轮。初不觉，病退，中正白翳紧着，有如针定罗盘，唤此名亦似。为治较前尤难，所谓长剑倚天外，非具拔山之力，不能摇动。

玛瑙内伤七十九

此翳薄而实厚，形色浑如玛瑙。虽未损瞳神，根脚深深蚀透。依旧，依旧，药石怎生能勾。

此症风轮生翳，半掩神光，或沿白睛交际得来，则能睹不昏，乍看在外，细看则显然在内，薄而圆缺不等。其色碧，或带黄黑，或微红，状如玛瑙之属。盖头风痛攻，凉药削伤津液，寒毒凝结所致，甚至两目俱有。并水轮浑浊而失明者，医减一二，亦是国手[①]。

青盲八十

青盲不似暴盲奇，暴盲来速青盲迟。

① 国手：谓技艺之高妙而举国无可比拟者。

最怕龙钟神气夺，又嫌清瘦精血脱。

与夫脾痿胆不充，青囊妙术医无功。

吁嗟乎，暴盲！

目光闪烁如飞电，日月星辰皆不见。

吁嗟乎，青盲！

斯人有疾谁知觉，孔子见之未必作。

此症目内外并无翳障，金井不大不小，俨与常人一般，只自不见。初起视斜视短，间有神膏绿与水轮黄色者。其因有二：一曰心肾不交。盖心者，神所舍也，宜静而安；肾者，精所藏也，宜固而秘。不安不秘，是为不交，不交则精神潜散，精散则销阴而视斜，视斜者，犹下弦之月向晦也；神散则销阳而视短，视短者，犹着花之灯未剔也。精神俱散，阴阳两销，则营卫关格，目淹淹如长夜矣。一曰甲己不合。盖甲为胆，胆乃金相冰质，澄之不清，浇之不浊；己为脾，脾为后天黄庭，诸阴之首，万物之母。土木合德，生生不已。甲己不合，乙戊先伤。肝伤则血不和，目不能辨五色；胃伤则五脏失资，不能运，精归明于目。且胆寄王于肝，肝有贼邪，胆汁自坏，故燥上炎而睛绿；脾食气于胃，胃有壮火，则脾亦散气，故中寒，湿热上蒸而睛黄。睛黄、睛绿，甲己真色。真色已现，真元索然。则元府出入之路，被邪遏抑，不得发此灵明，目虽有，若无矣。此二因者，究竟皆得于七情六欲，最不能治。有抱元守真，药铒无时无算，或稍痊可，如年形衰迈，性气浮燥，治亦无济。关格者，百病之关键，解见"暴盲"。元府者，河间谓"十二经皆有之，乃神气出入升降之道路门户也"，元府热郁，则闭塞不通，五官四末，有时不用。由是言之，青盲即暴盲，经脉即元府，关格即闭塞，悬而似近，异而实同矣。

经脉即元府，说的是，然余更有妙解。盖经系手足三阴三阳之经，脉乃通五官四末①之脉，元府则脉中流行，不舍昼夜之气血。譬诸花木，根干，经也；枝叶，脉也；雨露滋荫，有如元府。根干伤，则枝叶萎；枝叶伤，则花果落。一定之理也。又如人放纸鸢扶摇而上，直干霄汉，命脉在此一线。倏而风翩不用，乃线断耳。人与纸鸢两不相妨，此症其近之。

---

① 四末：即四肢。《素问·缪刺论》云："夫邪客大络者，左注右，右注左，上下左右与经相干而布于四末，其气无常处，不入于经俞，命曰缪刺。"唐启玄子王冰注云："四末，谓四支也。"支，通"肢"。

五风变八十一

五风变症有五色，为绿为青为黄黑。

雷头风结白于霜，明丧瞳神收不得。

此症乃火、风、痰疾烈交攻，头目痛急，金井先散，然后神水随某脏而现某色。本经谓之"五风"，如春山之笼淡烟者青风也，若蓝靛之合藤黄者绿风也，黄风拟朝暾之照泥壁，黑风恰暮雨之暗柴门，惟雷头风纯白而已。五者皆目之大变，故又曰"风变"。病至此地，救无路矣。小儿疳症、痰症、及疟疫、火症，目疼久闭，热郁蒸溽，皆能患此。幼稚无知，失明才觉，亦不复治。如以药在而强饵之，恐令竖子笑人不识膏肓处也。

以上十一症俱无治。既无治，立甚方。常见市医，当有治、易治，却不能治、辞治，甚而治至不治；遇难治、无治，偏许治，不惮劳走治，甚而赠药包治。原其弊，乃学考亭①书，执泥而致。何为？"南人有言，人而无恒，不可以作巫医。"盖巫所以交鬼神，医所以寄死生，作于无恒心、不守素业之徒，神弗福而药罔效。故夫子善其言，述以垂训，更引《易》"不恒其德，或承之羞"咎人不玩占辞。朱注虽云贱役，尤不可以无常，于全章意旨，不相联属。且贱役等犬马，有何恒德，兼通经术。圣人责以读《易》，又《周礼》春官司巫，掌群巫之政令。春官不消说，群巫纵贱，而葬祭被除不祥之际，所役荣甚。太医历朝设令、设院，尝草木，定方剂，出入皇宫，茂对天问，匪异人任贱役云乎哉？便是草野良师，春阳秋露，变理和钧，非宦室朱门车马恭迎不至，至则分庭抗礼，士大夫莫敢傲慢如其人，目为贱役，不知所谓。"子夏曰，虽小道，必有可观者焉。"此泛言一事之微中有至理，随时自领，随在有得，朱注切定"农圃医卜"。夫农、圃何道可观？大祇播种芸②灌、观其生发气象耳。果尔，当日樊迟请学③，夫

---

① 考亭：此谓南宋理学大家朱熹，以其晚年讲学于福建建阳之考亭书院故也。
② 芸：通"耘"，除田间草也。
③ 樊迟请学：事见《论语》。《论语·子路第十三》卷十三："樊迟请学稼。子曰吾不如老农。请学为圃。曰吾不如老圃。樊迟出。子曰小人哉，樊须也！上好礼，则民莫敢不敬；上好义，则民莫敢不服；上好信，则民莫敢不用情。夫如是，则四方之民襁负其子而至矣，焉用稼？"（《论语》，《四部备要》第2册，中华书局、中国书店1989年影印版，第57页）

子曷鄙而斥之？卜谓乞儿跌筶①、水碗售奸②，本无天机，有何妙理？若体易蓍龟③，不惟泄造化之秘，使人不迷于悔吝④吉凶，而开物成务⑤，直为道统、文字之祖。至圣如孔子，载赞载读，韦编三绝不休，是岂小道？医书始于《黄帝内经》，理深辞奥，与大易殊途合辙。无论起死回生、延人禄命，即金针一则，由一岁瞽至二十、三十，或三十至五十、六十，遵法施行，顷刻能视。试问何者大道，有此神应，有此恩泽及人？顾晦翁不分上下优劣，一以医学、医人贬为小道、贱役，三复其言，觉农圃斯隶之不若，后世业儒者咸耻之。儒者既耻，则供斯役，宜非贱必愚而无耻者，故天下在处有名士而无名医。眼固医科之一，小而又小者也。有斐君子，谁其事事？是以古今所授受止于此。余性乐施予，苦无财；思救时，恨无位；欲治医活人，病药未克全晓。勉就人所不屑，人所不能，人所至要者，伐毛洗髓，曲尽精微，笔乘成书。复按书治人，无不验，乃谋付梓。学者然吾言而乐吾道，请除去经生固陋，潜心静读，十得五六，终身享用不尽。校⑥寄人篱下，受其钳制，及坐破青毡，不得稍行厥志，相去何啻天渊？

有治不能治，易治治至不治，眼见多多，附一案于症末，可想其余。潘景云尝客荆楚，因天行赤热，治出右偏风，又以偏风治成蟹睛，蟹睛认作黑泡，以针刺破，痛牵脑户。幸两睑肿满，神膏流出无多，买舟还诣余，治愈。明年，黎俗中元赛神，潘素娴笙歌，昼夜纵游，忽恶心发热，走语子乙。学人子乙，老医也，且厚潘。即寓中煎四逆汤加黄连与服。有顷，

---

① 筶（gào）：占卜所用器具，即珓（jiào）；形类贝壳，可抛掷于地，观其俯仰以测定吉凶，剖面皆仰为阳筶、皆俯为阴筶，一俯一仰则为圣筶。

② 水碗售奸：即旧时民间所谓"照水碗""看水碗"之占卜术，谓此法可以照见鬼魅、驱除病邪，亦可以测定吉凶、祈禳消灾，实乃迷信。

③ 蓍（shī）龟：古人占卜所用之蓍草、龟甲。《易·系辞上》卷七："探赜索隐，钩深致远，以定天下之吉凶，成天下之亹亹者，莫大乎蓍龟。"（《周易》，《四部备要》第1册，中华书局、中国书店1989年影印版，第53页）国之大事，在祀与戎，是以古人常以蓍龟决疑，非跌筶、水碗之属所可比肩者。

④ 悔吝：犹言可悔可憾之事，乃"吉凶"之小者。《易·系辞上》卷七："吉凶者，失得之象也；悔吝者，忧虞之象也。"东晋韩康伯注云："失得之微者，足以致忧虞而已，故曰'悔吝'。"又同卷："吉凶者，言乎其失得也；悔吝者，言乎其小疵也。"（《周易》，《四部备要》第1册，中华书局、中国书店1989年影印版，第49页）人有得失忧虞之事，得则吉、失则凶、忧则悔、虞则吝；忧虞未至得失之大，而悔吝微于吉凶也。

⑤ 开物成务：犹言《易》之为用，可以晓畅万物之理而成就天下之事。《易·系辞上》卷七："子曰'夫《易》何为者也？夫《易》开物成务，冒天下之道，如斯而已者也'。是故圣人以通天下之志，以定天下之业，以断天下之疑。'"东晋韩康伯注云："言《易》通万物之志，成天下之务，其道可以覆冒天下也。"（《周易》，《四部备要》第1册，中华书局、中国书店1989年影印版，第52页）

⑥ 校：通"较"。

冷于冰。改用麻黄附子细辛汤，向患目㶳肿[①]，经宿宛如覆杯。迎视十余辈，皆惊却。余至，仍力辞。盖病实形羸，弥留欲绝，无从入境。尊人执余手泣曰：是儿已办后事，但眇而不死，拜德多矣。苦思良久，曰："得之"。遂以瓜蒂散灌而探吐，出秽汁升许，始能言。云胸膈眉目若烧若筑，急行通利及开导法，阳回脉续。徐徐养阴清燥，越月竟瘥。治优觞为余寿，子乙亦与席。曰："亏先生胆大，得乐此。"嗟夫！理随心见，几兆其眹[②]。景云溺情声色，精神不免销耗，故大暑难耐，伤气妨脾，食不化而蕴热恶心，不吐下夺其壅阻。徒以脉迟为寒，热剂理中，既药而反厥，明系火极似水，又以寒在少阴，谬施温散，几使辟雍弟子游学蓉城。顾滑稽佻达，以谑解惭。由君子观之，斯人之道行，宜黎人士美丰姿者不禄，眇与瞽之所以多也。

无治说易治，包药求治，仍不可仆数[③]。始案一二，以敬后学之妄而无耻，且预防小人借以进身为盗，而莫可究问者。邵武吴见智，起家刑书。年五旬，只六龄一子，患伤寒眼。并非疳痘大病，为城中诸生药医，药治至双盲。时余在将乐朱宅，吴亲往求视。睛已凸，但翳尚浮嫩，可刀药平施。俟睡熟，试略铲剔，果零星碎下几星，如芦膜。执烛攀睑者，咸惊喜以为有治。放宽心调理至四十余日，能知五色，见人影。居无何，有光泽人字松圃者踵门自荐，吴呼儿出，审视良久。哂曰："是疾繁我为政，只十二日明矣。黄某号作家，奏效顾如此其难耶。今来无别，实不欲建宁人浪得虚名，而财难世界，为先生一惜其重费也。"吴奇其言，扫内厅下榻。余闻辞往建阳，渠亦不留。嗣是，日索银市药，吴悔复招余，对使焚其札而不阅，惟草一诗，嘱宾粘于座右，以为行斯道及信盲医，而轻忽名医者劝：

　　　　樵川古昭武，文名甲上府。

　　　　博学兼通医，耳熟面罕睹。

---

① 㶳（xìn）肿：眼目红赤肿痛貌。
② 眹（zhèn）：即目睛瞳仁。
③ 仆数：犹言枚举，谓事伙而无以详加列举，乃"更仆难数"之省语。《礼记·儒行第四十一》卷十九："哀公曰，敢问儒行？孔子对曰，遽数之不能终其物，悉数之乃留。更仆，未可终也。"东汉郑玄注云："遽，犹卒也；物，犹事也；留，久也；仆，大仆也，君燕、朝则正位掌摈相；更之者，为久将倦，使之相代。"（《礼记》，《四部备要》第1册，中华书局、中国书店1989年影印版，第220页）卒，通"猝"；摈，通"傧"。盖言儒行之多，若枚举详述则虽数更大仆犹不能尽也。

治眼有专家，城中廿四五。

针刀弗师今，方药徒执古。

彼此倘和衷，奚至错攻补。

嗟嗟好儿郎，凹凸惨双瞽。

乃翁素知愚，枉驾迎江浒。

愧恧①无能为，弊精良自苦。

某氏光泽来，冠服亦楚楚。

大言十二日，须发若能数。

举家喜欲狂，另居防间阻。

泪示奚囊空，丹江缺子母。

厥术陋而疏，阴人烛肺府。

键户昼不开，去留失处所。

传闻作短章，弹铗歌且舞。

歌曰：

氓之蚩蚩唤松圃，艺游远近咸咒诅。

佛心神手黄不尘，化溥重离绝侪伍。

大江以西走几遍，入闽本借谁予侮。

君不见，运斤成风②都料匠，莫敢班门弄花斧。

---

① 愧恧（nǜ）：惭愧貌。东汉许慎《说文解字》第十下"心"部"恧"条："惭也。"
② 运斤成风：典出《庄子》，言人技艺纯熟而有自信。《庄子·杂篇·徐无鬼第二十四》卷八："庄子送葬过惠子之墓，顾谓从者曰，郢人垩慢其鼻端，若蝇翼，使匠石斫之。匠石运斤成风，听而斫之，尽垩而鼻不伤，郢人立不失容。"慢，通"漫"。

又不见，渔阳掺挝①祢正平，迅雷色变罢浮②鼓。

松乎松乎非稚鲁，妙喻启迪毋气蛊。

初生犊子吼高冈，不畏南山白额虎。

横村童氏子某，友人包赓且婿也。于大街发兑杂货，两目无故短觑，斜睇则如常，托妇翁邀余治。曰："此初起青盲，乘未成症，而药之无害，只酒与饼生活宜谢手。盖炉火醋坊，气怯火壮之人，当不得日夜蒸熏。"童额之，百务交割弟侄，已惟运筹记簿而已。乃处方教依次煎服，未几渐愈，理肆中事如初。明春，抄③目暴发，日甚一日。余远出，逮五月回，延视，瞽矣。适有负药囊过市，云邵武人，专治眼科，使看童。曰："是症人皆谓'青光'，实元阳衰，水火争相激射。幸遇吾，不然恐永为废疾。"赓且述其言决于余。曰："我愧不能医，宁禁人勿药耶？"包固老例，代议银十两，全好始交。医诺谢。面往赎咀片合散，竟与余所调燮无异。由是宿宿信信④，局中人了无疑忌。八月十九，中夜潜启门出，主问为谁，应是我，大月往外走动耳。鸡既鸣不返，惊起燃火烛箱，见锁开，所有银二十余一空，查钱去一千，及所寝被帐。唤人四路追寻，踪迹无有。最后有人言，是贼借求病看为名，常在市井捞摸，眼见黄先生论症用药，默识不忘，故

---

① 渔阳掺（càn）挝（zhuā）：典出《世说新语》，乃汉末名士祢衡击鼓骂曹时所击之鼓曲名，亦作"渔阳参挝""渔阳掺檛"。南朝宋范晔《后汉书·文苑列传第七十下·祢衡》卷八十下："融既爱衡才，数称述于曹操。操欲见之，而衡素相轻疾，自称狂病，不肯往，而数有恣言。操怀忿，而以其才名，不欲杀之。闻衡善击鼓，乃召为鼓史，因大会宾客，阅试音节。诸史过者，皆令脱其故衣，更著岑牟、单绞之服。次至衡，衡方为《渔阳》参挝，蹀躞而前，容态有异，声节悲壮，听者莫不慷慨。衡进至操前而止，吏呵之曰，鼓史何不改装，而轻敢进乎？衡曰诺。于是先解衵衣，次释余服，裸身而立，徐取岑牟、单绞而著之，毕，复参挝而去，颜色不怍。操笑曰，本欲辱衡，衡反辱孤。"唐李贤案云："捶及挝并击鼓杖也，参挝是击鼓之法。"（《后汉书》，中华书局1973年版，第2655—2656页）南朝宋刘义庆著、梁刘孝标注《世说新语》卷上之上"言语第二"："祢衡被魏武谪为鼓吏，正月半试鼓。衡扬枹为《渔阳掺挝》，渊渊有金石声，四坐为之改容。"刘孝标注引晋张隐《文士传》云："衡称疾不肯往，而数有言论。帝甚忿之，以其才名不杀，图欲辱之，乃令录为鼓吏。后至八月朝会，大阅试鼓节，作三重阁，列坐宾客。以帛绢制衣，作一岑牟、一单绞及小帻。鼓吏度者，皆当脱其故衣，著此新衣。次传衡，衡击鼓为《渔阳掺檛》，蹋地来前，蹑躞脚足，容态不常，鼓声甚悲，音节殊妙。坐客莫不慷慨，知必衡也。既度，不肯易衣。吏呵之曰，鼓吏何独不易服？衡便止。当武帝前，先脱帻，次脱余衣，裸身而立。徐徐乃著岑牟，次著单绞，后乃著帻。毕，复击鼓掺槌而去，颜色无怍。武帝笑谓四坐曰'本欲辱衡，衡反辱孤'。至今有《渔阳掺檛》，自衡造也。"（余嘉锡《世说新语笺疏》，中华书局2007年版，第76页）

② 浮：通"桴"。

③ 抄：通"眇"。

④ 宿宿信信：一夜谓宿、再宿曰信，宿信叠用言流连时日之久长也。

大胆包医，赘且翁婿遂以为学有根柢，承奉恐后，然不虞有是举。贼是小人，智过君子，非虚语也。吁！大奸似忠，大恶偏和，凡一切面生可疑之人，乐为吾用，始受微利，终偿其害，百十倍不止。读斯案，谩谓持家即有民社①之任，引而伸之，小可以喻大。

---

① 民社：黎民社稷之合称。此乃以家喻国，谓持家既须明辨小人、君子之行，治国尤当明察秋毫、选贤与能，是以后言"小可以喻大"。

卷之二　似因非症

怕热羞明

目开羞涩极，俯首复低眉。

向日诚然也，当炉亦有之。

心肝脾上辨，风火血中推。

病退犹如此，斯为荣卫亏。

此目于明亮之处，则痛涩畏避而不能开。凡病初得，势颇重，皆如是。常有月夜不篝灯、落日闭户牖，犹不敢稍视者。病原在手少阴、足太阴、厥阴三经。总而言之，不过气盛血热，邪在阳分。亢阳侮阴，得凉而解。譬夏日当午，人望而畏，更与火灶相近，孰能耐其炎酷，是以阴黑空旷之所则清爽。然又有一说：暴发而怕热为有余，羞明与久患为不足，若不痛无泪而致乃血虚。血虚则胆汁必少，而肾气亦弱。所谓真元败，厥目喜垂闭，讵能运精华以敌阳光。治法：暴病，抑青丸；久患，滋阴地黄丸；不痛无泪，平气和衷汤。倘兼有他症，须对症候脉，再思而后处方。即不立效，背地断无人私议。

干涩昏花

如浪如花观自在，且干且涩愁无奈。皆因阴夺不侔阳，精神惫，膏液坏。转恐瞳仁生障碍。

此目开闭总不自然，而视亦昏渺，多因劳瞻过虑，耽酒恣欲，五火熬伤神水而致。犹夏夜燃蚊香久坐，及睡瞑目，一时涩痛不堪，得泪乃活，可见水少热炙之故。若不戒谨保养，必变枯瘁，不则色泽不润，细细赤脉续绕，生眵与泪，终其世无宁日。治宜驻景丸、还少丹滋源培本，人参固本丸、金水六君煎略带抑邪，所谓本立则清气自和，邪去而源泉随化。医作火症，妄施攻散，会有紧缩欹侧之患。

此目十人有五相似，岂肉食之爽口耶？抑尤物之移情耶？务宜痛自樽节[①]，以保神光。或曰：见酒色而远之，要眼何用？可谓善戏谑兮，不为虐兮！

目痛

倏尔青睛痛，浑如刺着肤。

下虚上则实，里急外多疏。

寒热时来去，风痰乍有无。

认真阴分病，主治不模糊。

此症病势已衰，黑睛骤然痛如针乱刺也。夫黑属水[②]，病属火，明系水不足而火有余。第脏腑既平，奈何复见厥象？盖其人不善调养，或更劳力役精，致水下火上，水火未济，邪气搏击，若疮毒鼓脓之意，其证候必来变者。书曰：病加于小愈，祸生于怠惰。是之谓也。医宜探本穷困。量进养心汤、全真散、人参补胃汤，务使痛疏或止，庶免坐而失事。有目未病，忽在此在彼，如针如灸，乃夏令失序，流火为殃。须记其始自何轮，今止某廓，可知将犯其经。体虚视劳，兼染淋浊之病，荣气不上浊于睛，多有患者。又目先得前证，继而赤泪头疼，寒热交作，或旋去旋来，如风寒疟疾状，多属荣卫虚损，腠理不密，外邪邀动风痰。治法：一体橘皮竹茹汤、金匮肾气汤，清其金而降其火，逍遥散、五苓散，疏其风而利其水，则得之矣。

目痒

由来痒病果何为，为火为风为血亏。

有病如痒痒愈甚，痒而无病病迟迟。

点服尽情无治法，请投绝境觅仙医。

此目痒非常比，乃如毒虫行走身上，令人战栗，几不敢搔拨者。其故

---

① 樽节：犹言节制、克制；樽，通"撙"。此谓患者宜节制欲望，乃能调理保养。《管子》卷三"五辅第十"："整齐撙诎，以辟刑僇。"唐房玄龄注云："撙，节也，言自节而卑屈也。"诎，通"屈"；辟，通"避"；僇，通"戮"。（《管子》，《四部备要》第 52 册，中华书局、中国书店 1989 年影印版，第 31 页）东汉许慎《说文解字》第四上"刀"部"剬"条："减也。"清段玉裁注云："剬撙，古今字，盖隶变也。"（段玉裁《说文解字注》，上海古籍出版社 1981 年影印版，第 182 页）
② 水：原脱，据本症病因及下"水不足而火有余"句校补。

非一：有风邪之痒；有火邪之痒；有邪退火搔拨息，气血得行，脉络通畅而痒；有抱病之目，久不治而痒。痒一番则病重一番。总之，治后而痒，病必去速；无故而痒，病来定险。若痒难禁，时时频作，目觉低陷，及痒极揩擦而目脱出者，龄不延矣。泪多者，血虚生火，须验目内有无形证，以决其病之进退。如无形可验，只痒难忍耐，暂点飞熊丹；不退，霹雳火；再不住，须端详切脉用药。如弦浮泣出，此风邪，治以香苏散、芎苏饮；脉数而微扎，茶调疏肝散；因嗜酒而致者，葛花解醒汤；若沉迟濡小，须大补大热，否则必犯乎。谚云："白日着鬼祟，平路跌村人。"此之谓也。临症须矜慎毋忽。

视惑

今日预愁明日，一年营计百年。头皮断送有谁怜，落得昏花惑见。

风月青楼佳趣，膏腴烟火神仙。式歌且舞兴豪然，不久水轮奇变。

此目人看无病，但自视物色颠倒紊乱，失却本来面目，如视正为邪、视定为动、赤为白、小为大、一为二之类。揆厥由来，盖人一脏一腑，有真阴真阳，一曰真精真气，百骸滋其培渥，双睛赖以神明，除不得已之事有所烦扰，与夫岁气加临，莫能禁御，务宜恒自珍惜，毋使稍有耗损。倘放逸其心，逆于生乐，以精神徇智巧，以忧虑徇得失，以劳苦徇财利，以身世徇情欲，种种行藏，皆能斫丧真元。真元衰则脏腑不和，而神明失中，因人之形气以呈病状，是故怒气填胸，正气避位，而邪胜于一边，或饮食充胃，遏其隧道，脏气不得发越，则视正为邪。素有头痰，客感风气，风痰相薄，上干空窍，或阴虚寒战，牵引目系，而阳光散乱，髓海①不宁，则视定若动。左右者，阴阳之道路也，并行而不相悖，一有差错，岐境转多，视小为大、视一有二。脏气，精明所禀，五色，其征兆耳。火水未济，阴阳失其守使，则气乖而驳，视赤为白，视黑为赤。然此都无大患。但清明在躬，瞳子安可有此？万一转暂为常，则妄见内障，不旋踵而至耳。治法：十味益营煎、瑞竹四神丸、滋阴地黄丸。因血亡昏惑者，昼饮归脾汤，夜吞都气益阴丸。此而不应，当集思广谋，该渠依所乐、所苦、所好恶，并

---

① 髓海：脑也。《灵枢·海论》云："人有髓海，有血海，有气海，有水谷之海。"又："脑为髓之海，其输上在于其盖，下在风府。"

脉息形体，就前方增删，或补阵另选，所谓自具炉锤铸古今，病情未有不合。凡病药合式，却不应手，必有不合式处。亿度^①未及，须如斯症设想，集隘^②未能直指。唯冀学者，触类而长。

妄见

一抹微霞照眼明，飞蝇舞蝶趁新晴。

何来旗旆开还卷，不尽丝环灭复生。

把酒弓蛇先在盏，瞻天萤火乱摇星。

妖氛如此因何致，水落风腾火上升。

此目亦无外症，然无中生有，如游丝、结发、飞蝇、舞蝶、蛇旗、绦环等物之状，色或青黑、粉白、微黄，看在眼外空中飞扬撩乱，倏灭倏生，仰视则上，俯视则下，本科谓"云雾移睛"者是。乃酒色财气男儿，与亡血过多、悲泣思念之妇女，情既留连，欲无宁止。加以被风冒日，不慎寒暑，劳筋饿肤，极力役作，真阴元阳堕败殆尽，致脏腑空虚。空生风，则邪从风走而精散；虚生火，则痰因火结而形成。故妄见物色如前。急制既济丸、还睛夜光丸，早晚兼进。或昼调全真散，夜煎全真一气汤，日月不辄所见渐小渐除。倘吝钱惜费而又近酒观花，不善颐养，则痰也、风也、火也，都归胆肾二部，胆肾受伤而津液愈竭，万不能升运精华以滋化源，则精明之窍元府不用，纵日受清纯水谷之气，未必复其天性。岁深日久，神水遂凝而为翳，隐隐障于轮内，曰内障。譬诸冰池雪涧，清则清矣，使无活流以沃之，则浑而苔生，势与理所必然。《龙木》谓"脑脂流下作翳"，非也。大凡病到内障，虽擅八法神针，可治者十有四五，不可治者十有六七，所谓药能治假病，针不起残疴。其见如萤、如灯、如电过霞光，洎^③失明，多在青盲风变之列。即幸而成障，针之未必惬意。若久立久视，一时昏花，及鞠躬、拾物、蹲踞，俟人起来头眩眼花，萤星炯炯，甚而瞑黑，少停始异，亦情欲销耗精气。故稍烦劳，则水火不交，而神光摇动。年形虽壮，厥目^④菁华渐减，仍服上药。不则，八味丸、加减八味丸，尤为

---

① 亿度：犹言忖度、揣测。详前"亿中"条。

② 集隘：言本书所论狭隘浅陋未能备载详言，乃作者谦辞。

③ 洎（jì）：犹言及至、等到。

④ 目：原文作"日"，据文义改。

切当。

电光夜照

黑夜无风雨，电光何自得。

骄阳越命门，神珠显灵魄。

摊书章句分，隔座人面识。

莫快目重离，青盲犯在即。

此目于夜间无灯无月，若电光闪焰，倏然见物，交睫则一片白光横于眼外，通宵不辍，甚而白光中恍惚能见指动，先辈谓之"神光自现"。盖人禀赋素弱，好动而有内癖，极劳饱欲，精血大损，一缕不绝真阳，未能摄养阴水，反随邪上走，故得是病。急宜大补元煎，送加减八味丸或驻景丸。烦躁不宁，暂投养心丹一二服，使无根之火，降而归经，自然神光内蕴，英华不致飞越，庶免青盲、风变之祸。

目晕

乖气氤氲上眼中，举头见月晕如虹。

莫言月色天家事，灯火因何晕亦同。

此目别无甚病，但见灯视月及隙漏之处，则有碗大一圈，环影睛外，其色内青红而外紫绿，绝似日华月晕，故曰"目晕"。大意水衰不能制火，水火相射，则乖戾之气激而上浮，故能无中生有。譬诸日与雨交，倏然成虹，其象亦红绿相间。朱晦翁谓"虹为天地淫气"[①]，又曰"虹见则雨止"[②]，

---

① 虹为天地淫气：语出朱熹《诗集传》。《诗集传》卷三"鄘一之四"下《蝃蝀》三章"条注云："蝃蝀，虹也，日与雨交，倏然成质，似有血气之类，乃阴阳之气不当交而交者，盖天地之淫气也。"(《诗集传》，《朱子全书》第1册，上海古籍出版社、安徽教育出版社2002年版，第446页）

② 虹见则雨止：语出朱熹《诗集传》，亦见于《孟子集注》。《诗集传》卷三"鄘一之四"下《蝃蝀》三章"条注云："言方雨而虹见，则其雨终朝而止矣。"(《诗集传》，《朱子全书》第1册，上海古籍出版社、安徽教育出版社2002年版，第447页）《孟子集注》卷二"梁惠王章句下"之"齐人伐燕，取之"条注云："霓，虹也。云合则雨，虹见则止。"(《四书章句集注》，《朱子全书》第6册，上海古籍出版社、安徽教育出版社2002年版，第271页）

非水衰火盛、阴阳乖戾之征乎？凡人劳极久视，废眠强起，便有此弊。可暂而不可常，须四君合补水宁神汤立愈，或平气和衷汤进一二剂亦妙。若以羞小而忽之，并不加培养，丧明之前驱也。语曰："毫末不札，将寻斧柯。"[①] 慎之哉！

<hr>

① 毫末不札将寻斧柯：语出《金人铭》。《孔子家语》卷三"观周第十一"载，孔子观周见金人，有感而发，遂铭其背，有"毫末不札，将寻斧柯"句。三国魏王肃注云："如毫之末，言至微也。札，拔也；寻，用者也。"（《孔子家语》，《四部备要》第 52 册，中华书局、中国书店 1989 年影印版，第 19 页）是谓祸起于毫末未萌之时即当拔除，一旦积微至著则非斧斤之力无以斫败之；言斧柯者，喻其用力惟艰，尤见防微杜渐意也。

卷之三

补阵

存亡之几，介在真元，亏而不盈，何以为用，真补方。

四君子汤一

人参　白术略漂，去油，晒干，蜜拌炒　茯苓人乳渍，蒸　甘草蜜炙或剉片，蜜拌炒

目色枯瘁，声息低微，开视无力，脉来濡小，此方主之。

万动以气为主，血其配也。气治则生，气凝则病，气乱则危，气绝则死。夫人目见上症，但气虚耳。虚不难知：目色枯瘁，望而知；声息低微，闻而知；开视无力，脉来濡小，问与切而知。如是亟宜补气。上方人参清而润，能补五脏元气；白术辛而温，能补五脏母气；茯苓淡洁，渗留中之浊气；甘草甘平，和乖戾之客气。四药虽庸，而调停得中，犹不偏不易之君子也，故曰"四君子"。

诗曰："从来国老乐清平，白术参苓备养生。简遍药笼无此物，爕调端不近人情。"

四物汤二

当归　地黄醇酒蒸晒极熟　芍药酒炒　芎劳酒蒸熟

血荣气自华，血行疾弗作。一或不然，则营乎中者，反出于外。向云不足，今败而燥，燥而风欲动矣。乃目赤不退，加痒与泪，合主四物味厚之品以养肝，肝气和而血自归经。分而言之，当归辛香、微苦，可活其血滞；地黄甘苦、微寒，可滋其血燥；血冷则凝，芎劳能行；血热则走，芍药能敛。对症而用，固调元之金丹也。若上下失血太多，气息几微之际，一杯不可妄投。

诗曰："芎劳苗长青于豆，芍药花开雅似莲。之子当归怀庆地，赠伊相谑丽人前。"

八珍汤三<small>即合上二方</small>

血气俱虚者，进此方。

生人所倚赖者，气血而已。气血固百骸父母，曷可使其俱虚。须四君、四物合剂平补。形气既舒，妖氛不入。故人珍斯八者，曰"八珍"。

十全大补汤四

八珍加黄芪、肉桂，姜、枣佐煎。

肌瘦色枯，睛陷视昏，此虚损肉极，欲成痨瘵，急宜大补气血。经曰："气主煦之，血主濡之。"故于八珍中，加甘温之黄芪，以助阳固卫；加辛温之肉桂，以暖阴益荣。荣卫充实，邪不攻自退矣。再进而论，十物虽大补，必虚劳血微燥，有痰饮，煎投乃得。若只肉极睛昏，而无别弊，须五味、附子、鹿茸易茯苓、芎、芍，庶药真十全，而病万不一失。《金匮》曰："虚者十补，勿一泻之，其斯之谓乎！"

诗曰："四物四君，时呼八珍。再添芪桂，十补全真。"

人参养荣汤五

人参　白术　茯苓　甘草　黄芪<small>剉片，蜜拌炒</small>　橘皮　肉桂　当归　芍药　地黄　远志<small>缓火炊，去梗</small>　五味子

脉极肉瞤，惊悸健忘，寝汗发热，食少气短，肌瘦目枯，毛发堕落，此方主之。

经曰："脾气散精，上输于肺。"此地气上升也。肺主治节。"通调水道，下输膀胱"，此天气下降也。肺脾虚则上下不交，荣血无所借以生。是故肺虚则气短，毛发堕落；脾虚则食少，肌瘦目枯；脾肺两虚，自无血以养心，则百脉惫极，寝汗发热，惊悸健忘，筋肉不时振惕。上方黄芪、白术、苓、草、橘皮、远志，养气之荣也；当归、芍药、地黄、五味、桂心，养血之荣也。题曰："人参，擢其渠魁耳。"薛立斋曰："气血两虚，莫能名状，勿论其病，勿论其脉，但用此汤。是可以言医已矣。"

诗曰："养荣即十全，出芎入五味。再加陈橘皮，肾强藏远志。"

补中益气汤六

人参　白术　黄芪　甘草　当归　柴胡　橘皮　升麻酒炒

中气者，脾胃之气也。人身众体皆禀受于兹而后治。故《易》曰："坤厚载物，德合无疆。"一为饥困劳倦所伤，则众体无以资其生，是以李东垣谆谆以脾胃为言也。上方人参、黄芪、甘草皆甘温之品，甘者味之中，温者气之中，故曰"补中"；橘、术辛苦而燥，当归辛温而润，燥可刚中，润能泽土，复用升麻降浊阴于沟渎，柴胡行清阳于膜理，则宇宙太和之气，长居脾胃，自然充发春荣，故又曰"益气"。凡劳苦伤神，复感风寒，寒热交作，目发赤肿，头痛如破，服外感散剂，病愈甚，用此方获效者，盖脾胃中火，以甘温养之，自退。书曰："劳者温之，损者温之。"甘温能除大热，此之谓也。

升麻、柴胡均属凉散之剂，而升麻味苦气腐，锐于柴胡远甚，血气虚衰人，非所宜服。东垣专主内伤，奈何列入补益。盖以脾味之症，始得则热中，继而气高身烦，头痛而渴，其脉空大，其皮肤不任风寒，而生寒热与外感风寒颇同。法当甘寒以泻火，辛温以升阳，立愈。所谓补中求行，而行不碍真元；行中求补，而补无虑积滞，诚本气自病之良方也。后人不明其理，徒以是汤妙在升麻升地气于右，柴胡升天气于左，乃大力如人参、芪、术辈，绝不提起。凡阳虚下陷及中州虚损，似疟疾而类感冒，偏出参、芪，倍入此二物，害不旋踵。前注未妥，再为发明，且以警惯用升、柴杀人之不悟者。

调中益气汤七

即前方木香易当归，苍术换白术。

脾阳不调者，常作肠鸣、飧泄、澎胀诸症。脾阴不中者，会有神倦、目暗、言微等事。甘温能补衰弱，故用参芪、甘草；苦燥能平敦阜，故用苍术、升麻；轻清举陷下抑郁，柴胡是已；芬芳辟留中陈腐，橘皮是已。夫陈腐辟，敦阜平，陷下举，衰弱补，宁复有不益之气、不调之中乎？于以名汤谅哉。飧泄，一名肠风。盖风邪伤人，必入空窍，而空窍唯肠胃为最，风既居于其中，引导之机，如顺流扬帆，不俟脾之运化，食入即出，以故餐已随泄。不知者以为脾虚完谷不化，急作长夏寒中洞泄及冬月飧泄之泄而治。热剂大补，风益刚劲，有加无已，每至束手无策，其实用此方倍加桂枝，领风从肌表而出，一二剂随瘥。再者，肺伤于燥，亦害飧泄，所谓肺移热于大肠，久为肠澼是也。肺清则泄立止矣。倘想到脾虚，以燥益燥，则一转为痢，再转为秘，欲泄不得其泄，奈何？偶有所触，附注于此，学者记之。本方加五味、芍药，发中有收，亦名"调中"。

诗曰："补中益气许参芪，橘草升柴术与归。白术易苍归易木，调中益气又须知。"

全真一气汤八

地黄　附子略漂，去辣性，用生姜夹扎，蒸极熟　白术略漂净油，蜜炒　五味子　人参　麦门冬去心　怀牛膝

上方地黄、白术，先、后天首选之品，功专补脾阳、肾阴，但性质燥湿不协；妙在五味、麦冬、牛膝引入肺金，则纳气而滋化源，相克正所以相成；再有人参、附子驱驾药力，助益真元，自然火交于下，水布于上，既济之象一得，燥涸偏胜之势敛矣。诚土中藏阳、水中补火之良方也。一切虚劳发热，喘嗽吐衄，服清热消痰等剂，致目赤痛如锥，进此不惟对症，而病本可冀潜除。

诗曰："全真方意本归藏，术附人参配地黄。妙入麦冬牛膝味，相生相胜济坤阳。"

龟鹿二仙胶九

取半老鹿茸十斤，生龟板十五斤，枸杞子二斤软而白，上党人参二斤，用铅坛如法熬胶，听用。

精极梦遗，因而瘦怯目暗，此方主之。精、气、神，有身之三宝也。精极则无以生气，故令瘦怯。气少则无以生神，故令目暗。龟鹿禀阴阳英华，最完角与板，又其息萃之处，煎胶入药，所谓从其类也。再人参、枸杞善于滋补，则三宝迭为身主肌，目长而睛明矣，夜梦虽交不泄。

诗曰："龟静故寿，鹿动斯灵。啖以参杞，厥德弥馨。"

八味肾气丸十

地黄八两　山茱萸　山药四两　茯苓三两　丹皮酒蒸　泽泻盐酒炒，二两　附子　肉桂一两

火水未济，两肾失其常职，此方主之。

君子观象于坎，而知肾具水火之道焉。既具水火，则既济、未济，一定与阴阳无别。所以真火王，冬不觉寒；真水足，夏能耐热。凡畏热又畏寒，体气未为裕如。故安居以八味丸资粱肉。今人入房甚，阳事愈举者，阴虚火动也；未及交，阳事先痿者，命门火息也。且肾主二便，而司开阖。水衰则火独治，能合而不能开，令人病渴，小便不出；火衰则水独治，能开而不能阖，亦令人病渴，小便不禁。是方尤为对症。盖附子、肉桂温热，可益其火；地黄、山茱濡润，可壮其水；火欲实，丹皮、泽泻之咸酸收而泄之；水欲实，茯苓、山药之甘淡制而渗之。水火得其平，则出入升降不违天性矣。若乃精已耗而复竭，则大小便道牵痛，越痛越便，越便越难。甚且欲大便，数至圊而不能，便毕若犹未尽；欲小便而不利，既便而有余沥。此丸如备，恐日服之不足。汉武帝尝病消渴，张仲景进此方而愈。先哲元机，今犹可想。

六味丸十一

即前方去桂、附。

肾虚则热，水沸为痰，此方主之。

肾中非独水也，命门之火并焉。肾不虚则水足以制火，虚则火无所制而热症生矣。气虚痰泛，宜肾气丸补而逐之。久病阴火上升，津液生痰不生血，宜壮水以制相火，痰热自除。地黄滋阴补血，本脏之主药也，然遇气则运用于上，遇血则流走于经，不能夹其一线入肾，故以五者佐之；怀山，脾药也，水土一气，且能坚少腹之土，真水之源也；山茱萸，肝药也，水木同位，借其酸涩以敛泛溢；牡丹皮，本泻心火，为水火对居，泻南即所以益北；再有茯苓之淡渗以泄阳，泽泻之咸泄以降阴，疏瀹决排，使水无不就下，厥工乃竣。此即前八味丸也。钱仲阳以治小儿稚阳纯气，确是阴虚致病，乃去桂、附而成此方，应手神验。明薛新甫因悟，凡病阴虚火

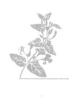

动，用丹溪补阴法不效者，以此代之，立应。汪讱庵谓："六经备治，而功专肝肾；寒燥不偏，而兼补气血。苟能常服，其功未易殚述。"自此说行，枵腹之士奉为养生圣果，男女老幼，竞服不疑。讵知丹、泽二物，除肾衰不能滋木制火，致上炎为热，热久生风、生痰、目赤痛、小便短涩外，他症罕并用，曷可无故常服。李士材曰："用此方有四失：地黄非怀庆则力薄；蒸晒非九次则不熟；或疑地黄之滞而减之，则君主弱；或恶泽泻之泄而减之，则使力微。自蹈四失，顾归咎于药之无功，毋乃愚乎！"余谓非如前证用此方者，亦有四失：木不得敷荣，无故而丹皮克伐；水不得充足，无故而泽泻泄利；火并不炎上，地黄制之；土何曾淫湿，茯苓渗之。有此四失，顾夸耀药之神奇，毋乃痴乎！况此方薛氏加减甚繁，可见凡症凡药，皆有活法，未可以六味概百病也。

姑述一二于下：一变为滋肾生肝饮，本方合逍遥，去白芍，加五味；用五味不用白芍者，既滋宜助、既生焉制也。一变为滋阴肾气丸，本方去山茱，加柴胡、五味、归尾；去山茱不欲强木，用五味补金制木也，归尾行瘀滞，柴胡疏木气也。一变为人参补气汤，本方去泽泻，合异功，补血生脉；盖为发热作渴，理无再竭，故去泽泻；理无再竭，便当急生，生脉之所由来；既当生脉，异功补血可因而转入也。一变为加味地黄丸，本方加柴、芍、五味，缘耳内痒痛，或眼花痰喘、热渴便涩，总由肝肾阴虚、火郁而致；阴虚，五味以补之；火郁，柴胡以达之，芍药以平之。一变为九味地黄丸，本方加川楝、当归、使君子、芎䓖，尽是厥阴风木之药；以诸疳必有虫，皆风木所化，仍是肝肾同治之法。一变为益阴肾气丸，本方加五味、当归、生地，其列症有潮热、晡热、胸膈、饱闷；此肝胆燥火蔽伏胃中，虽合都气，不加归、地，何以消胃中之火而生胃阴乎？再则有加五味者，有加麦门冬者，有加杜仲、牛膝者，有加归、芍，有加柴、芍，有加益智仁，有加紫河车，游龙戏海，变化无穷。宁必死守六味，为古今不易之良剂也哉？嗟夫！丹皮、泽泻，水火两泄，过服乱服，目昏阴痿。若再从火化，精泄必矣。泄精至再，脉息反加大数。不思火郁发之，一味水郁折之；不思温能除热，一味苦以坚肾。加黄柏、知母进而毙命者，五年眼见三人。再越十霜二十载，不知其凡几矣。言不尽意，临书怅然。

加减八味丸十二

六味丸加五味子三两、肉桂二两，补水宁神汤附内。

黑夜神光自现，此方主之。

神光自现，本经曰"电光夜照"，盖龙雷之火上游故耳。急用前方加五味、肉桂。夫五味，虽各脏皆滋，究其功多专于肺，肺清则肾水随足，得桂内助，亦能引无根之火，降而归经。所谓热因热用，从治之妙法。或者畏其辛酸，改用黄柏、知母，恐霹雳震裂，无物不坏。且人身，小天地也。阴阳昼明夜晦，自然之理，今瞑黑远近见物，其背于天地何疑？有某患此，以为精华焕发，喜而不寐。余语以病因，兼授治法。阳德之，阴晒为无用。比及日间不见，央人按方赎药，果无用矣。若心肾不交而得斯症，须归、芍、生熟地黄、麦冬、五味、参、苓，滋阴养血，清火安神，所谓"补水宁神汤"也。大剂服五六日，觉夜光稍熄，然后按脉而消息之。虽变昏惑妄见，可使收之桑榆。

诗曰："补水全凭生熟地，宁神当简麦门冬。参苓白芍虽平淡，亦在酸咸五味中。"

金匮肾气丸十三

地黄_{四两}　枣皮　山药_{三两}　茯苓　怀牛膝_{二两}　车前子_{盐酒炒}　泽泻　牡丹皮_{一两}　肉桂　附子_{一两五钱}

小便不利，腰重脚肿，或腹满、肢体浮胀、喘急痰盛，此方主之。

《脉解篇》曰："诸阳浮无所依，故呕咳气喘。肾劳则皆难俯仰，小水不行。水不行，故肢体胀满。"是方山药、茯苓，甘淡者也，甘能制湿，淡能渗湿，足消其肿胀；泽泻、丹皮，咸寒者也，咸能润下，寒能胜热，足止其喘咳；辛温从阳，附子、肉桂是也，用以服龙雷之火；濡润从阴，地黄、枣皮是也，用以壮天一之水，水盈火充，则痰盛腰重之患，弹指如失；乃牛膝、车前子者，下行之品，湿热留中，腹满便秘，必假渠为决渎，使邪从溺出。就症论药，功不在八味之下，故均曰"肾气"。

诗曰："六味首善怀庆地，茯苓山药枣皮继。与夫泽泻牡丹皮，阴虚火动治容易。七味加桂八味附，鹿茸五味凑十补。十补更除附与茸，本经仍旧呼都气。八味车前牛膝增，丸名肾气藏金匮。"

大补元煎十四

人参　山药　地黄　当归　枸杞　枣皮　甘草　杜仲

血，有形之阴也，可行可敛；气，无形之阳也，可升可降。今症候危剧，精神失守，气血俱大坏矣。坏则与升降行敛之剂，皆不相投。故以甘平之人参、山药、甘草、杜仲补其真阳，以滋润之地黄、枸杞、枣皮、当归补其真阴。阴阳平补，则无形、有形互为赞化。济屯履夷，大都此为先着。

诗曰："草长山皆药，人归地正黄。醇醪煎枣杞，烂醉杜家庄。"

左右合归丸十五

地黄_{八两}　山药　枸杞　枣皮　菟丝子_{炒，极熟}　当归　鹿茸_{膏炙}　龟胶_{四两}　杜仲_{炒，去丝}　牛漆_{三两}　附子　肉桂_{二两}

两肾，皆水也。由左右言之，乃有阴阳之分焉。故左虚则火不安其位而妄动，燔灼真阴，发为咳喘衄咯、虚热往来、自汗盗汗、头眩眼花、喉燥舌干、腰肢酸软、心跳不宁。右虚则水无制而洋溢，反克脾土，发为膨胀翻胃、泄泻不时、小水频作、虚淋寒疝、肢节痹痛、跗肿面浮、神疲气怯、食减憎寒。乃用地黄、枣皮、枸杞、当归、牛膝、龟胶味厚质润之品，以滋左肾元阴；山药、菟丝、杜仲、附子、肉桂、鹿茸甘平辛温之品，以培右肾元阳。阴阳足，则精血潜充，神气倍王，是谓两肾在位。两肾在位则水火有所归矣，故曰"左右合归"。

诗曰："桂地伏兔龟，杜陵产牛鹿。杞子附谁归，山山药可劚。"

参苓白术散十六

人参　白术　茯苓　甘草　山药_蒸　扁豆_{炒熟}　薏苡仁_{炒熟}　莲子肉_{去心}　橘皮_陈　砂仁_{去壳}　桔梗_{各等分，枣汤调服}

脾胃衰弱，或吐或泄，饮食不化，此方主之。

脾胃，百骸之慈父母也。尔衰我弱，则失其运化之职，遇寒则吐，遇湿则泄。再饮食不消，众脏无从禀气，自然虚羸日甚，踣病丛生。是方参、

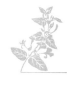

苓、莲、豆、山药、甘草，补脾之品也，且兼能除湿；砂仁、橘皮、白术、薏苡，和胃之品也，并可以行滞；再有桔梗通天气于上，枣汤全地气于中，则疾去益速，而运化之职复其位矣。

诗曰："参苓白术缩砂仁，豆草青黄橘梗陈。薏苡粟同莲子肉，合成山药赠童人。"

异功散十七

加半夏作汤即六君子。

人参　白术　茯苓二钱　甘草　橘皮一钱

中气虚，痰不利，见诸损症，主此二方。

经曰："壮者气行则愈，怯者着而成病。"东南地本卑湿，兼尚酒食，宜人之有痰，然而不病者，气壮足以行之也。今彼人痰气不利，而现败症，则中气大虚可知。故用参、术、苓、草，敦厚之四君子以为辅，使其真元不丧，则小人不复敢觊觎耳；虽然今之病犹今之人也，奸险百出，古君子未必能因时制宜，乃佐以爽利之橘皮，庶可建其奇勋，故曰"异功"；再加半夏之刚克，恩威并济，无邪不服。是故痰随气上，亦随气下，痰以湿生，必以燥去。橘皮行气，半夏燥湿，固治痰之妙品也。其德不及四君，才或过之，以故呼"六君子"云。外如火动，加山栀仁；血动，加牡丹皮，虽稳而效速。此伯者之道，不可使闻于君子。

诗曰："异功四君加橘皮，再入半夏六君居。或连或栀或柴芍，增一增二本经宜。外有异功十二味，香砂姜桂附归芪。"

本方加青皮、乌药、白芷，名"八物顺气散"，治头痛夹痰，意思亦深长可味。诗曰："白芷变乌药，青皮转陈皮。不知四君子，何以别妍媸。"

独参汤十八

烦躁，加麦门冬，或童子小便；身寒，加附子。

一切虚脱脉败急症，大剂煎服。

天地发育万物，一气而已，稍有乖戾，则生长愆期。人为万物之灵，非气治不足以长年。凡病至于危困，须以气为急务。人参秉洪钧菁华以成形，故能续弥留欲绝之命，使其一息尚存。虽情绪多端，可以次第燮理，此独参汤雅有远略。身寒加附子，回其孤阳也；烦躁加童便、加麦冬，靖其虚热也。或谓："兹汤但可疗真虚败症，涉假犹然攻之，故越人有实实之戒。然则挺生、理中等药，非苦思十日，决不敢用。"呵呵！

归芪六一汤十九

饥困劳役，耗其阴血，则骄阳飞越，肌热烦渴，面目微红，脉芤或浮大，重按全无。人参不便，急拣北黄芪六两、当归一两，合煎与服。说者谓："当归固滋血主药，黄芪则补气者也，何六一颠倒处方，而能益阴制阳？"盖有形之血，不能自生，生于无形之气故耳。前证纯象正阳明，但阳明由外感蕴热而致，且脉长大有力。倘心粗气浮，误以白虎汤投之，死无救。

花果合欢丸二十

金樱子煎膏，搀蜜为丸，龙眼枣子汤下。

白菊花　款冬花　槐花各一两五钱　密蒙花　忍冬花　火麻仁炒　胡麻仁　柏子仁去壳炒，捣，厚纸熨净油　郁李仁各二两　酸枣仁炒　葳蕤仁　胡桃仁各三两　女贞子久久蒸晒　五味子　楮实子　茺蔚子各二两　桑椹子　覆盆子取红黄可食的　枸杞子　菟丝子　巨胜子炒，各三两

一切内外目疾，似虚非实，此方主之。

气、质、味，药之三才也。清、甘、温、泽，药之四德也。总三才四德以治不三不四之症，此方其庶几焉。何为？夫气之清者莫如花，气以行之，清可去浊，五花足以平不正之邪；味之甘者，莫如花之实，味以滋之，甘能补虚，九子足以复既耗之精；质之泽者，莫如实中之仁，质以培之，泽能润燥，七仁足以退无根之火；乃金樱膏、龙眼、枣肉为丸作汤，非欲泥膈缓行，凡药必有光容。是花是果，同气连枝，稳可与五七九子之会。虚虚实实之人，无不赏识。而花神有灵，当亦乐识于人，故曰"花果合欢"。

诗曰："忍菊蒙槐款五花，核桃枣柏火胡麻。郁李葳蕤仁七种，菟丝巨胜覆盆加。还有女桑充楮杞，五味融和九子佳。樱蜜丸成封固好，槎停蓬岛觊仙娃。"

胃风汤二十一

人参　白术　茯苓　当归　芎䓖　芍药　肉桂

风湿居停肠胃，上胀白睛，下泄鲜血，或便如豆汁、淤泥，此方主之。

风，阳邪也，血得之则善走，故下鲜血；湿，阴毒也，血得之则败坏，故便如豆汁、淤泥。肺经连于大肠，故白睛胀起，看似有形积热，其实土金素亏。治法补其虚而行其滞，风湿顿除，爰用十全去芪、草、地黄。盖芪、草甘缓，地黄濡腻，均不合式。易老审症处方，大都如是。能餐而泄，睑瞤及虚肿亦有效。

诗曰："胃风十全物，过补草芪出。地黄胡不收，濡滞行不疾。"

既济丸二十二

磁石八两　朱砂四两　沉香二两　六神曲一斤

将雄磁石置巨火中，煅极红，醋淬，不拘次数，总以手捻即碎为则，水飞过；朱砂亦飞；沉香细碾；神曲取净粉，分一半，水和作饼，蒸熟入药捣匀。摊略爽，然后搦蜜为丸，梧子大。晒干勿焙，瓷罐收贮。初起内障，每晨与服五钱，如此数十日，俯视不明，仰视渐睹星月，即其效也。亦治心火乘金，水衰反制，昏惑妄见之病。宿病时复者，进此一料，永不再作。素沉寒及虚肥之人不相投。

心肾，眼目之锁钥也。心劳则视惑，肾劳则视昏，心肾交劳则视而不见，故主是方。以磁石咸寒镇肾，令神水不外移也；朱砂甘凉镇心，令邪火不上炎也；火水未济，先调脾胃，故两用神曲，生者发其生气，熟者敛其暴气也；水火既济，须资传导，故独选沉香，盖味微苦能降气，微辛能升也。又，磁石法水入肾，古人于肾虚及种子多见采。近代泥于金石不可常服一说，视为仇药。不知磁石性能吸铁，本科专尚之者，非独取而滋水，并假渠引肺金夜气入肾，俾子母相生，水得金而清，则相火不攻自去。鸣呼！神医之妙，在于幽微，可为知者道，难与俗人言也。

诗曰："磁石专滋肾，朱砂独镇心。二经分水火，制化曲犹沉。"

还睛夜光丸二十三

阳炼冬白蜜为丸；脉形虚弱无火，除连、犀，量加茸、桂。

人参　山药　枸杞　当归　地黄　肉苁蓉二两　沙苑　茯神　麦冬　五味　菟①丝　蕤仁拣去壳　蒺藜炒，杵去刺　枣仁一两五钱　菊花　防风　石斛取金钗　牛膝　芎劳　羚羊角一两　犀角锉　黄连五钱

阴精素弱，阳邪欲起，此方主之。

阴精，脏腑皆具，不全在肾。阳邪，风火即是，岂责在府。今既云素弱，则窍窦灌溉不周，风火等情，相因而起，发为目疾。治当祛邪养正，阴阳允迪。夫祛邪养正，利以缓，不利以急；利以柔，不利以刚。乃用人参、山药、五味、菟丝、枸杞、蕤仁、枣仁、苁蓉、沙苑、当归、地黄，理烦乱而安神；防风、菊花、茯神、麦冬、石斛、牛膝、黄连、蒺藜、芎劳、羚、犀角，疏风湿以清热。此正治也，与前方出入互用，久而增气，睛自还矣。睛还，虽夜云胡不光。

诗曰："还睛药选当苁②蓉，杞枣参藜③味得中。犀羚角比牛膝健，菊地性减芎劳雄。吐纳风沙几石斛，麦门连茹奏神功。"

全真散二十四

黄芪　枸杞　当归　地黄　苁蓉　龟胶　枣皮　五味　人参　枣仁　山药　黄精各等分，蜜水调

精血消亡，形容憔悴，远视昏花，口不甘味，此方主之。

上症皆虚损也。经曰"损其肺者益其阳"，黄芪、枸杞、当归是也；"损其肾者滋其阴"，地黄、苁蓉、龟胶是也；"损其肝敛其暴气"，须枣皮、五味；"损其心养其神志"，须人参、枣仁；其山药、黄精可充糗粮，口不甘味，相与补脾损尔。外有痰饮，加白术、茯苓；有泛火，加麦冬、天冬；血不归元，加肉桂、鹿茸；虚极，加附子、干姜。日三服，经旬无间，则五脏皆治，爰名其方曰全真。

---

① 菟：原作"吐"，据下文"乃用人参、山药、五味、菟丝"句，当作"菟"。
② 苁：原作"从"，据本条所附方"肉苁蓉"之名及上文"苁蓉、沙苑、当归、地黄"句，当作"苁"。
③ 藜：原作"黎"，据本条所附方"蒺藜"之名，当作"藜"。

诗曰："全真在龟息，还当知药味。枸杞地黄精，枣皮仁亦美。耆旧几人存，从容谈化理。"

助阳活血汤二十五

人参　当归　黄芪　甘草　柴胡　白芷　防风　蔓荆子

治眼之药，多半苦寒，服之太过，则真元不能通达九窍，生脉收缩耳，故用黄芪、甘草、当归补气活血；过寒又伤阴，重阴则虚阳下陷，清机沉寂耳，故用白芷、防风、柴胡、蔓荆疗风助阳，因名"助阳活血"。眼睫无力，常欲垂闭，及隐涩难开，此方主之。久病不瘥，眵泪长流者，倍参、芪，或加五味子、白术。

诗曰："助阳活血数归芪，甘草防风次第施。白芷柴胡蔓荆子，人参倍入更相宜。"

冲和养正汤二十六

合补中、逍遥二方，加黄连、葛根、防风、石斛。

上方为肝木不平，内夹心火，致贼邪潜乘土部，因而睑胀睛疼。乃用升麻、柴胡、橘皮、防风、葛根解肌而正卫，人参、当归、黄芪、甘草、白术补虚而调荣，荣调卫正，自然风定火息，传、合之邪无有矣；但土既受克，余孽未必尽去，再以黄连、芍药靖其热，茯苓、石斛利其湿，则脾胃冲和，生生不已，胀痛如失，总名其汤曰"冲和养正"。

诗曰："冲和养正归芪葛，橘草升麻连芍药。苓术柴胡石斛增，北风虽厉人咸若。"

启益聪明汤二十七

人参　黄芪　蔓荆　柴胡　葛根　白芍　甘草　地黄

目疼耳鸣，欲发不瘥，此方主之。

目以司视，既疼弗明；耳以司听，既鸣弗聪。欲发不发，久久不瘥，脏气衰而肌表为客邪所凭尔。爰用柴胡、蔓荆、葛根，侵肌而解表；人参、黄芪、甘草，补气以起衰；其地黄、芍药，耳目正治，载滋且敛，视听如初。药固可启迪，人因病而获益者。或以疾小而怠忽，则不聪不明，未免贻笑于九思之君子。

诗曰："草参益气蔓荆行，敛养全凭芍地能。怪底葛天柴氏子，耆年眼耳迥聪明。"

都气益阴丸二十八

都气丸量加紫河车、羊肝、苁蓉、当归。

阴精生气生神，苟一亏损，则壮火食气，神无以生，令人昏惑妄见。乃取古都气法，一体肝肾之药，水木同治。肝肾足，而明照之灵依然流露于两睛之窠，有若造化阴为斡旋者。老年人及久病病愈，皆可制服。

诗曰："益阴丸子，都气加味。河车苁蓉，肝当急备。"

滋阴地黄丸二十九

大地黄三两　当归　枸杞子　麦冬　人参　苁蓉各一两五钱　天门冬　五味　白芍　女贞各一两

瞳子散动，视物不清，此方主之。

瞳子本水轮，于廓为巽。瞳子散动，水风相薄，浪涛汹涌之象也。且瞳子静敛则能监，今而散动，宜其视物不清矣。法当女贞、芍药、天冬、麦冬平其风实，参、归、苁蓉、五味、枸杞补其风虚，虚实调则巽地自善；倍地黄以镇火，又以资水木之源，再不致风威所撼。乃特表其能而名方云。

诗曰："滋阴地黄天麦冬，人参五味肉苁蓉。女贞枸杞当归芍，十物为丸定水风。"

一方熟地黄、山药、人参、当归、五味、天冬、地骨皮、枳壳、黄连、柴胡、甘草、黄芩，治木火侮金，白睛赤痛。不效，去五味、枳壳，用桑白皮、百合亦佳。因附于此。

诗曰："怀地天冬寒令早，人归山骨无柴草。芩连枳壳拾为薪，五味烹调分饷好。"

补阳汤三十

人参养荣汤去白芍、远志，入羌活、防风。

阳不胜其阴，则目翳生，或陷下久久不退，乃朝雾障日之象也。合主以人参养荣汤，益阴而补阳。去白芍药、远志者，既补不欲泻；加羌活、防风者，非取泄表，实去夫郁腐之气，使不助其壮火耳，是亦所以补阳也，故名。

诗曰："补厥虚阳合养荣，妙无远志益精明。再删芍药舒肝木，羌尚防风活不成。"

人参补胃汤三十一

羌活　独活　茯苓　泽泻　人参　白术　甘草　黄芪　防风　当归
地黄　柴胡　芍药

此方为伤寒愈后，目复大病而设也。夫四时之气皆有寒，人感之皆能为病，不独在冬月也。感于外曰"风露"，感于内曰"生冷"。表虚外感，里虚内感，表里俱虚则内外两感。两感者，病发多不治。今幸而愈矣，脏腑真气犹未来复，故浊阴不得下，清阳不得上。清浊不分，则余邪聚结，凌空窍而为目害。是方羌活、独活，启阳之升者也；茯苓、泽泻，导阴之降者也；参、术、甘草大补脾胃，内充则邪合难容；黄芪、防风大实皮毛，外密则风自不入；当归、地黄滋水生血，柴胡、芍药收耗行经。大服十剂，使荣卫通畅，更饵以养益之品，则清者归阳，浊者归阴，升者升，降者降，病斯去矣。世医漫不经意，概曰"伤寒时眼"，及症已成，又曰"热毒所致"，一以凉药投之，卒为废人。既废，不咎其病拙，即委之天数，至死不悟，良可发叹。甚有追求前人过失，塞怨饰非者，当令大足爨婢脱履批其颊。

诗曰："谷风泽地吹，术草独当活。补胃得参苓，黄芪胡饵药。"

艾人理血汤三十二

人参　白术　黄芪　甘草　当归　芍药　枣皮　地黄　阿胶　艾叶
防风

实火之血，养阴为先，水胜则火当退听。虚火之血，补正为先，气壮则自能摄血。今男子衄血、吐血，妇人产后血崩，亡血过多，致睛珠疼痛，眼睫无力，羞明不敢仰视，甚则眉骨、太阳俱为酸楚。进十补、归脾，不效，及久病血郁，致食减损胃，而生虚风，理宜归、地、枣、胶以养阴，参、草、芪、术以调胃，艾、防、芍药以定风。药行身热，外加清品凉其血；凉过身寒，更益补剂暖其血。务使五脏和谐，然后心有所生，脾即统之；脾有所生，肺即行之；肺有所生，肾即摄之；肾有所生，肝即藏之。血根于心，血极于肝，自尔目视如常。肉轮振跳者，服此亦有效。

诗曰："参芪归地血病好，血病损味加术草。血燥防风胶枣宜，血风芍艾煎仍妙。"

补心丹三十三

天门冬　麦门冬　当归　柏子仁　酸枣仁　生地黄　朱砂　丹参　玄参　人参　茯神　远志　五味　桔梗

心者，神明之官。过于思虑忧愁，久久则成心劳，心劳而神明伤矣。是以怔忡[①]健忘，目暗羞涩。且心主血，血燥便难，血濡便润。心火不能生土，则不时下利。心虚火内灼，则口舌生疮。生地、丹、玄参，解心热者也；砂、神、柏、枣仁，安心神者也；天麦冬、五味合人参，清心气以生心津；远志、桔梗得当归，宽心郁而养心神。诸药专于补心，故名。久病不瘥，必有隐情，情极则体羸，会成痨瘵。痨瘵如赵养葵为治，至死只六味、八味，不知情欲致病，责在心君。经曰："主不明，则十二官危。"处以此方，谁曰不宜。

诗曰："天门冬闭麦门开，五味三参远载来。柏枣人归怀庆地，茯神尽教梗丹崖。"

瑞竹堂四神丸三十四

枸杞一斤，碾花椒、小茴、芝麻，酒拌炒，炒毕筛净，乘干速杵成粉，再入白术、茯苓、白菊花、地黄一两，研匀，蜜丸。

两肾虚损，眼花白障，此方主之。

左肾，阴水也，阴衰则阳火独治而生花；右肾，阳水也，阳衰则阴气上蒸而有障。是方四制枸杞，所以益精，亦所以兴阳，右肾与之；术、苓、菊、地，所以利湿，亦所以生阴，左肾与之；两水既盈，五火潜息，而病

亦寻瘥。以神名丸，有以也夫。

诗曰："枸杞新收拣一斤，椒茴麻炒杵如尘。携来苓术黄花地，炼蜜为丸号四神。"

养心汤三十五

黄芪 茯苓 半夏曲 当归 芎劳 柏仁 枣仁 人参 远志 五味子 甘草 肉桂

心藏神，神足则方寸之中，慧灵生焉。故心别名"灵台"，一曰"神室"。血少而虚，则邪气袭入，令人怔忡而有惊悸。经曰"静则神藏"，养气所以宁神，故用参、芪、苓、草；又曰"燥则消亡"，润燥所以通血，故用归、味、二仁；乃芎劳、半夏调肝醒脾，益心之子母也；肉桂、远志引经报使，从心之所欲也。欲遂子母安，血荣气王，而神不返其室，是诚何心。

诗曰："参苓芳草桂，枣柏更五味。夏归语黄芪，养心资远志。"

其二三十六

当归 地黄 五味 鹿胶 人参 黄芪 山药 茯神 麦冬 柏仁 枣仁 葳蕤仁 甘草 黄精_{蜜蒸} 龙眼肉

心统万几，人身之君主，倘失德且不自爱重，则令由下出，十二官次第解体。亟宜归、地、五味、鹿胶、龙眼肉养其荣，人参、黄芪、山药、茯神、甘草益其卫，柏仁、枣仁、蕤仁、麦冬、黄精躏其燥。如是则乾纲整，政教日新，再相傅辅德，遂良；玉烛调光，无用忧心愠群小矣。禀气素亏，无能宁处，及病后思虑焦劳，惊悸不寐，自汗梦乱，服此觉胜前方。

诗曰："五月蕤实地长芪，鹿山参麦草离离。龙涎柏枣香焚夜，当定精神致九思。"

生脉散三十七

人参_{五钱} 五味子_{三钱} 麦冬_{二钱}

热耗元神、气短倦怠、口渴而咳、自汗出，此方主之。

肺主气，火热耗伤则短；金为火胜，不能生水则渴；气少则倦怠、自汗，虚火乘肺则咳，此小人道长、君子道消之象也。人参补肺，麦冬清肺，五味子敛肺，一补、一清、一敛，养气之法备矣。名生脉者，以脉失气则惫，得气则充。汪注："人将死脉绝，服此能复生。"陋学从治无一效。讵知脉绝由阳气，独参可也。不则须四逆、回生等汤，岂五味、麦冬之所宜乎？谬言贻害，不仁甚矣。东垣曰："夏月将此方加黄芪、甘草服之，令人气力涌出，可以推广其义。"

诗曰："麦冬清苦，五味辛酸。胡云生脉，参力充完。"

归脾汤三十八

龙眼肉、煨姜、大枣佐煎。

人参　白术　茯神　枣仁　远志　木香　黄芪　当归　甘草

脾虚血动，或郁结作痛，此方主之。

赵养葵曰："心主血，脾统血，肝藏血。凡血症须按三经用药，此方是也。"愚谓血本脏腑精液，从火而化，故其色赤，犹水银之升灵砂也，未必便生于心。但思虑过度，心血先亏耳。心亏，则脾何所统，而肝无所藏，致妄行不归，或郁结疼痛。爱用参、芪、枣仁、龙眼肉以补心，苓、草、白术、大枣以理脾，木香、远志、当归、生姜以和肝。张介宾曰："此方之木香，特因郁结疼痛，如无是症，必须除去以避香燥。其于气虚血动不尤善乎？又远志味辛而散，凡多汗燥热，亦宜酌用。"名言可采。诸家方书，列出许多病症，责以此汤主治，命名"归脾"，吾不知其所谓。

诗曰："归脾参术称巨擘，芪草枣仁仍得得。茯神远志再效灵，龙火当从风木息。"

七福饮三十九

身冷多汗，去远志，用黄芪。

人参　白术　当归　地黄　枣仁　远志　甘草

因产乳断、未产血动、目暗心怦，此方主之。

万物莫灵于人。孕育，其始基也。不胎教而能寡过，生子必寿。今阿母有是病式，责以三阴尽亏、情欲之过，端恐不免。不有以药之，所生虽佳儿，期月不保，未可知也，况寿乎？

上方人参、白术、甘草补胃气也，胃气补，太阴治矣；当归、地黄滋精血也，精血滋，厥阴治矣；枣仁、远志宁心而交肾，心肾交，少阴治矣。夫太阴治，则气能摄血，而动者可止；厥阴治，则精能配气，而断者可通；少阴治，则水火不相射，而生明照之神。去远志，汗多忌散；用黄芪者，身冷须温也。此症此方，打叠得极其周匝，妇妇子子，更相为命，饮之自然获福，故曰"七福饮"。

乳，血也，从脾肺运化而出，故其色白，其味甘，其气腥。气血足，自尔取之无禁。常见村妇乏乳，市医用穿山甲、秦艽、䗪虫、通草等物，教以杂猪爪炊酒，谓之下奶。不效，复想出许多做作，至有逼成痨瘵者，可为痛哭流涕。

诗曰："七福药何斯，术参远志枣。怀地秦当归，还更汾甘草。"

补脾汤四十

人参 黄芪 五味 紫菀 桑皮_{蜜炒} 地黄_{入蜜少许，和服}

气虚咳嗽，因而目赤生眵，此方主之。

有声无物曰咳，有物无声曰嗽，声物俱有曰咳嗽。有因风、因火、因痰、因食之分，知为气虚，则与四者无涉。此肺衰，不能生水而生火，致作是症。爰以人参、黄芪补其肺，紫菀、桑皮清其肺，地黄、五味滋其肺。连进数剂，俾金王水生，水生火伏，疾自去矣。

诗曰："补肺借参芪，五味桑白皮。地黄兼紫菀，金木两相需。"

还少丹四十一

治脾肾虚寒、饮食少思、发热盗汗、遗精白浊、真气亏损、肌体瘦弱等症。

地黄 山药 枣皮 杜仲 牛膝 枸杞 远志 五味 苁蓉 小茴续断 楮实 菟丝 巴戟

此水火平调、脾肾交补之剂也。夫肾为先天之本，脾为后天之本。二本有亏，则未老先衰，故见上项诸症。物之滋润味厚者，可以补水；物之轻明味淡者，可以补火。两补备至，则老可还少，故用上项诸药。

诗曰："由来还少鲜奇方，楮实山茱药少良。杞菟杜牛巴地续，苁蓉远味有茴香。"

驻景丸四十二

龟胶、鹿胶合蜜，和丸梧子大，朱砂为衣。

枸杞　地黄　苁蓉　当归四两　阳起石醋煮　磁石三两　巴戟天　五味子　葳蕤仁　牛膝二两　肉桂　沉香一两五钱　夏枯草　菊花　楮实一两

男妇失荣，致肌瘦面惨，目昏涩、泣出，时见黑花，主此方。

境顺而美，意快而足，凡此皆谓之荣。一不到头，含羞忍辱，忧戚倍于常人，甚则意境俱非，不堪回首，阴阴心病，销耗元神，故得前症。本科目为失荣，最不能治。虽归、地、五味、磁石、蕤仁、龟胶，左益真精，当得天马腾空，触类便发；纵杞、戟、鹿胶、阳起石、桂、沉，右壮真气，不奈木鸡妄执，滞而难通；至若菊花、怀牛膝一清一利，楮实、夏枯草以发以开，目光乍为一活。其默默绵绵之绪，幽郁不化，能保将来无复结之祸乎？方名"驻景"，要亦得此聊以销病居之岁月云。愿子若女，有势毋尽使，有福无尽享。所以毋尽者，盖天道好还，留余地为退步计也。《易》曰："日中则昃，月盈则亏。"观象玩辞，可以修省矣。

诗曰："桂沉楮实当阳起，枯草蕤仁牛不齿。磁石地黄杞菊繁，巴陵风味从容理。"

十味益营煎四十三

人参　黄芪　五味　枣仁　当归　地黄　甘草　枣皮　山药　肉桂
亡血过多、目昏而惑、头眩盗汗，益营煎主之。

营者，阴中屯驻精气；益营者，提调斡旋之谓。人知前症阴不足，濡以味厚之归、地、枣皮、五味子、肉桂；不知阴根于阳，如参、芪、山药、甘草、酸枣仁敦厚和平，正血分之先天也。故兹十味阴阳平补，而独名"益营"云。

诗曰："益营十物谓当归，五味人参山茱萸。怀药地黄交趾桂，枣仁粉草北黄芪。"

平气和衷汤四十四

人参　地骨皮　枸杞　麦冬　天冬　五味　附子　肉桂　当归　地黄
甘草　知母_{蜜炒}

虚损血枯、痰涎上涌、面赤烦渴、目痛如邪，此方主之。

目痛烦躁，当责君火，然曰"虚损"、曰"血枯"，必其人其症，有难以名状者。啖以和平真味，准可匀其宗气，故曰"平气"。再晰其义：痰涎上涌，水不归元也；面赤烦渴，火不就位也。苦寒直泄之药，惟病初起，元气未坏，势方隆蕴，脉鼓而数者，暂取治标，稍久涉虚，便不可服。王太仆曰："治热未已，而中寒更起，且胃土伤，而绝肺金孕育之源矣。"斯以地黄、麦冬、天冬、知母滋水清燥，不令丙丁与龙雷争衡；当归、全地、枸杞、五味养阴制火，诚恐厥阴与太阴交战；其人参、甘草、肉桂、附子大益气血，乃元首股肱承运而治。所谓为政以德，奉令之人乐而奔走，市义者也，故又曰"和衷"。素有肝火者，除桂、附，用丹皮、芍药。

诗曰："麦门全地桂花红，知母裁书附子封。杞地味甘人莫恋，合当归计决天冬。"

助脾蜜饼子四十五

人参　黄芪　白术　山药_{二两}　当归　半夏　茯苓　甘草_{一两}　砂仁
香附_{捣成粉，用姜酒蒸极熟}　橘皮　六神曲_{取粉}　麦芽_炒　楂肉_{五钱}

小儿一切目疾，以此收效。

小儿寒暑可慎饮食，大难节制，盖含饴分甘，老人天性。而赖多嫌恶，稚子良知，是故父母无贵贱，常悦伊适口果腹。病从口入，乃有热湿郁积、久而上目之祸。今云收效，幸诸症已除。但君以参、芪、术、草助脾阳，臣以当归、山药助脾阴，香砂、橘、夏之佐疏其湿也，楂、苓、曲、芽之使利其积也。夫湿去则郁除，积行则肌解，不助之助，正所以深助之也。矧炼蜜印饼，又其助脾之五候鲭者乎！

诗曰："术草参苓橘夏芪，山楂怀药附当归，砂仁蜜麦春成曲，印赠婴童助肺脾。"

和阵

病实形虚，攻补不可，欲得其平，须从缓治，汇和方。

人参固本丸一

人参　天冬二两　麦冬　生地　地黄四两

本犹根也，肺气根于丹田，故肺肾为子母之脏。乃用人参益肺，二冬清肺，熟地补肾，生地凉肾。肺足自生水，且使肾能纳气；水足可胜火，而后火不刑金。二本固，则肺劳虚热等证，计日可瘳。

诗曰："人参固本，二冬二地。金水同疗，何简而易。"

逍遥散二

碾极细，淡姜汤入薄荷汁少许调。

柴胡　当归　白术　茯苓　白芍各等分　甘草减半

肝燥劳蒸、咳嗽而渴、往来寒热、月事不调，此方主之。

肝藏血，虚则燥而病矣，故骨蒸潮热、月事不调；肝火乘肺，故咳嗽口渴；肝邪移胆，故寒热往来。是方之制，燥当滋养，当归与之；木盛恐土衰，白术与之；柴胡升阳也，合芍药则敛风，而使木得条达；茯苓渗湿也，得甘草则和中，且令金能发越；再用生姜散郁温寒，薄荷利气疏逆，则肝气渐舒，前证顿除，以故有"逍遥"之名。

羚犀逍遥散三

即前方量加牡丹皮、栀子仁，或去栀仁，加橘皮、黄酒炒连。

怒气伤肝，血郁目暗，此方主之。

肝主怒，怒则气逆，故伤肝，肝伤故血郁而目暗。越人云："东方常实，就使气逆自伤，疏之即所以补之也。"乃用逍遥加丹皮、栀仁。夫丹、栀，色赤入血，味苦从火，既伐肝邪，自疏肝气。薛氏以治上症，诚有卓见。养葵以栀子屈曲下行，改用黄酒、炒连，复增橘皮，盖取其辛燥之气，引连入木，木平则心火亦因而息；且火不刑金，而金能制木，又得左金之意。持以治郁，较薛颇胜。愚常以羚角、犀角磨水调是散，效尤速，乃更今名。

诗曰："逍遥散只六味药，术草柴苓当归芍。加味栀仁牡丹皮，或去栀仁酒连着。本资姜薄淡汤调，目经改用羚犀角。"

神效黄汤四

人参　黄芪　蔓荆　芍药　甘草　橘皮

睛痛昏花，隐涩难开，此盖病发过服攻散，或由饮食劳倦伤脾耗气而致。故以人参、黄芪扶其正，蔓荆、橘皮祛其邪，芍药、甘草既和且平，除其涩痛。饮毕，开视如常，因名其汤曰"神效"。

诗曰："神效黄芪，人参为宝。岂在蔓荆，芍药橘皮。"

越鞠丸五

加砂仁、半夏、姜、枣煎，即六郁汤，治同。

香附　芎䓖　六神曲　栀子仁　橘皮去白　苍术漂净油　面粉炒，各等分

越鞠者，发越鞠郁之义。夫水火平，气血荣；气血布，脏腑治；不平不荣，不布不治，是谓之郁。胸膈痞闷，饮食不消，脉大紧数莫辨，曰"气郁"；周身痛，或关节酸痛，遇阴寒即发，脉缓小，曰"湿郁"；喜嗽气短，脉沉滑，曰"痰郁"；昏瞀，身时热，便赤，脉沉数，曰"热郁"；四肢无力，月经失常，脉涩，曰"血郁"；嗳酸腹饱，不能食，脉紧大，曰"食郁"。是方香附和气，苍术燥湿，芎䓖调血，栀仁泻火，神曲消食，橘皮利痰。总而言之，皆理气也。诸郁以气为主，气畅则郁自舒矣。外如湿郁，加白芷、茯苓；血郁加桃仁、红花；食郁加山楂、麦芽、砂仁；痰郁加南星、半夏、海石、瓜蒌仁；热郁加青黛；气郁加郁金，或春加防风，夏加苦参，秋冬加吴茱萸。此经所谓"降浮沉则顺之，寒热温凉则逆之"耳。赵氏谓逍遥从越鞠而出，青胜于蓝，其然岂其然乎？

诗曰："越鞠丸，仍六味，芎术栀，香曲橘。加苓夏，缩砂实，姜枣煎，即六郁。"

葛花解醒汤六

葛花　砂仁　白蔻　木香　人参　茯苓　六曲　白术　干姜　泽泻　橘红　枳椇子

酒食内伤，睛黄瘀肉，不辨晨昏，此方主之。

酒乃水米造作，本应无害，然必由曲蘖酝酿，或水火蒸熬，湿从燥化，故大热有毒，古人名为"祸泉"。虚寒人及骤受外湿，一觞三雅，通行荣卫可也。以其甘香滑辣而过饮之，则伤胃损气。气伤故睛黄，胃伤故瘀肉。不辨晨昏者，中于酒而不醒耳。葛花、枳椇专解酒毒，茯苓、泽泻直利酒湿，行滞消腻宜砂仁、木香、神曲、橘红，止呕扶胃须干姜、白蔻、人参、白术。有酒德，有酒量，不为酒困，偶尔沉酣，乍可煎服。若癖溺成劳，夙夜牛饮，如前症外，定加吞酸嘈杂，溏泄呃逆，甚则噎膈翻胃，水浆不能下咽。是汤徒能解酲，不闻起死。至若好气之人，酒以偾事；好色之人，酒以助欲；机谋纵密，酒中常吐真言；谨慎自操，酒后每遭奇辱。身家之祸，又岂葛花辈之所能解哉。毋谓吾有此方，可以终老醉乡矣。昔苏文忠，每食二簋，不设酒；客至，簋三之，酒一偏提而已。其言曰："安分以养福，宽胃以养气，省费以养财。有味哉，前辈风规也！"觚录事，引兹以律酒徒，贤于药师千万。

诗曰："解酲有葛与参术，白蔻木香枳椇橘。姜苓泽曲缩砂仁，放饮不须推量窄。"

茶调疏肝散七

夏枯草四两　香附子二两　甘草一两　山栀仁五钱

目睛夜痛，泪出不止，及点服苦寒之药反甚者，此方如神。

睛痛泣出，皆肝候也，理当泻火，不效则止，安得反甚？盖夜为阴凉，药又属阴，所谓"寒水太过，复则大风"故尔。夏枯草四月开花，夏至则枯，秉阳气最纯，故治厥阴虚痛如神者，以阳配阴也；香附、甘草，木根于土，栽者培之之义。且木能胜土，用防未然；其山栀、清茶，壹泻曲直之火，不致动摇为风，正所以疏肝也，故名。

茶本食物清品，名人赏识颇多，阅《茶经》《茶谱》《茶录》暨诸诗歌可见。不知质固芳洁，释滞涤烦，而性实苦寒，伐胃消肾，愈精者力愈猛，非饱膏粱厚味，不可当其锋镝。俭素之士，饭后一二瓯足矣。若以书斋供具，汲泉添火，无夜无明，或洞箫檀板，资其逸韵，一曲七碗，未有不耗元神。虽客散甘凉，少留舌本，小便不禁者有之，清宵无寐者有之，甚则咽疼咳紧，胸腹虚膨，谷食渐减，面色如金，其不为腐肠物也几希。今亲友会晤，愿并前说，相告摄生养重，谅有同心也。虽然，余平生知己，大半都由茶酒，倘为东道主，拘此不令尽欢，恐交疏隙起，其贾祸较嗜斯二者更深耳。

诗曰："木嫌蔽密喜萧疏，一夜膏霖死复苏。固所山栀香附草，茶浇不虑夏中枯。"

藿香正气散八

藿香　紫苏　白芷　大腹皮　茯苓三两　白术　橘皮① 桔梗　半夏曲
厚朴姜汁炒，二两　甘草一两

内伤外感，致成霍乱，憎寒壮热，急调其中而疏其表。白术、茯苓、甘草、半夏、厚朴、桔梗、大腹皮，调中药也，中调足以正不正之气于内；藿香、白芷、橘皮、紫苏，疏表药也，表疏足以正不正之气于外。内外畅达，邪逆潜消。霍乱，吐泻交作之谓。戴元礼曰："肥人多中，以气盛于外而歉于内也，治之必先理气，此散是也。"吴绶曰："若太阳伤寒，头痛发热，骨节疼痛，此方全无着落。伤寒发热，脉沉而小，及夹阴伤寒，阴虚发热等，皆不可用。"

诗曰："藿香正气，橘术苓芷。桔朴甘苏，相霍为治。偺大腹皮，一盂病去。"

二陈汤九

半夏陈　橘皮陈　茯苓　甘草

一切痰饮为病、咳嗽胀满、呕吐恶心、头眩心悸，此方主之。

痰虽本乎水，成乎火，结乎气，相见乎湿，稠浊为痰为热，清稀为饮为寒，皆由脾惫，不能运化食物，腐气留中，遍传经脉而成病。故在肺则咳，在胃则呕，在心则悸，在胁则胀，在背则冷。初起发热头痛，类外感表症；久则潮热夜重，类阴火内伤；走注肢节疼痛，又类风症。但肌色如故，脉滑不匀为异。是故痰以湿生，半夏之辛热能燥湿，茯苓之甘淡能渗

① 橘皮：原脱，据下文"藿香、白芷、橘皮、紫苏，疏表药也"及"橘术苓芷"句校补。

湿，湿去痰乃消；痰从气结，橘皮之辛温以利气，甘草之甘平以和气，气治疾徐瘥。加生姜、黄连，曰"加味二陈"，治嘈杂不快，睑赤胜烂而痒；加当归、地黄，曰"金水六君"，治肺肾虚寒，水泛为痰。

诗曰："二陈谓橘夏，苓草无妨新。金水六君内，归地亦云云。"

香苏散十

紫苏　香附二两　橘皮一两　甘草五钱

感冒风寒、头痛发热、目病而无六经之证可求者，此方主之。

南方风气柔弱，伤于风寒，俗称"感冒"。感冒者，受邪肤浅之名也。经曰："卑下之地，春风常存。"故东南之区，人感风证居多。所感之气，由鼻而入，实于上部，客于皮肤，故无六经形症。只紫苏、香附、橘皮之辛芬，疏邪理气，甘草之甘平，和中辅正，前症随瘥。

芎苏饮十一

枳梗二陈汤加芎劳、紫苏、柴胡、干葛。

六气袭人，深者为中，其次为伤，轻则为感冒。今人外有头痛、发热恶寒，内有吐痰、咳嗽、气汹情状，此感冒微兼伤中者也。今用芎、苏、柴、葛以解表，表解则头痛、发热、恶寒愈矣；枳桔二陈以和里，里和则咳嗽、吐痰、气汹除矣。

参苏饮十二

仍即枳桔二陈加参、苏、前胡、木香、干葛。

外感内伤、发热头痛、呕逆泄泻、痰塞咳嗽、眩晕嘈烦，此方主之。

发热头痛，外感也；余症，内伤也。外感宜解表，故用葛、苏、前胡；内伤宜补中，故用参、苓、术、草；其木香、枳、橘、桔梗、半夏，辛苦燥湿，清芬行滞，既足正乖异之气，又以破痰饮之积，是大有助于前药也。元戎谓"此方治一切发热，皆效"，或然；谓"更入四物，名'茯苓补心汤'，尤能治虚热及吐衄便血"，言过其实。

诗曰："参苏饮药是橘皮，甘草前胡枳桔俱。苓葛木香陈半夏，内伤外感用无虞。参前木去芎柴入，饮号芎苏治亦如。香苏散仅广橘草，六经无症暂施之。"

疏风养荣汤十三

四物汤加羌活、防风、白芷、荆芥穗。

血为邪胜、睛珠痛甚及吐失过多，此方主之。

血，所以养睛者也。今劳役饥饱，重伤脾胃，则血蹇不能宣发，乖气乘之，是为邪胜。又复吐失过多，遂虚生风，风生火，睛愈痛不可忍。得芎、归、芍、地补而行之，荆、芷、羌、防升而散之，风自疏而荣自养，因以名汤。服后痛止，眼睫无力，常欲垂闭者，中其病矣。然由吐失多而睛痛，须艾人理血汤，此恐不合。

诗曰："疏风养荣汤，荆防羌白芷。再增四物煎，血邪无复起。"

救睛散十四

当归　地黄　血竭一两　磁石二两　朱砂　芎䓖　没药　乳香　丹参五钱
木香　独活　防风三钱

打撞损睛，此方主之。

室坚而固，八风莫贯其隙；器藏而密，投鼠不忌其伤。夫人卑以自牧，重而致威，一切凶狂恶少，不敢以非礼相犯，乃所谓真睛者，安所损也。今不幸误触于物，受伤同于拳棒，故即用以拳棒之药，脱化处方。或询其义，曰："当归、地黄，养阴卫青睛也；磁石、朱砂，镇火清神水也；且伤则血瘀，或妄行，须芎䓖、血竭、没药、丹参之苦辛，和而行之；血病气亦病，再生风，必乳香、青木香、独活、防风之温凉，平而散之。"进此不退，另增别病，当因症议治，慎毋固室。

诗曰："头目遭扑跌，虽活防血竭。丹参采鲜肥，朱砂取明彻。媒合芎归地，石杵成木屑。乳没酒载调，烦痛有如揭。"

黑神散十五

棉花子　败蒲扇　新荷叶　少妇发俱炒焦存性，各一两　威灵仙　骨碎补
续断　防己　延胡索　血竭七钱　紫金皮　乳香　没药　独活五钱　丁皮
木香　大茴香　山漆三钱

紫泥金十六

螃蟹_{炙干} 土鳖_炙 驴嘴紫虾蟆_{炙干} 白蜡 当归 血竭_{去子} 虎骨_{蜜酥膏，酒炙} 乳香 没药 朱砂_{各一两} 桂心_{去皮} 沉香 木香 自然铜_{火煅，醋淬，水飞} 琥珀 灵砂 硼砂_{麻油炒，各五钱} 麝香_{二钱}

跌仆折伤，三家村亦有能治之者。盖脏腑本无病，又明知患在某处，所以药无不应，但手法与工程迟速分优劣耳。余少好武事，洞达个中渊微。每丹成，市人争买，云："服之不惟去疾，兼耐刑苦。"恐名闻当道，绝口不言者十余祀。今目受重伤，非是弗瘥，勉出二方传世。考其性与功力，乳香、木香、大茴、丁皮，理气行痰者也；威灵仙、骨碎补、独活、防己、续断，除湿疏风者也；山漆、血竭、延胡索、没药，利血而清热；棉花子、败蒲、荷叶、发灰，逐瘀而生新；夫瘀逐则血行，气理则湿除，充以和荣之当归、肉桂，行卫之沉香、麝香，安神定魄；得琥珀、三砂，健骨壮肌；有铜、虎、蜡、诸虫，宜其痛止肿消，兴居晏如。曰"黑神"、曰"紫泥金"者，本其色而赞美之也。

诗曰："紫泥金皆锦虾蟆，药圃当阳识物华。桂木乳沉香若麝，麒麟血珀赤于砂。自然活虎铜为骨，大抵灵沙火作茅。且喜蜡虫如蟹鳖，夜缘月石上窗纱。"

"黑神荷巾枣断发，灵游蒲鞋子棉袜。路逢丁皮碎补衣，乳没木茴香喷发。防山漆竭紫金多，独得施伊快活杀。"

拨云丹十七

蝉蜕 蛇蜕_炙 木贼草 蒺藜 当归_{二两} 芎䓖 白菊花 地骨皮 荆芥穗 花椒_{一两} 甘草 密蒙花 蔓荆子 楮桃仁 黄连 薄荷 花粉_{五钱}

密蒙不散，皆由阳虚阴胜、风湿热蒸故耳。乃用荆穗、蔓荆、薄荷以升阳散风，楮实、花椒、甘草以益气利湿；阳衰亦病，当归、木贼、芎䓖，既和且平；阴盛能束热，黄连、地骨皮、天花粉，兼清带泄；蝉蜕、蛇蜕、蒙花、蒺藜、菊花，本经专治。盖取其明目去翳，退赤止泪，拨云见日。舍此，其谁与归？一切风障客热，此方主之。

诗曰："退云丸里首蝉蛇，木贼芎归次菊花。地骨秦椒皮最好，蔓荆楮实子为佳。草连两用同甘苦，蒙穗齐收理正邪。再有蒺藜苏薄叶，天花粉下见仙娃。"

正容汤十八

羌活　白附子_{姜汁制}　秦艽　胆南星　白僵蚕　半夏_{漂净毒，姜炊}　木瓜　黄连_{酒炒}　防风　甘草　姜汁　好酒_{各一杯，和服}

筋牵肉惕，病在土木。盖木主筋，土主肉，木不务德，以风胜湿，土有所御，就以湿陷之。风湿持久，痰火徐作，土木俱困矣，故口眼㖞斜，一见笑人。先以南星、白附、僵蚕化其痰，继以防风、羌活祛其风，黄连、甘草清其热，终以秦艽、木瓜舒其筋，姜散风邪，酒行药势。服数剂渐减，随以青州白丸下一二两，仪容端肃如初，故名。

诗曰："秦艽甘草白附子，姜连酒醉蚕娥死。南星半夏晓风生，瓜期羌活被伊阻。"

又方十九

天麻_{姜制}　黄芪　人参　白术　茯苓　橘皮　半夏　神曲　麦芽　黄柏_{盐、酒炒}　干姜　泽泻　苍术

痰重饮食之人，常发头痛头旋、眼暗睑黑、恶心气促、心神颠倒、身重而倦、四肢厥冷，脉大缓或伏，症与风牵㖞斜大异，而致病则一。是故痰厥发冷，湿胜寒也，非橘皮、半夏不能疗；眼黑头旋，风虚内作也，非干姜、天麻不能除；人参、黄芪益气实表，且能止热蒸之自汗；二术、曲、麦补中消食，又可荡中州之滞气；用泽、苓者，湿不即除，导归小便，所以安退步也；用柏、皮者，寒被阴胜，恐水兼火化，所以防未然也。此方药味本庸，而功力甚速，善用之者，靡有不验。

诗曰："苍黄术麦已芽生，半夏看看曲蘖成。好与姜陈同一醉，天麻泽畔采参苓。"

杞菊饮二十

薄荷　甘草　天麻　荆芥　防风　白菊花　当归　连翘　枸杞　青葙子　白芷　密蒙花

木不胜其土，则虚风内作，发为痒泪。土反胜其木，则湿热上溢，发为赤烂。荆、芷、防风、荷、菊，疏表邪也，监以当归、枸杞，正所以和肝，肝平则虚风息，而痒泪止矣；天麻、青葙、连翘，燠湿热也，佐以甘草、密蒙，又兼能理脾，脾治则肌肤实，而赤烂愈矣。肉轮一切溃漏、久而不痊者，此方主之。

诗曰："杞菊饮，汇天麻，青葙荆薄密蒙花。防翘归芷汾甘草，风热循皮赤烂瘥。"

青州白丸子二十一

川乌_{一两}　白附子_{二两}　南星_{三两}　半夏_{七两}

上四生物作一家，碾极细，绢袋盛，置磁盆，泉水摆出粉，粉尽俟澄，则换水漂，相天寒热，露晒三五七日，阴干，糯米煮稀糊，丸如绿豆大，每服二十丸，姜汤下；兼风，薄荷酒尤佳。

风盛则痰壅，痰壅则气升，或寒或热，发为呕吐泄泻、口眼㖞斜、手足瘫痪、小儿惊风。故用半夏、南星之辛，以散寒燠湿；川乌、白附之热，以温经逐风；浸而暴之，杀其毒也。喻嘉言曰："此治风痰之上药，然热痰迷窍者非所宜。"青州范公亭，井泉清冽，浣物迥洁白，拟以名方，盖美之也。

诗曰："青州丸子，川乌白附，半夏南星，四生合做。"

益黄散二十二

橘皮_{一两}　青皮_{三钱}　丁香_{二钱}　诃黎勒　甘草_{五钱}

小儿面黄睛黄、食不化及滑肠颐滞，主此方。胃主受纳，脾主消磨，今能纳而不能化，责脾虚。滑肠者，肠滑而飧泄也。颐滞者，颐颌之下多涎滞也。面黄睛黄，皆土弱不能摄水之象。火能生土，故用丁香；甘能补土，故用甘草；涩能止滑，故用诃子；乃青、橘二皮，取渠快膈平肝，能抑其所不胜尔。

诗曰："益黄青陈橘，丁香诃黎勒。小儿脾气亏，甘草同调燮。"

上症还须理中等方，此散恐不合式，学者审诸。

升阳益胃汤二十三

人参　白术　茯苓　甘草　橘皮　半夏　黄芪　羌活　独活　防风　柴胡　黄连　白芍　泽泻

风热不制之证，当从凉散，服之反体重节痛、口干无味、二便失常、饮食不化、洒淅恶寒。此盖脾胃虚衰，不能鼓荡阳气、荣渥水木，致湿淫于内，体重节痛，饱闷不嗜食，而食亦无味；甚则阴胜湿愈盛，故洒淅恶寒，大便泄下；久湿仍生热，故口苦舌干，小便秘结。是方异攻散，中虚湿淫之主药也；羌、防、柴、独，除湿痛而升清；半夏、连、泽，燥湿热而降浊；更有黄芪之助阳，芍药之理阴，则散中有补、发中带收，脾胃互益矣。如中病，除连、泽、羌、独活，加砂仁、当归为妙。

诗曰："升阳益胃只参芪，术草柴苓夏橘皮。白芍黄连防有碍，独羌活泽用何为。"

培元散二十四

山楂　神曲　麦芽　半夏　砂仁一两　橘皮　苍术　甘草　白芷　藿香　厚朴　芎劳　香附　紫苏五钱

胃土，人身之坤元也。"至哉坤元，万物资生"，《易》不云乎？然资生固有养生之术，而养生不无伤生之患，此医药、稼穑所以并垂于世而弗废也。今小儿因食致积，夹积转疳，市人一意伐木，凿枘①方圆不合，徒自灾及坤元，春行秋令，生生之机荡然尔。上方山楂、神曲、麦芽、橘皮，销宿汗而进香稻；砂仁、半夏、苍术、甘草，燥寒湿而理虚痰；白芷、藿香、厚朴，疏气结也，气不足加人参、白术，有余加黄连；芎劳、香附、紫苏，行血滞也，血不足加黄芪、当归，有余加丹皮。夫如是，则神恬精爽，不治目而目治矣，爰就其才质以名曰"培元"。

诗曰："培元藿芷又山楂，橘朴苍芎麦子芽。草草酝成香曲酒，砂人半夏醉苏家。"

---

① 枘：原作"柄"，据文义改。

保和丸二十五

怀山药打糊为丸，麦芽汤下，加白术二两，名"大安丸"，治同。

山楂肉二两　六神曲　半夏　茯苓一两　莱菔子　橘皮　连翘五钱

饮食内伤、令人恶食，及腹痛泄泻、痞胀、嗳酸，此方主之。经曰："阴之五宫，伤在五味。"故饮食过其分量，则脾胃受伤，不能运化谷气，积为前证。详考五味相制，酸胜甘，腐胜焦，苦胜热，香胜腐，燥胜湿，淡胜饮，利胜滞。故用山楂之酸以消肥甘，用神曲之腐以化焦炙，解郁热须连翘之苦，辟腐秽借橘皮之香，半夏辛烈燥湿土也，茯苓淡洁利水饮也，莱菔之利行食滞，白术之辛甘香温。总胜五味，自然五宫大安，脏腑太和之气，于以保合云。

诗曰："保和苓曲山楂肉，橘夏连翘子莱菔。大安一味白术加，消中兼补放心服。"

七味白术散二十六

四君子加木香、藿香、干葛。

中气不和，肌热泄下，此方主之。

中气者，脾胃之气也。虚则不和，不和则热作，而泄泻时下。虚者补之以甘，故用四君；热者治之以清，故用干葛；不和者，醒之以香，故用藿、木香。

诗曰："七味白术散，四君加木藿。干葛用何为，肌热泄时作。"

橘皮竹茹汤二十七

人参　麦冬　枇杷叶去毛，蜜炙　甘草　赤茯苓　砂仁　橘皮　竹茹　大枣

目大病后，哕逆不已，脉来浮大，势欲复发者，此方主之。

目大病，必苦寒，攻散乃瘥。既瘥，则元神削弱，稍有感触，个中迥觉难耐。正气汹汹，邪格之则逆而作声，曰哕逆。一二日不罢，本脉定加浮大。浮者虚象，大则病进。目再微红不爽，毕竟复发。譬兵荒后，天疫盛行，非灾也。盖饥因伤脏，不能翊运秽气耳。得饱其粱肉，勿药而起。

上方橘皮、竹茹、麦冬、枇杷叶，平其气而清其热；人参、甘草、砂仁、枣子，和其逆而补其虚。是亦粱肉之微乎？

诗曰："橘皮竹茹汤，参麦枇杷叶。苓草缩砂仁，大枣煎同呷。"

生熟地黄饮二十八

人参　黄芪　五味　天冬　麦冬　生地　地黄　枇杷叶　石斛　当归　牛膝　苁蓉

消渴烦躁、咽干面赤、神珠枯涩，此方主之。

咽干，肾火上炎也。面赤，阳明郁热也。火燥则消，热盛则渴。津液消渴，则目睛枯涩而烦躁不宁。故用二冬、二地养阴润燥，参、芪、归、味补气生津，再有枇杷叶、石斛清和肺气，牛膝、苁蓉疏导金水。依然清者亲上，浊者就下，无庸再投汤饮。

诗曰："生熟地黄天麦冬，当归牛膝肉苁蓉。参芪石斛枇杷叶，五味融和补化工。"

小柴胡汤二十九

柴胡　枯芩酒炒　人参　甘草　半夏　生姜　大枣

目病初作，寒热往来，胁痛、口苦、脉弦，此少阳经伤寒，半表半里之证也。法当和散，故制是方。盖柴胡、枯芩质轻性寒，能退少阳之热；半夏、生姜味辛性温，能散少阳之寒；人参、甘草补益中气，中气足则邪不得复传入里，乃不治之治也。今人遇伤寒，不分阴阳表里，概用此汤，去参投之，以为平稳，祸人多矣。妇人伤寒，合四物，更除半夏，入白术，尽剂泰然。

诗曰："小柴胡汤参居最，草夏黄芩功少退。但有生姜枣作煎，少阳百病成和解。"

清镇汤三十

除羌活、桂枝，入茯苓，即清脾饮。

青皮　厚朴　柴胡　半夏　黄芩　白术　甘草　草果　羌活　桂枝

此即小柴胡合清脾饮，加减而变是方。风疟蒸散瞳神，恶风头痛，暂予一服。愚按，疟疾多因暑湿伐脾而起。盖暑耗气，湿蕴热，热生痰，三者相持不能发越，故寒热间作。复感风邪，则木又乘土，摧困极矣。理合橘、朴、柴、桂破滞疏风，半夏、黄芩燥痰清热，再用羌活、草果之辛散积寒，白术、甘草之温克中气。庶病势渐衰，脾部为之一清。脾清，肝邪亦从此而伏焉，爰名其饮曰"清镇"。

诗曰："清镇元自清脾变，小柴胡汤药亦见。出参苓入桂羌煎，风疟蒸人势少善。"

扶桑丸三十一

嫩桑叶晒干一斤、黑芝麻四两，蜜丸。

昔有胡僧货此丸于市，歌曰：扶桑扶桑高入云，海东日出气氤氲。沧海变田几亿载，此树遗根今独存。结子如丹忽如漆，绿叶英英翠可扪。真人采窃天地气，留与红霞共吐吞。濯磨入鼎即灵药，芝术区区未可群。餐松已有人仙去，我今朝夕从此君。时人居为奇货，有若吉光片羽，争先得之为快者，遂传其方，服之皆谓"却病驻景"云。余考桑叶甘寒，凉血除风；芝麻甘平，养精润燥。夫风燥去，则筋骨自强，精血营而容颜宜泽。用却燥金目病，诚良剂也。乃曰"驻景"，未免为胡僧所欺。

释家群居饱食，嗜欲满怀，所图谋远越强人。稍优者狃于空寂，若忘天日。此诗颇不俗而有生意，又自胡僧得来，不知捉刀谁手。

参麦自然饮三十二

人参　麦冬　五味　当归　黄芪　甘草　乌梅　白芍　枣皮

煎成，用葛、梨、蔗、藕、茅根、地黄、西瓜自然汁一杯，入汤服。如非时无有，得人乳、牛乳、石蜜、枣膏，亦可。

此治燥之通剂。

燥乃阳明秋金之化。经曰："逆秋气，则太阴不收，肺气焦满。"肺为寒水生源，源止流绝，不能灌溉周身。且或汗，下亡津，或房劳竭髓，或过饵金石，或贪哺而食，皆能助狂火而损真阴，故化为燥。在外则皮肤皲揭，在内则喘咳烦渴。上则咽焦鼻干，下则肠枯便秘。治宜生津存液，其燥自退。故用参、芪、麦冬、甘草，补气以生津；归、芍、梅、枣、五味，辛酸而致液；且津生于自然，当用自然之瓜、梨等汁以为助；液存于温润，更须温润之乳、蜜、枣膏以为养。

诗曰："自然汁，一二好，花样兼并何处有，有的生脉如归芪，和着枣梅芍药草。"

黄连汤三十三

黄连　干姜　桂枝　甘草　人参　半夏　大枣

胸中有热欲呕，胃中有寒作痛，与此汤而愈者。黄连之苦，佐以半夏之辛，则苦从辛化，寒者不滞，可以泄上热；姜、桂之温，和以参、草之甘，则温从甘缓，热者不燥，可以散中寒。寒热之相用，犹兵法奇正之相倚也。况大枣益胃，又所以执中而靖招摇矣。若早下、误下，胸满不痛，渐成痞气，去桂枝，换黄芩，盖病在表，早下、误下皆逆矣。下而虚其中，表邪乘之，则阴阳不通如痞象，故曰"痞"。邪正相薄，抑郁心肺，必烦躁、肠鸣、干呕或泄利、谷不化。论因固属虚，见症如斯，虚亦成实尔。故须出桂入芩，从其部而泻之。假无热，只自虚而痞，当塞因塞用，补阵热阵选方，芩连俱用不着。

诗曰："黄连癖干姜，甘草爱肉桂。偏是枣强人，半夏为知契。"

寒阵

阳元销阴，阴尽命绝，先筹灭火，再议壮水，汇寒方。

抑阳酒调散一

独活　蔓荆子　前胡　羌活　白芷　甘草　防风二钱　生地黄　黄柏
防己　知母三钱　黄芩　栀仁　寒水石　黄连五钱

昔有人言："阴气一分不尽则不仙，阳气一分不尽则不死。"今某纯阳亢极，阴销殆尽，宜尸解羽化，乘彼白云，汗漫游于九垓而不返耳。尚欲少留人世，须亲是药。盖防风、蔓荆、前胡、白芷、羌、独活、甘草，升而不降之品，抑其外出，使彼不相犯；知、柏、生地、栀仁、防己、寒水石、黄芩、连，寒而善走之药，迫其直下而上获少舒，是亦表里双解之法；酒调者，大只暴风客热，晴痛如烙，须以渠为导引，臭味相投，入则可展其长，此反治也。倪氏以是散为丸，救瞳神缩小，人存乎，不问眼。

诗曰："平羌蔓草香如芷，地柏栀芩仍可喜。连夜风来水石前，独眠不叹无知己。"

九味芦荟丸二

芦荟　木香　胡黄连　川黄连　青皮　鹤虱　雷丸　芜荑一两　麝香二钱　神曲糊丸　青黛为衣

小儿疳积上眼，此方主之。

疳毒本伤脾胃，医家皆以肝言，何也？盖木原出于土，土有肥浊，必淫入木，风不能胜湿，乃自甚而生火，克乎脾胃，是病本在土而标在肝也。今而目病，则标急于本耳。故以芦荟、胡连、川连、雷丸、鹤虱、芜荑群队苦燥之品入肝，以清疳毒、杀疳虫；复以麝香、木香、青皮疏其陈腐抑郁之气，而使土木相安；用神曲、青黛者，肝脾之药，亦物与类聚之义。小儿疳蚀、疳积，即不病目，亦当服此。

诗曰："鹤虱雷丸白芜荑，木香二连及青皮。细研芦荟麝加入，神曲糊丸黛作衣。"

又方三

芦荟　胡黄连　龙胆草　芎劳　芜荑六钱　当归　白芍两半　木香八钱　甘草五钱

上方以木香、甘草、芍药和气疏土，当归、芎劳养血营肌，胡连、草龙胆疗骨蒸痨热，芦荟、白芜荑杀有形疳虫。除疳积外，并治久染风热以致目生云翳、肌体消瘦、发热作渴，暨口牙耳项疮蚀瘰结等症。

诗曰："胆草非香木，芎劳尽芜荑。连黄芍药白，甘草合当归。"

芍药清肝散四

白术　石膏煅　滑石　芎劳　防风　桔梗　荆芥　前胡　柴胡　甘草　薄荷　黄芩　知母　芍药　栀仁　当归　大黄制　芒硝

膏粱过味，病发酷烈，此方主之。

膏粱本卫生急需，过味则气血随变，再禀受素厚，胃阳亢害，自尔目暴赤肿，如杯如蛤，继而凝脂、花白层见错出，不得不处此寒方，权行威令。所谓逆则攻之，急治其标者也。然寒药多伤气，故以白术甘扶其胃，胃气宁则芎䓖、防风、薄荷、荆芥、柴胡可以升而散之；以当归、芍药顾其阴，阴血固则前胡、桔梗、山栀、黄芩、滑石可以清而导之；石膏、知母荡实热，速其去也；大黄、芒硝洁净府，善其后也。非膏粱致变，非气血素厚，进此不合，恐阴盛逼阳上亢，须问切详明，不可见症医症。

诗曰："栀仁膏石炼硝黄，术藁荆柴户恰当。知母曷防风作梗，芎芩芍草薄前厢。"

三黄祛热煎五

黄连　黄芩　黄柏_{盐酒炒}　芎䓖　薄荷　连翘　花粉　栀仁

上方为风热退，睛痛不止，脏腑不秘结而作。夫上结而下不秘，是脏未移热于府也，故只三黄、花粉、连翘、栀仁之苦寒以清之；火退而痛不止，是肝复淫热于心也，更须薄荷、菊花、芎䓖之辛温以散之。

诗曰："三黄连芩柏，花粉山栀列。再薄菊芎翘，何热清不得。"

消凝行经散六

益母草　生黄芪　延胡索　郁金　当归　芎䓖　茯苓　通草_{一两}　黄连_{酒炒}　荆穗　枳壳_{面炒}　柴胡　红花　甘草_{五钱}

妇人症治与男子等，惟月事、胎产异焉。今曰"消凝行经"，盖不月致病之药尔。夫月乃太阴之精，以望而盈，过望而亏。女子禀阴气成形，故血亦对月而盈亏也，曰"月事"。经曰："月事以时下，能有子。"稍一差错，则气血俱坏。合用黄芪、益母草、枳壳、甘草，补气而利气；当归、延胡索、红花、郁金行血而养血；柴胡、芎䓖导入厥阴，使荣从此归；茯苓、通草引入太阳，使邪由彼出；若荆芥、黄连，正为血凝累目，平其风热耳。如是则经脉无恙，琴瑟调而孕子，爰纪其功以名方。然必少妇健而有火者，方可与服。倘涉疑似，便当慎思。

诗曰："消凝通郁延胡索，益母芎归连枳壳。荆穗柴苓甘草归，黄芪服亦红花落。"

防风散结汤七

防风　荆芥　独活　红花　苏木　当归　蒲黄　滑石　桑皮　蚕沙　土茯苓　白芍药　石斛

金刀除蚬肉毕，此方主之。

金刀，凉物也；蚬肉，血毒也。血凉则凝，肉割则痛。凝且痛，风火至矣，故以防风、荆芥、独活疏其风，桑皮、蒲黄、蚕沙清其热；且割时必受水湿，石斛、滑石、土茯苓以利之；割后恐或血瘀，当归、红花、苏木以行之。如胬肉、椒粟，虽血盛，只泻白[①]加减，不必此方。

诗曰："荆蒲土可苏，桑蚕滑当活。石斛落红花，防风拥芍药。"

竹叶泻经汤八

柴胡　山栀　羌活　升麻　甘草　黄连　泽泻　赤茯苓　赤芍药　草决明　车前子　黄芩　竹叶

积热必溃，此方主之。

积者，重叠凝聚之谓，热则酝酿为邪毒矣。邪深不行，聚久不散，势不得不溃。其病隐涩不自在，视物微昏，内眦开窍如针孔，按之则沁沁浓[②]出，本经谓之"漏睛"。治当先理清阳，故用柴胡、羌活、茯苓、甘草；次泄浊阴，故用草决、升麻、车前、泽泻；总破其积者，必开必利，黄芩、黄连、大黄是也；除其热者，必苦必寒，赤芍、山栀、竹叶是也。服后目虽稍瘥，转觉便秘烦冤，此火已下降，只以杏仁一两、大黄二两、山栀仁四两，蜜丸，早晚服二三钱，当有效。盖杏仁微寒，治烦，为烦为热之所致；山栀、大黄苦寒而利，治秘，为秘为积之不解。引而伸之，不但漏睛，凡风毒、流毒、因毒，皆为对症。

诗曰："连草大黄竹叶青，升车遥望决睛明。条芩赤芍通山泽，谁向羌胡觅茯苓。"

---

① 泻白：谓泻白散，方见本阵"泻白散二十二"条。
② 浓：通"脓"。

逐客饮九

人参　百合　当归　地黄　柴胡　防风　羌活　细辛　藁本　红花　赤芍　大黄　黄连　黄芩

上方用当归、地黄、百合、人参，为损者温之，司培宗气也；用柴胡、防风、羌活、细辛、藁本，为结者散之，升发风邪也；用红花、赤芍、大黄、黄连、黄芩，为客者逐之，抑阳救阴也。强阳暴热、眼肿翳蚀、头痛如破，此方主之。

诗曰："三黄合本泛胡羌，人定风蓬不用防。何日当归杭芍地，红花摇落细辛香。"

抑青丸十

黄连—两　吴茱萸酒浸，逗炒　山羊肝—具，炙干，蜜丸

肝者，将军之官。双睛，其外阃也。自衰贼盛，皆能乱其谋虑，故肝病目亦病焉。世人至死而光不灭者，邪未害其空窍，所谓病一不病二也。然既曰肝病，奈何用黄连苦以泻心？盖心，肝子也；子食母气，火泄木元，而肝弗实矣，且木实，金当平之，心火退则金无所畏，自足以平肝，故曰"抑青"。用羊肝者，羊啖百草，清净无毒，取其同类，导引黄连之性入肝。火从寒化，热郁顿解。古人制方曲尽匠心，兹可见其大概。一法以羊胆和蜜熬膏，且点且服，理亦同。

普济消毒饮十一

人参　黄芩　黄连　白僵蚕　鼠黏子　柴胡　连翘　升麻　橘红　板蓝根　玄参　桔梗　甘草梢　马屁勃　薄荷

泰和二年，民多疫疠。初觉憎寒体重，次壮热，头面肿盛，目不能开，喉舌干渴而喘，俗云"大头伤寒"。染之多不救，亲戚不相访问。东垣曰："身半以上，天之气也。身半以下，地之气也。此天元气薄，客邪乘之，上攻头目而为病。"乃立是方，为细末，姜汤调，时时呷之，余用蜜丸中夜噙化，人活甚众。盖连翘、薄荷、玄参、板蓝根、鼠、马、蚕、橘，皆清喉利膈之物，虽多无碍；升麻主降浊，甘草缓之；柴胡主升清，桔梗载之，

使气味浮而不沉，自可徐徐宣力；再有人参辅主，芩、连逐客，则热邪不得复居其位，活人宜矣。倘血热便秘，加桃仁、大黄以下；血渴、肉瞤，加防风、芎、归而行；肿势甚者，须按穴砭刺，此尽肿胀之治。目如蚌合、如杯覆者，皆可类推。

诗曰："普济黄连桔薄荷，翘芩元草板蓝和。升柴马勃鼠黏橘，加入蚕参疫奈何。"

八正散十二

车前　木通　大黄　滑石　甘草梢　萹蓄　瞿麦　栀仁

经曰："膀胱不利为癃。"理宜八正以通之。滑可去着，滑石、车前皆滑也；泻可去实，大黄、草梢、栀仁皆泻也；通可去滞，瞿麦、萹蓄、木通皆通也。若虚人，则大黄不宜用，加生地、桑白皮、苦竹叶以清疗之。一切心热冲眼，太阳蕴毒，须与此汤。服后，觉湿热下注，少腹①急、小便欲通不通者，加木香化气于中，委顿出矣。

诗曰："八正车前甘草梢，大黄滑石木通条。山栀萹蓄兼瞿麦，郁热奔流小便消。"

双解散十三

防风　大黄　薄荷　芍药　当归　甘草　白术　滑石　石膏　栀仁桔梗　连翘　芎蒡　荆芥　麻黄　芒硝　黄芩

病症之最急者，莫如风火。风火交战，理宜表里两解。是方防风、麻黄，疏表药也，风热在皮肤者，得之由汗而泄；荆芥、薄荷，清上药也，风热在颠顶者，得之由涕而泄；大黄、芒硝，通利药也，风热在肠胃者，得之由秽而泄；滑石、栀子，水道药也，风热在决渎者，得之由溺而泄；风淫于膈，肺胃受邪，石膏、桔梗以清之；风游于络，伏火随起，赤芍、黄芩、连翘以降之；苦寒恐亡阴，芎蒡、当归和肝血以养之；辛散恐亡阳，甘草、白术调胃气以保之。一切暴风客热，服此效。外加菊花、连、羌活、蒺藜，名"菊花通圣散"，治同。人弱大便不结者，去硝、黄；天燥热多

---

① 　少腹：即小腹。《素问·骨空论》云："督脉者，起于少腹以下骨中央，女子入系廷孔。"明张介宾《类经》卷九"经络类"之"任冲督脉为病二十七"注云："少腹，小腹也，胞宫之所居。"胞宫，即子宫。

汗，麻黄亦不宜用。

诗曰："双解麻黄更大黄，栀荷术芍草芎防。石膏硝滑浑无事，荆桔翘芩用正当。"

黄连解毒汤十四

黄连　黄芩　山栀　黄柏

或加制大黄，蜜丸。

毒者，火邪亢极之谓，如上下积热、头目痛肿、口燥舌烂、二便秘结、发斑错语，及恶疮、消渴、疳蚀等症者是。脉来大数，按而击指，非大苦大寒专精解毒，不足抑其悍烈。是方也，黄芩苦而枯，枯则轻浮，能泻火于上；黄连苦而燥，燥则疏决，能泻火于中；黄柏、山栀苦而利，利则就湿，能泻火于下；再加大黄，蜜丸，上下通治，救阴之策备矣。虽然，药寒到此，可谓绝境，倘诊视不的，切勿轻投。古人以芩、连、柏为丸，曰"三补丸"；黄柏一味，曰"大补丸"。名已不正，注方者添出许多蛇足，则言不顺矣。乃耳食之徒，认作补虚之补，而司医事，吾知病人无所措其手足。

诗曰："芩连栀柏黄，五味一般强。方虽名解毒，中病再休尝。"

龙胆泻肝汤十五

草龙胆　黄连　人参　麦冬　五味　柴胡　黄芩　栀仁　知母　天冬甘草

过虑不决、睛痛水绿，此方主之。肝主谋虑，胆主决断。过虑则火起于肝，故睛痛；不决则火起于胆，故膏绿。治胆火宜直折，故用芩、连、柴胡、山栀、胆草；治肝火宜克制，故用天麦门冬、参、草、五味、知母。

诗曰："连胆由来苦，栀芩胡得甘。妙加生脉散，知母耐天炎。"

左金丸十六

黄连六两　吴茱萸一两，酒浸，同连炒

加木香五钱，治积滞热痢。

左目病，左胁作痛，此方主之。

左者何？肝位也。左金者何？谓金令直乘其位也。金何以得令？盖黄连泻去心火，肺不受困，则清肃之威左行，而肝有所制耳。何用吴茱萸？以渠味辛气燥，燥则入肝，辛则疏利，是为反佐。加木香治痢何义？取其香温，合前药能开发郁结，使气液宣通。经曰："佐以所利，和以所宜。"无病不克。

诗曰："左金黄连吴茱萸，益元滑石汾甘草。补血黄芪秦当归，一般六一铢两巧。"

凉膈散十七

竹叶煎汤，合生石蜜调服。

连翘_{四两} 大黄 芒硝 生甘草_{二两} 栀仁 黄芩 薄荷_{一两}

大热、目赤肿，此方主之。

大热，脏腑实火。目赤肿，本科险症。须以连翘、竹叶、荷叶之轻芬，升散于上；大黄、芒硝之猛烈，推荡于中；黄芩、栀仁，上清下行；生草、生蜜，和中泥膈，症不变矣。经曰："热淫于内，治以咸寒，佐以苦甘。"此方之谓与？

诗曰："甘草大黄苏薄翘，条芩栀子化风硝。七般为散名凉膈，竹叶汤搀石蜜调。"

泻青丸十八

龙胆草 当归 防风 羌活 山栀仁 芎藭 大黄_{各等分}

青者，东方木神，于人为肝。泻青者，盖木忌蔽密，必伐去枝叶，始通风而不生虫。肝属木，忌血王与气郁。血王则善怒，气郁则筋脉不舒。风火相循而起，发为头痛、目赤肿、翳障、热泪、坐卧不宁，本经谓之"木火自焚"。不图急治，安望其条达。故用大黄、草龙胆、山栀仁苦寒下行，直入厥阴而折之；羌活、防风、芎藭气雄能走，从其性而升之；用当归者，以辛温润其燥，就以辛温补其血，是亦泻青之一法也。虽然青乃春阳发荣之色，化物之源也。世医皆执"东方常实，有泻无补""目病属肝，肝常有余，肝无补法"诸说，起手便是平肝，不知五行之中，惟木怀仁向荣。非如前症，而用前药，譬以板斧伐柔条，标虽速去，本则随枯，来春杳无所生矣。春无所生，则夏长、秋收、冬藏者何物乎？故余每救败症，从养阴益阳者居多，否则议和议泻，然终以益补收效。此何以故？盖病多假实真虚，而药只有泻无补，饥肠寒骨，强自支持，因衣以绨袍、食以豆粥，犹久旱得雨、严寒出日，有不解其郁闷者乎？必曰"肝无补法"，此门外汉子。凭卿用卿法，我自用我法也。

诗曰："泻青莫漫防龙胆，羌活大黄当检点。至乃芎劳栀子仁，症非如右任煎唻。"

泻黄散十九

防风四两　甘草二两　藿香　栀仁一两　石膏五钱

黄乃脾之正色。脾之华在睑，脾之窍在唇口。故凡两睑及口中、外有病者，知脾火也。苦能泻火，寒能胜火，故用栀仁、石膏；香能醒脾，甘能缓脾，故用藿香、甘草；乃防风取其升浮，既能发脾中伏火，又可于土中泄其金气，使不受母邪为祸，盖一药两用之法，以故倍之。

诗曰："泻黄散重用防风，草藿栀膏减半充。蜜酒调咽清胃热，下胞痒烂有殊功。"

导赤散二十

生地黄　木通　淡竹叶　甘草

赤者，火也。导赤者，导其丙丁之火由溺而泄也。然五脏各有火，何以知为丙丁？盖目赤心烦，小水黄赤耳。故用生地凉心血，竹叶清心气，草梢退心热，佐以木通，则直入小肠、膀胱而泄心表。若他邪相传，须导赤各半汤为当。

导赤各半汤二十一

黄连　黄芩　知母　栀仁　犀角　滑石　麦冬　甘草梢　人参　茯神　灯心　红枣

热邪传入心经，凉以黄连、犀角、栀子；心热上逼于肺，清以黄芩、知母、麦冬；下移于小肠，泄以滑石、草梢、灯心；然心分本虚，邪乃能越经而传，故又以人参、茯神、红枣以补之。

诗曰："导赤药四味，竹草通生地。本方黄连芩，犀角滑石参。麦草暨栀子，灯心枣知母。一样下膀光，爱名各半汤。"

各半义未详，诸书亦未有发明者。

泻白散二十二

桑皮　全地一两　甘草五钱　糯米一勺　或加芩、连三钱

肺金正色曰白。肺虚火燥，目红不退，贼邪犯矣。桑白皮、地骨皮，质轻性微寒，轻可上达华盖，寒则直逼气海；甘草、糯米，味甘性纯厚，甘可补土生金，纯厚则化邪匡正。李时珍曰："此泻肺诸方之准绳。"愚谓气分虚热，得此散一清，乍可见效；若血分实火，必加芩、连，或下方乃的。

治金煎二十三

玄参　桑皮　枳壳　黄连　杏仁　旋覆花　防风　黄芩　白菊　葶苈子

白睛肿胀，日夜疼痛，此方主之。

白睛肿胀，肺气中塞也；日夜疼痛，肺火上攻也。中塞者，须散而决，故用枳壳、杏仁、旋覆花、防风、白菊；上攻者，当寒而下，故用桑皮、黄连、玄参、黄芩、葶苈。

诗曰："泻白桑皮地骨皮，甘草粳米药须知。参连芩麦及知母，睛红喘咳可加之。有用元桑杏仁枳，旋覆防风葶苈子。黄连黄芩白菊花，别名治金还详记。"

竹叶石膏汤二十四

竹叶　石膏　人参　麦冬　半夏　甘草　粳[①]米

---

① 粳：原作"杭"，东汉许慎《说文解字》第七上"禾"部"秔"条云："稻属，从禾亢声。"又"稉，秔，或从更声。"即谓稉、秔二字异体也。《大广益会玉篇》中卷十四"米部第二百"之"粳"条："不黏稻，亦作秔。"（南朝梁顾野王撰、唐孙强增、宋陈彭年等重修《宋本玉篇》，中国书店1983年影印版，第293-294页）辽释行均《龙龛手鉴》卷一"禾部第二十七"之"秔"条："正音更，稻也，或作稉。"卷二"米部第十五"之"粳"条："俗音更，正作秔。"《集韵》卷四"庚第十二"韵"秔"条：《说文》'稻属'。或作稉、粳。"按，据本方下文"乃粳米者，恐竹、石过凉损胃，用以和中气尔"及"人参白虎汤二十五"之"甘草、粳米以和胃"句，所附方之谓"杭米"者，当即粳米，且秔、稉、粳三字异体，盖"杭"乃"秔"之讹，以其形近故也。

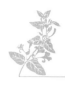

伤寒瘥后，虚羸少气，气逆欲吐、目病骤作，此方主之。

伤寒由汗吐下而瘥，自然虚羸少气。气虚不能生津，则燥火上干，故逆而欲吐、目病骤作。石膏、竹叶、麦冬，所以解肌而清有余；半夏、人参、甘草，所以散逆而补不足；乃粳米者，恐竹、石过凉损胃，用以和中气尔。一方除参、麦、半夏，用桔梗、木通、薄荷，治胃实口渴。李士材曰："阳明外实，则用柴葛以解肌；内实，则用承气以攻下。"此云胃实，非有停滞，但阳盾胜耳。火王则金囚，故以竹叶泻火，以桔梗清金，薄荷散于上，木通泄于下，甘草、石膏直入戊土而靖其中。夫如是，则炎蒸退而津液随生。土疡睑肿，治亦得。虚入冒暑，目暴赤肿，合前药增易一二。

诗曰："竹叶石膏汤，粳米法半夏。参草麦门冬，燥热饮能罢。"

人参白虎汤二十五

知母　石膏　甘草　粳米　人参

白虎者，西方金神也。五行之理，将来者进，成功者退。知秋金令行，则夏火拱服。石膏甘寒，知母苦寒，所以吏清肃之令而除炎热。诗曰："大暑驱酷吏，清风来故人。"正啜此汤之谓。然啜则啜矣，胃气不能无损，故用人参以扶气，甘草、粳米以和胃。热淫阳明，津液内燥、睑肿头痛，此方主之。石膏半生半熟，一味为散，淡竹叶、麦门冬浓煎，调二三钱，功效不相上下。

诗曰："睑肿头疼风木侮，草汁调和煎白虎。知母不奈石膏凉，安排人参粳米补。"

犀角地黄汤二十六

犀角尖　生地黄　牡丹皮　白芍药

诸见血、血瘀、血热，用此四者。心主血，犀角所以凉心；肝纳血，芍药所以平肝；火炎能载血上行，丹皮去耗血之火；血涸能致火内燔，地黄滋养阴之血。若夫血怯则瘀，瘀则热发，当问症审脉，变化无方，非此所能统辖。

诗曰："犀角地黄，牡丹芍药。血见而稀，血瘀而薄。血热而微，血行而却。既饮再煎，妙不自觉。"

清胃散二十七

升麻　当归　黄连　牡丹皮　生地黄各等分

一方加石膏。

内睑肿实，痛牵头脑，此方主之。

内睑责阳明，肿责血热，痛责火盛。升麻、黄连能泻火，丹皮、生地能凉血；乃当归之用，所以益阴，使阳不得独亢；石膏之加，所以清胃，使病不难勇退。

诗曰："清胃散，主当归，升麻连地牡丹皮。或益石膏平气热，阳明症就此中推。"

清气化痰丸二十八

橘皮　杏仁泡去皮，炒　枳实面粉拌炒　黄芩　瓜蒌仁酒炒　茯苓一两　胆南星　法半夏一两五钱　酒　姜汁　为丸

吴鹤皋曰："气之不清，痰之故也。能治其痰，则气清矣。"故用星、夏燥痰湿，杏、橘利痰滞，枳实攻痰积，黄芩清痰热，茯苓渗湿以消痰，瓜蒌下气以除痰。愚谓痰即有形之火，火即无形之痰。火借气于五脏，痰借液于五味。液有余则痰因而充溢，气有余则痰得以横行。善治痰者，不治痰而治火；善治火者，不治火而治气。是故清气乃所以化痰。而曰"痰治则气清"，解说虽好，觉与本方名义稍背。

诗曰："清气化痰星夏橘，茯苓杏枳栝蒌实。生姜扭汁酒为丸，不遇沉疴脏清密。"

当归龙荟丸二十九

黄连　黄芩　黄柏　黄栀子　当归一两　大黄　龙胆草　青黛　芦荟五钱　木香二钱　麝香一钱

风热蓄积、时发惊悸、筋惕抽搐、嗌塞不利、肠胃燥涩、狂越目上视，此方主之。肝火为风，心火为热，心热则惊悸，肝热则搐搦上视。嗌塞不利者，肺亦火也。肠胃燥涩者，脾亦火也。狂越者，狂妄而越礼也；经曰

"狂言为失志"①，又曰"肾藏志"，如斯言之，则肾亦火矣。故用黄连、山栀以泻心，黄芩以泻肺，青黛、龙胆草以泻肝，大黄以泻脾，黄柏以泻肾。夫一水曷胜五火，不亟亟以泻之，几于无水耳。用当归者，养脏阴于亢火之际；用木香、麝香者，和脏气于克伐之余也。

诗曰："当归龙荟本五黄，青黛木香及麝囊。冬蜜为丸绿豆大，审真量进亦奇方。"

消渴方三十

黄连二钱　天花粉八钱为末，用乳或藕、蔗自然汁调

消渴，一理也，分之则有三证焉。渴而多饮，为上消；善食而溲，为中消；烦渴引饮，小便如膏，为下消。经曰："心移热于肺，传为膈消。"金得火而燥，故渴。燥者润之，故用花粉、奶乳、藕、蔗等汁；火原于心，故复泻以黄连。中消者，经曰"瘅成为消中"，瘅者热也，或地黄饮子，或竹叶黄芪汤，甚则承气。下消者，经曰"饭一溲二，如膏如油者不治"；此盖先有上、中消症，医习而不察，热邪下传，销铄肾脂，或克伐太过，泄其真气，不能管束津液，以滋众体，致同饮食之物，酿而为溲，入一出二，如膏如油也。急以八味、左右合归，或白茯苓丸加减互用，否则肌脱力微，阴痿牙枯，生气日促矣。

邑人丁芳洲，苦学善饮，年廿六，病消渴。医以为酒食之过，一味消导。渴愈甚，酒肉之量愈加。明年成下消，证如前，兼得鼓胀，目无所睹。比延余，心知病不能瘥，但症系内障，有可治。遂用肾气、宁志、驻景等药，既而针其左目。视不甚明，然病觉大减。逾年再针，其右目瘥。而药全不应。呜呼！此其所以为不治也欤。

清燥汤三十一

补中益气，合生脉、二妙、四苓三散，再有神曲、黄连、生地。

燥湿相及也。方名"清燥"，胡一意治湿？盖人肺胃素虚，而秋阳酷烈，瓜茶过啖，内湿外热蕴酿成邪，肺金受之，则天气不能下降，膀胱绝

四库全书中医眼科证方药类注（下）

① 狂言为失志：语出《素问·评热病论》，原文作："狂言者是失志，失志者死。"

其化源。口渴便燥，目睛黄涩，当以清金润肺为首务，故用补中益气合生脉以升阳生津；燥则必痿，故用二妙加连、地以治痿；湿则必痹，故用四苓加神曲以利湿。

按此汤非如愚注，概以治血枯、精涸、五内烦热、液道不通诸燥，贻害不少。喻嘉言以燥从湿治，非东垣具过人之识不及此，所谓知一不知二。且进而论之，药品驳杂牵强，即依前释，升、柴、柏、曲，何所取义？即从湿治，地、麦、连、柏决用不着。又治暑、治痘，概升阳顺气，仍就是增减。方同病异，更始厥名，过人之识其在斯乎？此汤本不中用，以喻氏奖借过情，故大书特书，唤醒长梦。我辈立定脚根做人，高着眼力看书，智圆识达，自不为前人欺瞒。

二妙散，黄柏、苍术等分，盖湿热作痛，黄柏妙于去热，苍术妙于消湿。

倒换散，荆芥二两、大黄一两，治水便不通，直捷简易，谓二妙尤切。又苍术、荆芥等分为丸，雄精作衣，治风湿，义同。

秦艽鳖甲散三十二

秦艽　鳖甲　知母　当归　乌梅　青蒿　柴胡　地骨皮_{各等分}

风劳、骨蒸壮热、肌肉消瘦、干咳目赤，此方主之。

风，阳邪也。在表表热，在里里热，附骨骨蒸壮热，久蒸血枯，肌乃瘦。热邪上逼，肺不纳，抑而干咳，咳久宜目赤。柴胡、秦艽风药也，风药速行，得乌梅之酸涩则逗遛，能驱骨蒸之风；全地、知母寒药也，寒药凝聚，得青蒿之苦辛则散降，能疗肌骨之热；鳖阴类而甲骨属，佐以当归，非惟养血，总邀前药，而除热于阴尔。

诗曰："风劳蒸骨夜如年，艽甲青蒿饮万千。见说柴桑梅子熟，煎汤奉母病当痊。"

四生饮三十三

荷叶　艾叶　柏叶　地黄_{等分}

生捣，融鸡子清，调服。

阳乘于阴，见诸血症，法当泻火，火退则血自归经。统而论之，生之则寒，四生皆能泻火。柝而论之，荷、艾轻香，散火于气；柏、地重腻，降火于血；蛋清之调，正以凉其热而生其阴耳。

导阴煎三十四

陈牛粪　兔粪　伏翼鼠粪　人溺　驴子溺

虚劳之人，血脉空洞，燥火内燔。以辛香之物投之，虽曰滋阴，其实燥血。以苦寒之品攻之，虽曰降火，切恐增气。故主以腐化之粪溺，既可胜焦，又不损胃，是盖虚火之知契也。或者恶其秽而薄之，此未升药师之堂。

诗曰："四生饮，荷艾柏，与地黄，蛋调讫。导阴煎，人驴溺，牛兔鼠，陈粪列。"

通关丸三十五

黄柏二两　知母一两　肉桂五钱，蜜丸

肾火起于涌泉者，主此方。

热自足心，直冲股内而入少腹，便秘不渴、阴汗遗精，均谓火起涌泉。知、柏苦寒，水之流也，用以折其过逆；肉桂辛温，火之亚也，假以暂为反佐。然虽对症，必脉形两实，素无损伤，方许议治。

诗曰："黄柏通秦关，肉桂来交趾。知母蜜丸吞，涌泉火不起。"

酒煮大黄丸三十六

大黄，去黑皮，取鲜黄锦纹者，剂片一斤，好酒炊熟，候干，再用烧酒拌蒸，晒，杵，融丸如绿豆大，磁罐收贮，听用。

大黄苦寒泄利，得烧酒无窍不入、无实不泻，然必久蒸晒者，欲味醇而气微香，第去邪不损其正，庶不失为久练之将军云。

七制香附丸

拣大香附子一斤，杵去皮，以童便浸软，剂片。初用生姜扭汁，渍湿晒干，继用冬酒，继陈米醋，继生紫苏汁，继生艾汁，继生薄荷汁，次第渍晒毕，碾末，百合粉糊为丸，赤豆大，磁罐封固，听用。

妇人一切风热不制，致目淡红微翳，眵泪眊矂，频年不瘥。此盖忧思郁怒，潜伤肝脾，致春升之气不能上营，虽治易愈，未几复来。一回重一回，药遂罔应。香附气芬味苦辛，专入肝脾而平蕴结。今溃以七物，非制其悍，实助其能，用疗上症，久为合式。

热阵

阴风栗烈，阳气沉埋，欲收寒威，须临日火，汇热方。

理中汤一

人参　白术　干姜　甘草

太阴自利不渴，寒多而呕，腹痛溏泄，脉沉无力，或厥冷拘急，或结胸吐蛔，及感寒霍乱，此方主之。

太阴脾也，自利腹痛为脾病，利而不渴为寒，寒彻于外则四肢厥冷拘急，寒凝于中则结胸溏泄，喜吐蛔出；霍乱者，或呕或泄，阴阳不和而挥霍撩乱也。凡此皆虚而致寒，故用干姜、白术之辛温，人参、甘草之冲和，散其寒而补其虚，则中气治，太阴脾土遂其初矣，故曰"理中"。

人身阳气，有如天日，稍西则凉，凉极则寒肃至矣。是故病在三阴，须以此汤为主。桂、附、丁、砂、花椒、乌梅、归、芪，随症增一二无害。今人明欲理中，加上许多非类，责以收效，得乎？

蛔虫乃湿土所化，非胃中固有之物。胃寒无容身之地，遂逐气逆上而吐，胃治则腐，或随粪便下。盲医咸谓消食养脏之虫，作丸作散，安保不已，为之喷饭。

霍乱亦有阳症，不可不辨明用药。

诗曰："理中参术干姜草，附桂丁芪出入好。唯有景岳理阴煎，草姜桂地归仍妙。"

理阴煎二

地黄　当归　甘草　干姜　肉桂

此理中汤之变方也。凡人真阴不足，或素多劳役，忽感天行赤热，虽现火症，但便清恶寒，脉见沉小无力，便是假热。速以姜、草佐归、地、肉桂，温补阴分，托散表邪；不效，再进，使阴气渐充，则邪从内散，赤热自退。若以寒苦攻之，病变决不能治。吾于此症，尽得领教，特表而出，以为世警。

扶阳助胃汤三

人参　肉桂　附子　白术　甘草　干姜　橘皮　吴茱萸　芍药　益智仁　草豆蔻<small>湿纸厚包煨，不可去油</small>

客寒犯胃，胃脘当心而痛，目无所见，脉来沉迟，主此方。胃，戊土也；乙肝，窍通于目。邪在胃中，土木争胜，不见固理也。脉来沉迟，客寒可知，故用附子、干姜、肉桂、吴萸、草蔻、益智辛热之物以扶阳；邪气既实，正气必虚，故用人参、白术、甘草甘温之品以助胃；其橘皮、芍药，非取其酸辛，一泻土中之木，一利腹中之气欤。虚肿如球，别无病苦，服此亦效。

诗曰："桂附理中加芍药，吴茱萸广陈橘壳。再益智仁草蔻煎，客寒犯胃咸除却。"

九转丹四<small>一名硫黄挺生丸</small>

硫黄<small>十两</small>　故纸<small>四两</small>　白术<small>五两</small>　胡巴<small>盐酒炒</small>　附子<small>三两</small>　小茴　肉豆蔻<small>蒸熟，不可去油，一两五钱</small>　木香<small>一两</small>　沉香<small>一两五钱</small>　白胡椒<small>五钱，蒸过</small>　丁香<small>二两</small>　山药<small>打糊为丸</small>

凡人之身，有真火焉，寄于命门，会于肝，出入于艮、坤。所以温百骸、养脏腑，皆此火也。此火一息，则肉衰而瘠、血衰而枯、骨衰而齿落、筋衰而肢倦，气衰而言微矣。硫黄，火之精也，倍用之，能驱邪归正、挺拔元阳，经曰"阳王则阴生"，一举而阴阳两得之也；但其性热而不燥，得附子、白椒之辛烈，则上行下效，捷如影响，乃所以发生；以故火盛自生土，白术、丁香、山药以助之；土盛恐制水，胡巴、故纸、豆蔻以养之；其沉、木、小茴三香，气升味降，非惟坚肾益脾，同寅协理，并假渠为介绍，引火归经，不致孤阴困守耳。阳气暴绝目盲、慢惊上视、阴厥直视、厥阴头痛、痰晕目暗，暨一切冷劳、阳痿、小便频数、小腹冷痛、奔豚、风痹、连年不愈痎疟、吐泻不止、寒积不消、胸膈饱闷、大病后肿胀、脱气脱血等症，救急扶危，其功十倍人参。若人强力入房，因而骨极，腰脊酸削，不欲行动，是丸虽似对症，一粒不可轻投。所以然者，水亏火益盛，又以硫黄济之，肾精消烁耳。市医用以杀人，群喙毁为毒药，得毋遇此类也。呵呵！

硫黄取极松、极黄、碎如米者，置广锅内，炉炭镕化，用桑枝不住手搅，预备陈米醋若干、豆浆水一盆，如烟浓欲焰，急以醋沃之，复镕复搅，极清，倾入磁盆，俟冷再打碎，镕搅如前，至九次，则丹成矣，故谓之"九转"。泉水漂十余日，去火毒，澄新黄泥水，及绿豆、甘草片煮一昼夜，淘净晒干。

肉豆蔻与丁香、肉桂大同小异，其性味妙在香油，面裹煨，或水润湿，饭上，蒸一二餐可矣。市医纸包火熨，千百不休，香味顿失，至有以苞粟子炒，碾粉，渍其油，伪货人者，可笑可恨。

此丸原名挺生，诸书无有，不知始自谁氏。今江闽盛行，向人乞得其方，按法精制，对症者与服皆效。但元方硫黄一斤，似觉过多，减去六两；又每进此，大便泄无了局，增入肉豆蔻、白椒二味，由一钱至五钱，久之肠胃适然，精力倍胜，真神品也。备注以广其传。

诗曰："挺生不独擅硫黄，妙附丁沉术木香。椒蔻胡巴小茴药，骨脂既补寿弥长。"

春阳回令丸五

参汤下；如斋，龙眼汤亦好

枸杞一斤　补骨脂八两　白术四两　胡椒二两，久蒸，晒，极纯为妙

春阳，指木政而言；回令，回其生发之令也。夫木得水则荣，失水则枯；气满则荣，血失则枯。荣则引风，枯则惹火。动之如雷电，发之如风雨，独出独入，无敢禁御。五脏之最难得其平者，莫肝若也。故属肝之病居多，而治肝之法极博焉。若乃血脱、洞泄，因成阴风暴盲，此脾、肾、肝虚极，脏中阳气下陷所致。是方枸杞子味甘质润，濡血者也；补骨脂色黑气腐，暖水者也。水以生之，血以养之，木荣弗枯耳。胡椒之辛热以回阳，白术之辛温以补土，阳回则花叶自繁，土厚而根干始劲。用人参者，洪钧一气，无地不周，所谓"一息不运则机缄穷，一毫不续则霄壤判"，使

其木令回春，土、火、金、水次第而生生矣。或者不达此理，见其血竭，而主以纯阴之四物，切恐天地否塞，万物不生。亿其精耗，而进以壮水之六味，不免怀山襄陵，水泛木浮。故曰"四物、六味，有时禁弗与者"，盖此类也。余撰兹丸，敢谓救今人之失，实所以补古方所不及。高明之士，幸教我焉。

诗曰："杞术补骨脂，参椒回春令。会得暴盲人，诚求乐施应。"

白通汤六

干姜　附子　葱白<small>去葱入甘草，即四逆汤</small>

少阴下利，目暴盲，两手脉俱沉濡，此方主之。少阴肾，冬令也，主天地闭藏。寒邪客之，则阴道不固而下利，利下，阳气暗泄，故脉沉濡、目盲。乃用葱白以通阳气，干姜、附子以散阴寒，寒散阳复，通者塞而塞者通矣。可即葱而名"白通"。

向治某甲，投此汤，利不止，渐厥逆无脉，干呕而噎呃。或据《伤寒论》云："此寒盛格阳，不能下达少阴，反逆乱于上故也，须加人尿、猪胆汁以导之。"切思暴盲系肾阳虚极，方悔用葱过表，更与大寒奇苦之尿、胆，则落井下石，所谓"不死于病，死于药矣"。乃以柿蒂、丁香、干姜，浓煎一大杯，不咽呃逆即止；随进八物回生饮五六剂，身温脉续，而目亦能睹。可见印板书在人活读，印板方其可死用乎哉？又太阴自利不渴、阴症脉沉身痛，与夫厥逆不利、脉不至，用四逆汤，煎成凉服。吴注："太阴主水谷，内有真寒，故自利不渴；阴症举三阴而言，病在里，故脉沉；里寒，则血脉凝涩，不能宣布手足，故身痛、四肢厥逆、脉不至而下利。经曰'寒淫于内，治以甘热'，故用炙草、姜、附申发阳气；又必凉服者，经曰'治寒以热，凉而行之'是也。否则，戴阳者反增上燥，口目耳鼻皆血，甚矣。药之难用如此。"

按姜辛温无毒，不特散寒，兼能通神明、去秽恶，故圣人日食不彻；甘草固敦厚和平，寒热皆理，药师目为国老。四逆汤除此，只附子一味。附性虽较姜加烈，如阴症、厥逆、自利、脉不至再甚，热品补剂煎成急进无害，何必凉服。鹤皋曾注《内经》，顾如是饶舌。市医几人明达，果见面红七窍流血，决谓此属假寒误投姜、附而致，定改用知柏四物或六味地黄，下咽随毙。学者讲论至此，当起立敬听。

诗曰："少阴利后脉沉濡，两目随盲白通治。白通姜附加葱白，去葱入草四逆为。四逆不谐病或变，温经九转可平施。"

八物回生饮七

人参　黄芪　白术　鹿茸　当归　附子　干姜　肉桂

阴阳两虚、寒邪直中、眩仆欲绝、喉无痰声、身不浮热，此方主之。

阴阳之在人身，互为其根，不可须臾离也。阴尽则阳无所附而飞越，故眩仆；阳消则阴无所资而寒逆，乃欲绝。过不在痰，焉有痰声；病不因感，那得体热。回阳须人参、黄芪，还阴必当归、鹿茸，安胃散寒不外术、附，温经摄血岂违姜、桂。

此症俗呼"脱阳"，一名"阴厥"，责以房劳致病，用附子理中不效，则术穷。不知即谓房劳，固其精血败坏，方见是状。徒益其阳，寒虽能去，则阴不愈销烁尔？不尘主此八物，雅有神契，故谬曰"回生"。本方除归、茸，名"黄芪汤"，治肺劳气虚、阴凑为寒亦佳。

诗曰："回生八物，姜桂黄芪。鹿茸参术，附子当归。"

人参复脉汤八

人参　麦冬　阿胶　黑芝麻　肉桂　地黄　甘草

姜、枣和煎。

气血虚衰，真元不能继续，脉止、心悸、目昏、不自安。用参、草、大枣者，补可去弱；用生姜、肉桂者，温则生阳；阿胶、黑麻，所以滋阴续绝；地黄、麦冬，所以宁神正视。

诗曰："人参复脉汤，交桂怀地黄。麻麦阿胶草，煎还佐枣姜。"

真武汤九

附子　白术　茯苓　芍药　生姜

膀胱阳虚，不能运行水气，致寒湿内甚、骨节尽痛；或汗出而邪不散，仍发热；及湿胜水谷不别，则水上凌过心肺，头眩目昏，真武汤主之。盖白术、茯苓厚坤土而制坎邪，附子、生姜壮实火而逐虚寒，芍药之用，亦经湿淫所胜，佐以酸平尔。

诗曰："真武汤，术苓附，芍药姜，暖水土。"

按真武，北方水神，以渠能治水怪，故名。此汉人佞佛结习，不必稽究，但义取乎斯。须地黄、阿胶、苁蓉、天冬等，阴中阴药，类聚处方，顾以火土纯阳之物，相胜相敌，殊觉舛谬。且疑少阴病，肢体骨节疼痛，必当归、肉桂和阴行血，其痛方除，岂可芍药酸平？太阳病，汗出不散，脉缓沉，自利，加人参、五味收荣益卫，水湿自化，茯苓决难淡渗。王晋三谓此用"崇土摄水法"，则真武元是土神，非水也；又曰"命名虽因崇土，全赖阳气出化"，则又似火神矣。强解胡诌，可为喷饭。

小建中汤十

肉桂　甘草　生姜　芍药　大枣　饴糖

腹中急痛，左脉涩，右脉弦，此方主之。

邪气入里，与正相搏，则腹痛急甚，脉涩者血滞、弦者木克土也。故用芍药之酸，于土中泻木；肉桂之香，于脾中行血；脾急欲缓，饴糖、炙草之纯甘以缓之；中寒须温，生姜、大枣之辛甘以温之。曰"建中"者，脾居四脏之中，得此症，必此汤，脾气始建。呕家虽腹痛不用，为其甘也，然只在饴糖一味耳。今人用是汤，绝不言及饴糖，未窥仲景之奥。

大建中汤十一

蜀椒　干姜　人参　饴糖

头风痛不敢触，服攻散之剂加甚者，与此方。

阳气藏于土木，会于头。阳虚适风邪中之，故发痛。误攻与散，阴寒之气，复逆而上冲，故转甚而不可触近。乃用椒、姜之辛热逐冷散逆，参、糖之甘温回阳补土，则中气大建，而风痛顿除。

十四味建中汤十二

十全大补加麦冬、苁蓉、半夏、附子。

汗吐下后，中气虚乏，真元无所附丽，再形为事劳，精听欲役，则无根之火一激而上，隐隐发为目痛，或睑胞浮胀。以参、芪、炙草、当归补虚而和中，桂、附、芎䓖、芍药助阳以祛邪。不效，加地黄、麦冬、苁蓉清其燥，白术、茯苓、半夏除其湿。所谓"中营之帜一建，而失伍之师一一各就其列"，不终日而目宁矣。或谓："以参、芪、桂、附、建中、理中等治目，法之变者也。医未至通权达变，与不知医何异？"知言哉。

诗曰："建中妙饴糖，甘桂姜芍枣。参椒易桂芍，大建方亦好。十全加苁蓉，附夏麦门冬。列名十四味，症治异而同。"

治中宣化丸十三

六神曲取净粉，蒸熟，搀蜜为丸，绿豆大，金箔衣。

郁金　雄精_{四钱}　乳香　朱砂_{三钱}　没药　木香　沉香_{二钱}　巴豆_{去净油，一钱}

小儿沉郁、冷积，此方主之。

积者，能食不消，郁则兼病而言。再沉且冷，则脏腑何从黜陟。是故积不行则肠结而腹胀，郁不舒则火灼而肌瘦，为疳为痨，相因而起。上方朱砂、雄黄靖火毒也，乳香、没药苏气血也，郁金、巴豆解其坚凝，木香、沉、曲引其吐纳，金箔之用乃所以镇邪耳。治中宣化，名不虚传。

诗曰："治中宣化推郁金，巴豆雄黄木与沉。乳没朱砂功不减，再襄金曲病无侵。"

四神丸十四

大枣百枚，去核，生姜八两，切片，同炊烂，拣去姜，为丸。

故纸_{四两}　五味子_{三两}　肉豆蔻_{二两，面粉裹，煨}　吴茱萸_{一两，开水泡，去烈性}

脾肾虚损，泄不已，因而近视，此方神良。

脾主水谷，既虚不能健运。肾司开阖，已损应难秘固。故子前午后，腹无痛而泄，泄伤则阳火下陷，而目能近怯远。豆蔻辛温而涩，温能益脾，涩则止泻；故纸辛温而苦，辛能散邪，苦则坚肾。脾肾之阳不灭，远近一皆明照。五味本酸收，得姜性直资肾火；吴萸徒辛散，有枣和特益命门。肾命之气交通，水谷自然克化。

诗曰："吴萸破故纸，豆蔻五味子。姜炊枣肉丸，四神灵在是。"

冲和养胃汤十五

人参　白术　黄芪　当归　橘皮　附子　丁香　砂仁　枸杞　甘草

久病胃虚，食少作呕，或恶心脸胀，妇人及月头眩，此方主之。

胃者，水谷之海，强则善谷，弱则闻谷而呕，加以恶心脸胀，值月头眩，不问病久病新，都作虚论。今用人参、白术、黄芪、甘草，气味甘温以益之；橘皮、附子、丁香、砂仁，气味辛利以和之；当归、枸杞，阴中益阳、阳中滋阴以助之。前症宁有不除？

诗曰："冲和参草术，养胃丁砂橘。再附芪与归，杞人无目疾。"

吴茱萸汤十六

人参　生姜　大枣

厥阴头痛，干呕吐沫，此方主之。

厥阴脉夹胃，寒气内格，故干呕吐沫；厥阴与督脉会于巅，引寒上逆，故头痛。茱萸辛热味厚，下走，能温少阴、厥阴。佐以生姜，散其寒也；佐以参、枣，补其虚也。且厥阴经络又环阴器，如寒疝腰痛、牵引睾丸、脉沉迟，加附子等分煎，凉服。一方以吴萸、干姜等分为丸，参汤下，义同。

诗曰："吴萸参枣姜，为汤阴邪降。四逆草姜附，寒毒中无妨。"

四逆汤十七

干姜　附子开水泡，去盐，剂片，煎　甘草

此因病而名方。其症寒中阴厥，脉迟小或沉濡中见数，身倦不热或有微热不渴、懒言动，当急温之，迟则不救。盖本人胃气大虚，肤腠疏豁，外受风邪，内食生冷，其疾即发，非若伤寒循经传里之缓也。故不问内、外因，总以炙草、姜、附为主。有转自利者、头痛者，随时增益，逆还为顺，亦未可知。

风寒传入厥阴，症如上。服上药不效，眼反暴发，及妇女经行不利，须桂枝、细辛以温表，归、芍、甘草以调里，通草通阴阳，大枣和荣卫，立瘳。若人素有内寒，不问传、中，四逆合用无害。

温经益元散十八

人参　黄芪　白术　枸杞　当归　鹿茸　枣仁　肉桂_{各等分}　附子　丁香_{减半}

姜酒调。

损虚成瘠，阴凑为寒，眩惕暴盲，此方主之。

寒，阴气也。寒中阳经，犹能抗阴，其病易愈。寒中阴经，两阴相遇，如胶投漆，故病太阴、少阴必重且危，病厥阴者死。今曰"损虚"、曰"阴凑"，则非外因而作，盖工贾之人，日既劳役，汗尽津亡，夜复花酒，髓枯血竭，恹恹哑病，瘦减腰围，尤自风餐水宿，冻馁交并，致脏气萧索，阴寒骤起。血得寒而凝结，寒遇凝而深入，似疟非厥，眩惕失明。不用桂、附、归、杞、枣仁、姜汁温其经，参、芪、术、茸、丁香、醇酒益其元，身虽健在，瞳子其不兴欤。

诗曰："湿经参芪术，元益归杞茸。丁桂枣仁附，阴寒力自穷。"

菊花茶调散十九

新菊花烹雨前茶，尤妙。

人参　黄芪　当归　僵蚕　肉桂　甘草_{一两}　附子　干姜　芎藭　五味　天麻　白附_{七钱}　细辛　防风　薄荷_{五钱}

头风时痛时止，散表无汗，反甚，此方主之。

外感头痛，手不可近，多实邪。今作止无时，喜打喜热为内伤。既表无汗，元气大虚，从外从实而治，安不加甚？故以参、芪、附、草、姜助其阳，芎、归、五味、桂调其阴，阴阳和则天麻、细辛诸风药可行升散之令矣；再有菊、茶清芬上行，以为引导，是盖痛风之劲敌也。于以承弊，无凶不服。

诗曰："草参细味胜归芪，姜桂芎防附亦输。唯有薄荷及白附，天蚕微物略相如。"

攻阵

酷痢吸髓，疟疫剥肤，投之厕中，民命顿苏，汇攻方。

通气利中丸一

大黄_{二两五钱}　滑石　牵牛_{一两五钱}　白术_{一两}　羌活_{五钱}　黄芩　白芷_{八钱}

气滞者不通，中实者不利，不有以治之，则亢阳上腾，害目之前驱也。乃以白芷、羌活，辛利诸节行其滞；黄芩、滑石，寒胜诸热去其实；大黄、牵牛，苦泻二便利其中，亦逆攻之法。盖猛烈药也，虽有白术和胃，中病而仍与服，恐大厦将倾，非一木所能支矣。一方用白牵牛末一两、四制香附子五钱、甘草二钱，米糊丸，量病虚实，下以钱数，一切积聚，得之随去；且药甚平易，而又不损元神，功在利中、承气之上。一方制大黄、生白牵牛末各等分，薏苡仁粉、皂角浓煎汁调，蒸熟，杵为丸，亦佳。

诗曰："芩炫大黄芷发馨，牵牛南过滑家亭。笑羌活为杯中物，种术频年两鬓星。"

大柴胡汤二

柴胡　半夏　大黄　枳实　黄芩　芍药

姜、枣佐煎。

阳邪内传，表症未除，里症又急，此方主之。

表症未除者，寒热往来，胁痛口苦尚在也，故用柴胡、半夏、生姜、大枣以解之。里症又急者，大便结而解难也，故用大黄、枳实、黄芩、芍药以攻之。

诗曰："大柴胡芩白芍药，庄黄半夏小枳壳。表邪未罢里邪催，度量煎倾病合却。"

调胃承气汤三

大黄　芒硝　甘草

肉翳肿痛、大便秘、谵语、脉长大有力、头痛巨阳穴，及不恶寒反恶热、齿痛作渴，此正阳明邪实之症。始得应发汗，失治而传至其经，则热困数日矣；不下，病必变。硝、黄大寒，可以荡实；炙草甘平，可以和中。汤重性行，则胃调而表气承顺，故曰"调胃承气"。亦治阳症中消，善食而溲。总之，汗无太晚，晚则致得上症；下无太早，早则多有结胸痞气之患。

小承气汤四

大黄　厚朴　枳实

目赤肿、胸胀满、潮热狂言而喘，此方主之。

阳邪在上则目肿、胸满，在中则胀，乘心则狂，溢于胃口则喘，胃实则潮热。潮者，犹江海之潮，其来不失时也。枳、朴去上膈痞满，大黄荡胃中实热，疾消热退，则正气得舒，阳邪自然承服，前症虽逆亦顺，故曰"小承气"。有中风邪气作实，二便不通，机要加羌活，更等其分，名"三化汤"。盖承气能治实邪，加羌活，不忘乎风也；服后，大小便微行，上中下无所阻塞，而复其传化之职，故曰"三化"。凡久风变热、病实形实者，皆为对症。必曰"中风多气虚上逆，无用承气之理"，固矣哉。

大承气汤五

前方加芒硝。

调胃承气不与枳实者，以其不作燥满，如用恐伤上膈氤氲之元气也。小承气不与芒硝者，以其实而未坚，如用恐伤下膈汗漫之真阴也。今三部痞、满、燥、实、坚全见，非重大之剂急下以承制其邪，则真阴尽为亢阳所劫，症其危矣。然下多亡阴，故仲景曰"欲行大承气，先与小承气"，又曰"阳明病应发汗"。医反下之，此为大逆，不思补和救逆，漫谓伤寒失表，处散方与服，脉愈滑数，至不可为乃已。深造之士，既常戒惧，于此尤宜加谨。

诗曰："调胃承气硝黄草，大黄枳朴承气小。二方相合名大承，不留甘草防中挠。"

十枣汤六

芫花　大戟　甘遂　大枣

热邪内蓄，而有伏饮，致头痛项强者，此方主之。

病人内热必渴，渴则必引饮，饮多气弱，不能施化，因而凝滞，发为头痛项强，或干呕、汗漐漐出。不须攻表，但宜逐饮，饮尽则安。芫花之辛能散饮，大戟之苦能泄水，甘遂直达水饮所结之处，三物皆峻利，故用

大枣以益土，此戎衣之后而发钜桥粟之意也。然非壮实人，未可轻与。

三花神祐丸七

酒水为丸，由少至多，快利则止。

甘遂　大戟　芫花两半　白牵牛二两　大黄一两　轻粉一钱

肢体麻痹，走注疼痛，或肿满翻胃，此积疼郁热，气血壅塞，不得宣通。以平剂调理，则经年不效，故聚六物峻厉之品下之，此守真治火之长技也。然曰"三花神祐"，恐今人无古人之福。闽地、河间之厚，虽有好汉，不敢拜倾一二，神将焉祐。丹溪加黄柏，名小胃丹，自注"小者，消也"，只怕消得干净。外如子和木香槟榔丸之类，名为化滞，实伸足也，伸则不可复屈，故未敢录其方。

舟车丸八

前方加青皮、橘皮、木香各一两，酒水丸。

面目肿满，徐徐身亦浮大，知病体两实，此方主之。

通可以去塞，欲通之利，无过前方。辛可以行滞，欲行之速，更须加味。酒水下咽之后，水陆俱行，上下左右无所不至，故曰"舟车"。

诗曰："芫花大戟偕甘遂，十枣煎投事乃济。牵牛大黄轻粉增，三花神祐名堪味。再入木香青陈皮，舟车竞逐疾徐去。"

清毒逐瘀汤九

天冬　麦冬　黄连　黄芩　木通　车前子　怀牛膝　红花　苏木　紫草　蒲黄　丹皮　槐花　生地黄　甘草梢

瘀血灌睛，此方主之。

血行于气，无地不周，无形可见，曰瘀。火邪上逆，明现于外而不散，曰灌睛。故以天冬、麦冬、黄连、黄芩、车前子、牛膝、木通、甘草清其毒，毒清则气治；以红花、苏木、紫草、蒲黄、槐花、生地、丹皮逐其瘀，瘀逐则血舒。气血周行，睛平如故。然虚人须量情增减，毋执。

诗曰："天麦门，苏槐地，丹皮紫草红花聚，牛车载通甘蒲州，恰好连芩开药市。"

麦煎散十

鳖甲　生地　大黄　柴胡　常山　当归　赤苓　干漆　石膏—两　白术
甘草　小麦五钱

有汗加麻黄根一两。

此治留而积、积而劳之方也。少男狎其女而莫能通，则有留精；室女
亲其男而不敢乱，则有留血；孀妇、鳏夫有所遇，未免目成念动，止乎礼
而情夺，则有留瘀。留之云者，盖欲火方炽，精血已离其位，忍而转逆，
停于经脉关隘之区。气至此阻而不行，则积阳为热，令人蒸蒸骨热；血至
此行而濡滞，则积阴为痊，令人四肢攻痊，俗名"相思病"。鳖甲、干漆，
破坚物也，所以能逐精血之留；柴胡、石膏，解肌剂也，所以能散幽结之
积；且男女亲狎，既分失魄，心神萧索矣，赤苓导而常山开；鳏寡相思，
经久成劳，清浊混凝矣，小麦升而大黄降；生地、当归，生新血也；白术、
甘草，致新气也；麻黄根之加，乃以其形中闭，为止汗之神品耳。肌热盗
汗、目瞒、脉实而涩，及男女交合，精将泄而忽住，悒悒快快，蕴成精浊、
白带，弥月经年，不痊不减，服此亦间有效。

诗曰："常山鳖甲黑如漆，大地茯苓坚若石。白术甘草采归来，柴麦煎
投去劳积。"

抵当汤十一

水蛭炒　虻虫炒，各三十枚　制大黄二两　桃仁去皮炒，一两

蓄血内实，热上攻眼，急治其标，非此汤不能抵当。分而言之，经曰
"咸走血，腐胜焦"，水蛭、虻虫之咸腐，所以祛血瘀；"滑去着，苦降火"，
桃仁、大黄之苦滑，所以利血热。又抵者，至也；蓄血，死阴之属，无情
草木，安能运行生气，务必以灵动嗜血之虫，飞者走阳经，潜者达阴络，
引领桃仁攻血瘀，大黄下血热，诚至当不易之良也，故名。

通幽丸十二

地黄　大黄　当归　红花　麻仁　郁李仁　桃仁五钱　荆芥穗　赤芍药
三钱

肠结、睛痛，此方主之。

肠结，便黑而坚，盖血燥也。今曰"睛痛"，则久燥变热，风欲动矣。燥者润之，归、地、三仁，润物也；热者寒之，大黄、红花，寒物也。少入荆、芍者，正防其风为厉耳。

诗曰："虻蛭桃黄汤异样，对症理宜无抵当。通幽当归熟地将，仍用桃仁制大黄。麻仁郁李荆穗芍，因性相从丸合作。制黄一味力相侔，利中还有白牵牛。"

瘵疾丸十三

大黄八两　芍药四两　大元地　甘草三两　黄芩　干漆　桃仁　杏仁二两　蛴螬　虻虫　水蛭　䗪虫半斤

五劳病极，内有干血，致肌肤甲错，两目黑暗，此方主之。

吴鹤皋曰：浊阴不降，则清阳不升，天地之道也；小人不退，则君子不进，家国之道也。干血不去，则新血不生，人身之道也。干漆、桃仁、虻虫、水蛭、蛴螬、䗪虫，去血之品，君以大黄，是听令于将军矣。乃芩、芍、地黄，去车火而存杯水。杏仁、甘草，泽焦土而培枯木。仲景为医方宗匠，良有特识。今世一遇劳伤羸瘦，用滋阴清热不愈，则坐以待毙。呜呼！术岂止于此耶。

诗曰："腐草蛴螬水田蛭，䗪虫虻虫干地漆，大黄芩芍杏桃仁，法制蜜丸疗瘵疾。"

滚痰丸十四

紫苏子、白芥子、莱菔子煎浓汁，和蜜丸。

大黄四两　黄芩二两　礞石硝煮，飞，一两　沉香五钱

实热老痰，见诸怪症，此方主之。

痰之实也由于气，气动则痰行，故用沉香、三子以降气。痰之老也由于火，火盛则痰结，故用礞石、二黄以泻火。

诗曰："滚痰丸，大黄芩，金礞石，海南沉。"

栀子豉汤十五

栀子仁　豆豉_{倍用}

或加干姜少许。

表证未退，医早下之，阳邪乘虚入里，固结不能散，烦热懊憹。更以陷胸汤继投，愈虚其虚，病不起尔。栀、豉靖虚烦客热，服而探吐。俾误下表邪，一涌而出。去邪存正，此为上策。加姜者，既误必损胃之意。若未经下，烦闷及多痰头痛，以赤小豆、苦瓜蒂为散，主之。盖苦能涌泄，瓜蒂苦物也。燥可去湿，赤小豆燥物也。夫病未经下，元气虽虚未损，头痛夹痰，又似实症，故用二物在上，吐而夺之，诚为快利。今人唯知汗下，而吐法全不能讲究，何哉？丹溪曰：吐中就有发散之义。戴人亦谓吐法兼汗。镜虽不敏，请事斯语矣。烧盐调热童便，本治霍乱搅肠，愚以治伤食睑肿，痛连胸膈，三饮而三吐之，亦效。所谓死方活用，全者多矣。

蜜胆导法十六

一方量用萆麻子、生大黄、生猪膏捣，捏长条，导入肛门内，效尤捷。

蜜二合，煎极稠，捏如指，蘸皂角末少许，乘热纳入谷道。病人以手紧抱，勿令出，顷当便。猪胆一枚，入醋些子，用竹管深深灌入广肠，亦妙。

阳明症自汗，小便利，大便秘者，蜜胆导之，此仲景原文。汪注："胃实自汗，小便复利，此津液内竭，非热结也。若与下药，则液愈耗矣。宜用外导之法。"按是方只大便不行，别无所苦。及虚羸人燥秘，久病人欲下不敢下，蜜能润肠，角能通窍，胆寒清热，醋酸致液，迎而夺之，于法允合。若云胃实，应有痞满、潮、渴等症。阳明自汗，决为内热逼出，汗亡津液，小便安得反利。立言似此，作述均失之矣，大匠以为如何。

接肝法十七

姜、葱各半斤，煎汤一斛，如后法蒸之。

朔方严寒之地，汗不易得。及腠理闭密之人，得汗无多，皆可间行此法。盖姜、葱能通腠理，作汤以蒸之，则表易泄。譬诸克敌，乃外合之兵也。如汗出不止，速碾生龙骨、煅牡蛎、杂荞麦或糯米粉扑之。盖四物黏腻而涩，可以固脱云。伤寒自汗不止，亦宜行此法。

倒仓法十八

取肥嫩黄牡牛精肉二十斤，长流水煮糜烂，新布滤去渣，将净汁慢火熬略稠，如琥珀色为度。令病人先一日断肉茹淡，勿饱晚膳，于明亮无风密室坐定，以汤饮一杯，少停又饮一杯。备秽桶瓦盆，贮吐下之物，一磁瓶盛所出之溺。病在上者，欲其吐多，须急进。病在中下者，欲其下多，须缓进。全在活法审量，视出物净尽乃止。行后必渴，不得与茶水，即以所盛之溺呷之。倘倦怠觉饥，先与淡稀粥，次进菜羹，次鸡、羊。将息一二月，自然精神焕发，沉疴悉去矣。

积聚癥瘕，此法行之。积以味言，膏粱致之也。聚以气言，忧思致之也。积厚聚久，则阻碍气血，乃无情而化有情，离形而自成形，为癥为瘕，栖于肠胃曲折之处。所谓鼓掌成声，击石出火，二物相合，象在其间。曾谓铢两丸散可能破其筐篚。肉液充满融和，无处不到，到则必利。譬如雪消水来，浮沙沉木，顺流而东。虽秽物或逐未尽，而欲复营窠臼，势无及矣。丹溪曰："黄牛，坤土也，以顺为德，而法健为功者，牝之用也。"又曰："全在饮溺上妙，非惟止渴，兼涤余垢，深洞此法之奥。"至云："其方得于西域异人，中年后行一二次，却疾延年，说在那里去了。"

分珠散十九

四物汤调服。

槐花　蒲黄　丹皮　丹参　红花　苏木　紫草一两　乳香　没药　血竭朱砂　灵砂五钱

瘀血赤脉贯睛，血障。胬肉包睛，此方主之。

血生于心，藏于肝，上腾于目系，故肉胀脉粗而色赤。痛则热实，痒则风虚，脉弦而数，则热盛生风。倘多眵与气轮红紫，此心火乘金。两睑赤胜烂，奇痒，此风木侮土，法当一体。血分之药，且散且逐，载镇载和，自尔血势少沮，而障脉潜销。或加刀烙外治，日久睛光熠耀，黑白分明，故曰分珠。

诗曰："从来血脉贯睛珠，没药朱灵竭力除，紫草蒲槐花木乳，丹参皮用亦相如。"

散阵

邪客肌表，急逐勿失，因循日久，势必深入汇散方。

胜风汤一

柴胡　黄芩　白术　荆芥　枳壳　芎䓖　桔梗　白芷　甘草　羌活　前胡　独活　薄荷　防风

风热不制，此方主之。

风，虚象也。久风不散，势必变热，病则实矣。益以外邪，热复转风，乃头痛鼻塞，目肿泪多，暨脑巅沉重，眉骨疼紧。不服药或误服，又伤脾胃，风固不止，而热愈莫能制，则眵障、睑痒烂等症生焉。是故以术、枳、芩、草、桔梗疏其土，俾肺金有权，乃足以平木。羌独活、柴、前胡等散其风，使心火弗炽，乃不上蒸溽。曰胜风者，风刚劲，以此汤投之，胜于风矣。

诗曰："柴前胡复羌独活，芎䓖白芷荆防薄，要知术草枳桔芩，亦是胜风汤里药。"

珠珀镇惊二

白矾泡水，合生姜自然汁，酒为丸，小豆大。每服十丸至二十丸，看效。

牛胆南星二两　丹砂　牛黄　全蝎一两　黄连　犀角六钱　防风　薄荷四钱　青黛　珍珠　琥珀三钱　麝香　冰片二钱

诸风热壅，痰涎上溢，发源多禀湿土。盖湿生痰，痰生风，风生热也。若徒散风而不清热，徒清热而不豁痰，则眼斜头痛，何由而去。是方以牛胆南星为君，佐以丹砂、牛黄、矾、蝎，可镇其风痰；黄连、犀角为臣，佐以珠、珀、青黛，可祛其痰热；防风、薄荷，风药卒使，佐以冰、麝、生姜，无地不到，可祛其风湿。治前症外，凡眉眶额板痛不可忍，及指臂不仁，此风机先兆，急进以收其威。

诗曰："犀牛黄角胆南星，可并珠冰麝珀灵，新得唇朱眉黛子，蝎风连薄不须惊。"

独活寄生汤三

独活　桑寄生　当归　地黄　杜仲　续断　牛膝　黄芪　人参　白术　鹿茸　虎骨羊膏炙酥,各等分　秦艽　防风　细辛　芎䓖　茯苓　甘草　肉桂减半

肝肾虚极，风、寒、湿，三气内攻，腰膝痛楚，手足冷痹，此方主之。

肝筋肾骨，屈伸之专任也。今而虚极，故三气凑之，腰膝手足，痛痹不便。上方独活、细辛、秦艽、防风，疏风药也，偕寄生、续断，兼养气而能祛湿。杜仲、牛膝、虎骨、鹿茸，强健药也，入十全大补，兼益精而能御寒。凡气凝滞，肢体不仁，及口眼相邀，并宜准此。

诗曰："秦仲独活桑寄生，细餐桂术草芎苓，无防虎鹿人牛扰，当续耆仙缩地能。"

升阳除湿汤四

羌活　防风　蔓荆　白芷　芎䓖　苍术　天麻　白附　人参　黄芪　当归　姜枣煎

风湿相搏，头痛如破，或两睑肿满，脉浮缓无力，此方主之。

风，天气也。湿，地气也。经曰：湿上甚为热，则阴逐阳矣，故相搏而头痛睑胀，法当凉降处方。然脉举浮缓，表之则易，下之则难。脉按无力，温之为是，凉之为非。乃用羌、防疏风之品，和以芎、归，驱湿从汗散。苍、麻、姜、附，燥湿之物，监以参、芪，使风从气化。

诗曰："风湿莫浪用羌防，蔓芷芎麻白附苍，窃恐黄芪参不便，当监南枣蜀生姜。"

地黄饮子五

地黄　巴戟天　山茱萸　肉苁蓉　麦冬　五味　附子　肉桂　茯苓　远志　石斛　石菖蒲

或加人参、当归、豨莶草。

风痱风痹，此方主之。

风痱，舌强语涩，足废步蹇。风痹即内经行痹、痛痹之谓。盖脾肾素虚，运化水火不及，风气杂合而成。治宜和脏腑，通经络，河间地黄饮子主之。余考其方，地黄、巴戟天、山茱萸、苁蓉、麦冬、五味，滋水药也，水足可以制飞越之火。附子、肉桂、茯苓、远志、石斛、菖蒲，燠湿药也，湿去足以回厥逆之阳。再加人参补其气，当归养其血，豨莶草兼驱风湿。进数剂稍减，更等分各一两，以姜汁煮红枣肉为丸，尽料而痱痹已矣。风湿内外障，取法乎此，当亦有效。

诗曰："风痱风痹古方奇，地黄饮子桂附施，石枣菖蒲巴戟斛，麦蓉远志五味齐，火生水中水生木，莶草参归加不须。"

人参败毒散六

人参　羌活　独活　柴胡　前胡　芎䓖　枳壳·桔梗　茯苓—两　甘草五钱

虚者倍参，除羌活、前胡；风湿甚，加金银花、连翘、荆、防。

感冒时气，目赤头痛，壮热憎寒，此方主之。

风寒暑湿四气，人感其一，便有前症。倘四气互传，则为疫矣。法当汗以驱之，凉以平之，乃用羌、独、柴、前、芎、枳、苓、桔。然邪实则元虚，药虽外行，气从中馁，轻者半出不出，重者反乘药势缩入，发热无休。是必人参之大力，少佐甘草奠安中正，使邪不敢争而退听。再进一二剂，自尔元气充满，病根一涌而尽，故独名其能曰"人参败毒"。俗医谓伤寒无补法，减去人参，得活甚少。凡饥荒兵火之余，致患时眼、疫气，及发斑、恶疮者，治亦宜。

二术胜湿汤七

羌活　独活　柴胡　前胡　芎䓖　枳壳　茯苓　甘草　人参　白术　苍术　泽泻　防风　薄荷　蔓荆子

小儿善食易饥，小便如膏，不时下利，体或虚肥而黄，俗谓之"肥疳"，此方主之。

上症全不为父母姑息，饲以果饼脯醴、肥甘滞腻之物，盖本儿肌理疏，寒暑乘之，真元微，饮食耗之。父母以其纯阳耶，深秋不为裳；父母以其羸弱耶，盛夏不解衣。既乳矣，恐饥虚，旋饱以饭；既饭矣，觉倦怠，强抱而睡。有独母氏懒憨者，征逐不护持，堤防客忤；母氏贫寡者，风雨不能庇，安问肉糜；甚而后母，嫡母已无生育，爱憎或近人情，一有所出，则金石瓦砾，劳筋饿肤，固其本分，稍不快意，怒迁夏楚，疾之甚于偷儿。父或痴愚而懦，若阿姑，若阿翁，当局无得间言。又或昏庸而淫，怜其才，怜其貌，知情而不忍言。就使父幸明察，不碍于势要，定畏其悍妒，可怒而不可言。再则幸而严肃，非经商久出，即游学远方，不见不得尽言。而小儿天日无知，幽元不能自言。泊之无惭识，饮恨不敢自言。故百般酸苦，外乘内伤，因循渐积，酿而成疳也。法当依经曰，清阳发腠理，芎、防、薄、蔓、柴前胡、羌独活且散且升；浊阴出下窍，参草二术、泽泻、枳、苓，载平载道。进五六剂有效，除羌活、苍、枳、前胡，入郁金、使君子、归、芍，服十余日，俾上下表里，各还其位，不反其常，入其彀也。而曰必得蟾蜍、芦荟等丸为治，岂通论乎？

诗曰："羌独活，柴前胡，枳壳芎苓参草俱，泽薄蔓防苍白术，肥疳风湿病咸除。败毒散即前九味，方中增减更详推。"

消风活血汤八

荆芥　蔓荆　丹参　白芷　蒲黄　桃仁　防风　芎劳　红花　芍药
石斛　当归　山慈菇　土茯苓

目赤肿痛有障，岁月不瘥。稍减，亦痒涩难耐，此方主之。

赤痛肿障合见，盖风热流注元府。攻散不如法，徒虚其体，而邪愈深入，故久久不瘥，时痒时痛，是亦风热不制之病也。上方芷、蔓、荆、防，偕红花、桃仁可以疏风，亦可以去热，风热退则痛痒宜罢。芎、归、芍、斛，得参、蒲、山菇、土苓能行血风，更能理湿热，湿热除而赤肿合消。虽然上症男妇常见，经余治数阅月，而卒无能为者。市医一症一方，自张旗鼓，遇此决致双盲。学者识之，毋忽。

诗曰："红桃白芷蔽青瞳，参斛芎归药用工，荆蔓菇蒲苓化土，防风不出稍惺松。"

省风汤九

全蝎　半夏　防风　胆星　甘草　木香　生白附　生川乌

口眼㖞斜，痰涎上涌，此方主之。

木必先枯也，而后风摧之。人必先虚也，而后风入之。气虚之人，腠理不密，则外风易袭。血虚之人，肝木不平，则内风易作。是以脏虚中脏，腑虚中腑，脉络虚中脉络。中脏多滞九窍，故口噤失音，目瞑上视，大小便不通。中腑多着四肢，故半身不遂，手足不用，痰涎壅盛，喘声如雷。中脉络为最轻，只口眼㖞斜，沉沉欲睡而已。此盖风满胸中，蒸其津液，结为痰涎，上涌头面。爰用防风、白附、全虫、川乌，以活经络之风痰而正口眼。胆星、半夏、甘草、木香，以疗胸次之风痰而开壅塞焉。服后其风稍减，曰省风。若夫中腑者宜汗，从乎阳也。中脏者宜里，从乎阴也。则又当集思广谋，于各症各阵之方而消息之。

诗曰："省风汤，选全蝎，夏附川乌胆星列，草木甘香鼓胃中，宁防风壅痰涎塞。"

小续命汤十

麻黄　杏仁　人参　黄芩　芎䓖　芍药　甘草　防风　桂枝　附子　当归　防己

古人以此方混治中风，不无精义。盖麻黄、杏仁，麻黄汤也，仲景以治太阳症之伤寒。桂枝、芍药，桂枝汤也，仲景以治太阳症之伤风。如此言之，则中风而有头痛、身热、脊强者，皆在所必用也。人参、甘芎，四君子之二也，局方收以补气。当归、芎䓖，四物汤之二也，局方拣以养血。如此言之，则中风而有气虚、血虚者，固在所必需也。风淫末疾，佐以防风。湿淫腹疾，佐以防己。阴淫寒疾，附子佐之。阳淫热疾，黄芩佐之。夫疾不单来，故使药亦兼该也。然当依易老六经减增，尤为稳便。药行病去，性天自若，故呼为小续命云。

诗曰："芎桂秋高芩草黄，药炉归制杏麻霜，辽人恭己防风中，附子煎充续命汤。"

大秦艽汤十一

秦艽　石膏　当归　芍药　羌活　防风　黄芩　生地　熟地　甘草
芎䓖　白芷　白术　茯苓　独活　细辛

风邪散见，不拘一经，故用驱风散热，兼而治之。羌活理游风，得防风可以去太阳肢节之风疼。独活理伏风，协甘草可以疗太阴表里之风湿。三阳数变之风，责在细辛、秦艽。三阴内淫之风，责在茯苓、白术。阳明之风，白芷驱之。厥阴之风，芎䓖行之。风热干乎气，清以枯芩、石膏。风热干乎血，养以归、芍、二地。若中风暴仆，痰响气粗，此浊邪壅塞咽喉，先以稀涎散，吐其痰沫。盖牙皂开关，白矾去污，药只二味，固夺门之神师也。然能进汤液便止，不可过多。不观凡病人易箦时，必有痰，务欲尽逐而去，顷刻毙矣。

诗曰："大秦艽，羌独防，芎芷辛芩二地黄，归芍石膏苓草术，风邪散见号通方。"

桂枝汤十二

桂枝　芍药　生姜　大枣　甘草

头痛发热，恶风自汗，脉缓，太阳中风也，此方主之。

风之伤人也，头先受之，故头痛。风在表则表实，故发热。风伤卫，故恶风，卫伤则津液无以固，故汗出。其脉缓者，卫气不能鼓也。上体皆太阳症，故曰"太阳中风"。桂枝味辛甘，经曰："辛甘发散，乃所以治风。然恐渠走泄真气，故用芍药之酸以收之。佐以甘草、姜枣，散而兼和之意。若阳邪去表入里，此投承气之会。忌下、急下，惟明者裁之。"

麻黄汤十三

麻黄　桂枝　杏仁　甘草

太阳伤寒，头痛发热，遍身疼痛，不则恶寒，无汗，脉紧，此方主之。

足太阳经，起目内眦，循头背腰腘，故所过疼痛不利。寒邪外束，阳气不能宣越，故发热。邪在表，不复任寒，故恶寒。寒主闭脏，故无汗。寒气刚劲，故脉紧。麻黄辛温中空，能通腠理而散寒邪，为太阳无汗必用之药。佐以桂枝，取其解肌。佐以杏仁，取其利气。乃甘草者，甘以缓之，不致汗出过多。经曰："寒淫于内，治以甘热，佐以苦辛。"此方是已。风寒交作，筋急强直，无汗恶风，名曰刚痉。合前方，除杏仁，入葛根主之。

小青龙汤十四

桂枝　芍药　甘草　麻黄　大枣　五味　半夏　细辛　干姜

伤寒表不解，心下有水气，干呕，或噎，或喘，此方主之。

表不解者，头痛、发热、身疼尚在也。发热必渴，饮水过多，水形已散，水气长存，格于心下。水寒射肺，故无物可吐而但有声，曰干呕。或咳、或喘、或唾，皆此故也。爰用麻黄、桂枝、甘草发其表邪，半夏、细辛、干姜散其水气，芍药敛阴，五味收耗。名曰青龙，取东方木神伏邪之义。又龙兴则云升雨降，品物咸亨。

大青龙汤十五

即桂枝麻黄汤加石膏而除芍药也。

夫桂枝主中风，麻黄主伤寒。今比人头痛身热，无汗恶寒，脉来不紧而缓，为伤寒且中风矣。欲以桂枝解肌驱风，而不能已其寒。欲以麻黄发汗散寒，而不能去其风。仲景所以合二方而两治之。风寒外感，人身之阳必郁为内热，非质重气轻之物，不足以劝其化成。此芍药之所以出，而石膏之所以加也。名曰"大青龙"，其嘘气成云，泮涣而游天池之意乎。

诗曰："桂枝芍药生姜枣，麻黄杏仁仍桂草，二方相合杏枣除，半辛味入青龙小，大青龙合又不同，去芍加膏功用好。"

升麻葛根汤十六

就二物再用芍药、甘草。

伤寒目痛鼻干，无汗恶寒，发热不眠，阳明经症也，此方主之。

阳明经脉，抵目夹鼻，故目痛鼻干。又经属于胃，寒邪伤则气血为之壅滞，故无汗恶寒，而不能安卧。阳明之药，凉平可使达表。葛根、甘草，凉平者也。苦寒可使去热，升麻、芍药，苦寒者也。小儿发热壮盛，为痘疹、为风寒，莫能的辨，此方亦稳。

柴葛解肌汤十七

柴胡　葛根　羌活　白芷　黄芩　芍药　桔梗　甘草　石膏　姜枣_煎

头目肿痛，鼻干不眠，恶寒无汗，脉微大，此阳明、太阳合病。节庵制此方以代葛根，用亦有效者，盖羌、芷、柴、葛，皆能升提清阳，而散在经之风寒。寒将变热，石膏、芩、桔以清之。风将越经，芍药、甘草以平之。

诗曰："升麻葛根芍草辅，柴葛解肌羌芷助，桔芩草芍石膏烧，或入枣姜防药惧。"

三友丸十八

石膏_{八两}　麻黄_{四两}　杏仁_{二两}　粳米_{糊丸}

睑肿睛赤，发热头痛，无汗口渴，此风寒失表，邪气传入肠胃，非三物味轻力重，相友为用，不能内通外达。经曰："症有内外，治有轻重。"又曰："病有远近，方有大小，近者奇之，制小其服。"此之谓也。

诗曰："石也高而洁，麻公实若虚。近仁文杏子，三友是吾师。"

九味羌活汤十九

羌活　防风　苍术　细辛　芎䓖　白芷　生地　黄芩　甘草

此解表通剂，本科用之，专治头目肿盛。夫肿盛由于湿，在头目则兼风。经曰："上盛为风。"盖无风则湿不能自上于高巅清阳之分。是方羌活、防风、苍术、细辛、芎䓖、白芷，皆辛散之品，可以疏风，亦可以除湿，所谓辛药能疏风，风药能胜湿也。其芩、地、生草，风湿相搏，必有内热，凉平协镇，荣卫乃和。然阴虚气弱人，即见前症。当于补阵求方，此九味八用不着，羌将焉活。

诗曰："生地黄如芩，苍术白于芷，草上过辛风，芎䓖活无比。"

清空散二十

前方去苍术、生地，加薄荷、菊花、僵蚕、黄连。

风热上攻，头痛目坏，此方主之。

周天阳气鼓于凭虚，列于海，曰"飔风"。通身阳气，聚于头，因类感召，则邪实而狂痛。累于目，曰"风变"。理宜羌、防等，风药升发阳邪，所谓高巅之上，惟风可到。必用芩、连者，风动火生，二物苦寒降火，火降风息，自能去疾于空清之上，故名。

诗曰："九味减术地，连薄菊蚕加，别名清空散，一样散阳邪。"

十神汤二十一

麻黄　葛根　芎藭　升麻　白芷　紫苏　橘皮　香附　芍药　甘草

此阳经外感通剂也。吴鹤皋曰："古人治风寒，必分六经，见症用药。然两目暴病，发热头痛，而六经不甚显明，总以疏风利气之药主之。"是方除芍药、甘草，余皆疏利。故可以解感冒气塞之症。又必用斯二者，欲阴阳之气无尽向汗中泄也。吴绶曰："此方用升麻、葛根，能解阳明时疫。若太阳伤寒发热，用之则引邪入胃，传变发斑。"此矛彼盾，正在司业者，细心审视耳。

诗曰："谁家葛地生甘草，何处芎香似紫苏，芍药栏前升远眺，橘麻黄落芷扶疏。"

胃风汤二十二

升麻　白芷　葛根　柴胡　藁本　蔓荆　黄连　当归　甘草　苍术　草豆蔻　姜枣煎

上睑肿盛而动，能食，或飧泄，或下血，此方主之。

睑肿而脉肉动，责以胃风。善食易饥，即瘅成消中之理。飧泄，食已即出，盖风居肠胃，如扇扬尘。下血者，阳明多血，遇风则善行故也。爰用白芷、葛根、柴胡、藁本、苍术、蔓荆、草蔻，群队升散之药，驱逐胃风，使从外解。黄连、升麻、当归、甘草，苦降甘缓，遏抑风威，不致变热。经曰：风淫所胜，平以清凉，佐以苦甘，此之谓也。若久病而有前症，此胃虚外风袭入，宜用人参、茯苓、白术、粟米健脾而除湿，芎藭、当归、白芍、肉桂，养血以驱风。

诗曰："胃风何自来，苍葛餐多矣。微芷蔓柴升，病本当不起。所以黄连氏，草果甘不饵。"

麻桂饮二十三

肉桂　当归　甘草　麻黄　生姜

此麻黄、桂枝二汤之变方也。无论诸经、四季，凡阴寒邪盛，热散忌早、寒散忌过者，与是药。盖姜、桂之性，愈老愈辣。和以甘草，不防发伤气之内寒。麻黄之资，能散能收，监以当归，自可解阴虚之表热。

诗曰："肉桂偕麻黄，当归合草姜。署名麻桂饮，功效匪寻常。"

大温中饮二十四

人参　黄芪　白术　当归　地黄　肉桂　干姜　柴胡　麻黄　芎劳　甘草

元气大虚，阴邪难解，及素禀薄弱，忽感风寒，恶寒头痛，此方主之。

辛温散寒，辛凉散热，举世尚矣。至阴阳互为其根，汗化于液，元虚之人，须从补散，浅人思不及此。景岳以十全诸物，阴阳平治，微用姜、柴、麻黄解其寒热，可谓拾仲景之遗。服后不畏寒，反觉热燥，乃阳回作汗，佳兆。更以理阴煎、麻桂饮二方参而用之，万不可既疑且悔，将改用凉剂也。

诗曰："大温中，十一味，参芪术草姜麻桂，芎归柴胡熟地黄，饮毕风寒应渐去。"

神应散二十五

当归　防风　蒺藜　芎劳　细辛　菊花　白芷三两　甘草两半　石膏六两，半生、半煨熟　草乌五两　黑豆一升，同炊熟，去豆

目赤肿一二日，头眩头风，此方主之。

头痛有六经，便应分经论治。然病已一二日，此盛热生风，久风动痰而致。故君以石膏泄其风热，臣以草乌散其风痰。芎、防、蒺藜、细辛、芷、菊，且佐且使，宣其风气。再用当归养血于疏风之后，又以济风药之燥。甘草调胃于降火之余，而兼缓风邪上逆。定风止痛，此散有神应者欤，故曰神应。

诗曰："辛防芎芷拣当归，白菊川乌刺蒺藜，甘草石膏生熟用，散名神

应语非虚。"

升阳散火汤二十六

柴胡　防风　葛根　升麻　羌活　独活　人参　芍药　甘草半炙半生

经曰："食以养生。"又曰："安谷者昌。"胃虚，过食冷物，填塞至阴升生之气，致所食不化，郁而生火，肌表热，五心烦热。久郁不达，则销灼真阴，而皮肤筋骨皆为之热。故宜味薄气辛，如柴胡、干葛、羌独活辈以举之。清阳既出上窍，则郁火随升麻凉而退矣。再有芍药微收其耗，人参大补其元，甘草生仍退热，从而炙之，人参之侪偶也。得此因，见此症，不处此方，徒以为火，知降而不知升，知夺而不知散，是绝其谷食也，安望其养生。

诗曰："升阳柴胡家干葛，防风升麻羌独活，甘草半生半炙煎，散火宁须参和芍。"

黄芪防风汤熏蒸法二十七

阴邪缠于目系，头疼睛痛，发散不退，宜以汤气蒸之。用生黄芪一斤，防风半斤，作汤数斛，盛以大浴盆，盆上置一小板。令病人赤身横坐于上，周遭以席簟围定，勿令风入。汤冷，再换再添，俟汗大泄，即以本汤浴之，周时可瘳。若阳邪传阴，攻散有碍，则用青橘叶煮汤，熏洗如前，亦效。或曰：熏蒸徒欲发汗，但白水亦可，何必药。是又不然，盖人身窍窦内通脏腑，一切诸气由窍而入，呼吸传变，无处不之。黄芪甘温善补，得防风而功弥速，驱风辅正，两得之矣。橘叶香浊善散，乘青用而力益猛，第入腠理，不丧元神。所取在气，非专借其热而发汗也。经曰："开者发之，适事为故。"

艾葱熨法二十八

诸经头痛，攻散不退，用生葱白、干艾叶、生西附子等分，同捣如泥，作薄饼，布包，着病人头上，用熨斗置明火徐徐熨之，焦则再换、再熨，痛止为度。盖葱、艾能通气，西附能暖气，从而熨之，则邪从气散，亦热因热用之治。针砭艾灸，仍是宣泄其热，功效虽速，出乎无奈，未若此法之稳便，病人乐而从事。炒米、炒盐，袋盛熨痛处，亦佳。

通天散二十九

鹅不食草二钱　羊踯躅花　白芷　青黛　雄黄一钱　细辛　当归　芎蒢
附子七分　麝香五分

药俱生用，为极细末，锡罐收藏，吹鼻中。

目暴赤肿，气血郁壅肝脾，法当搐鼻两窍，使邪从涕泪而出，则痛稍止，乃敢开视。故以鹅不食草、羊踯躅花、青黛、雄黄解其风毒，芎蒢、当归、白芷、附子行其气血。乃麝香、细辛香燥之品，欲其壅郁速开。经曰："暴者夺之。"是盖汗、吐一变法也。然药虽少，而性实锐，搐之宜缓而不宜急，体弱及久病人禁用。方名通天何义？天气通于肺，肺窍开于鼻也。

固阵

真元衰惫，气弛精滑，漏泄日甚，不尽不已，汇固方。

玉屏风散一

黄芪　防风二钱　白术四钱

御风走雨，虽车马不免寒湿。以外得之，自然伤形，皮肤枯槁，自汗不禁，理宜峻补卫气，则形斯复。黄芪甘温，表虚之圣药也。防风微苦辛，遇风能御，因以相等。倍用白术者，取其健脾，不致虚不受补，得以成玉屏风之美名云尔。

诗曰："白术能过夏，黄芪却怯冬，遮寒无肉阵，赖有药防风。"

百合固金汤二

生地　麦冬　百合　当归　地黄　芍药　贝母　甘草　玄参　桔梗

肺伤咽痛，喘咳痰血，目赤痛，此方主之。

肺金受伤，伤则肾水之源绝。肾脉夹咽，虚火上炎，故痛。火上蒸肺，故喘咳。痰因火生，血由火逼，故气轮赤痛。须生地、麦冬、贝母、玄参、桔梗润燥除痰，芍药、当归、地黄、百合、甘草养阴滋本。

诗曰："麦门归贝母，草梗合删楚，生熟地无人，芍药开元圃。"

妙香散三

人参　山药　黄芪　茯神一两　远志　桔梗　甘草五钱　益智仁　朱砂三钱　木香二钱　麝一钱

因梦遗精，因遗视惑，此方主之。

梦者，因也，想也。无夜无梦，无梦不遗，心神乱矣。神乱则气荡，气荡则精离，精离目本失资，故视而昏惑。理宜人参、茯神、远志、桔梗、朱砂，清神而安神，山药、黄芪、甘草、益智仁、木香调气而益气。神明气正，则真火祛邪，淫梦弗作，精不固而自固尔。乃麝脐辟恶通幽之品，假以为使，其千里之验乎。特本材名散，曰妙香。虽然梦遗别名幽媾，即妄亦真。凡远莫寄言，近难践约，去不能再来，借得通其殷勤，宣泄情郁。是故今夜邯郸，明夜巫山，睡过三生亦喜欢。此人梦缘既种，盟可重寻，一枕黑甜，迷离悃恍。又或灯火渐昏，众衾独拥，雨蕉风竹，纷聒无眠。牡丹亭上，花神摄合谁来，蝴蝶园中，月老逗遛何处。蓦然心伤，恨服此散。

诗曰："妙香木麝两氤氲，人静神凝益远闻，芪宿授殊详药草，凤鸣桔梗志无分。"

加减巩堤丸四

山药打糊为丸，芡实、大朱砂飞净作衣，封固听用。

人参　附片　肉桂　小茴　韭子一两　地黄　当归　黄芪　龟胶　枸杞　羊肾炙，三两　五味　故纸　胡巴　巴戟　益智仁　鹿茸二两

病患火症，泄利太过，小水不禁，目暗，此方主之。

溲溺惟宜，形气治也。不禁，则病矣。因药过利且目暗，其形气大虚可知。故宜鹿茸、当归、龟胶、羊肾、地黄、枸杞味厚之属以补形，附子、肉桂、故纸、小茴、葫芦巴、巴戟天、人参、黄芪、家韭子、益智仁辛温之品以补气。曰巩堤者，欲水藏巩固如堤。故复以山药、朱砂为糊为衣，益以滋培水土，百川东障，此丸其近之。

诗曰："戟天参踰①巴地桂，龟羊鹿并杞茴味，附芪补骨韭归阳，不但巩堤还益智。"

大补黄芪汤五

黄芪　人参　苁蓉　山茱萸　白术　当归　肉桂　五味子　甘草　芎藭　防风　茯苓　地黄

大病后，目昏自汗，此方主之。

有因而汗，虽汗无伤。无因而汗，则阳虚矣。曰："大病后自汗且目昏，此克伐太过，阴阳俱虚。乃用十全大补加苁蓉、五味、枣皮，生津液而收耗气，不用白芍用防风者，脏腑无恙，但皮毛之间微有病，而欲平也，间虚不受补，宜牡蛎、黄芪、麻黄根、浮小麦煎服。"陈来章曰："汗乃心之液，心有火则出不止，宜牡蛎、浮小麦之咸凉，以去烦热。阳为阴之卫，阳气虚则卫不固，宜黄芪、麻黄根之甘温，而实肌表。"

诗曰："大补黄芪汤，元本十全意，蓉味枣皮加，致精销阴翳。出芍入防风，相畏特相使。"

当归六黄汤六

当归　生地黄　熟地黄二钱　黄芪四钱　黄连五分　黄芩　黄柏一钱

阴虚有火，鬼门不闭，盗汗，此方主之。

汗孔，谓之鬼门。盗汗，睡而自出也，责在阴虚。所以然者阴虚人。睡去，则卫外之阳乘隙陷入阴中，扰动津液而表失所固，故泄而为汗。既觉，则阳用事，卫气复出于表，表实汗即止。是以鬼门不闭，久久令人丧魄。治宜兼补真阳，不独论阴虚也。今曰阴虚有火，尚有目红面赭、口干、便赤、脉数等症，理宜当归、二地以养阴，黄芩、连、柏以泻火，倍用黄芪以固表。若大病后及失血、新产盗汗，此为虚脱，急用参、芪、归、茸、白术、五味、枣仁、枸杞大剂温服，倘以六黄处方，下喉随毙。

诗曰："当归六黄，生地熟地，连柏芩芪，此方谁制，不可无一，不可有二。"

---

① 踰：通"榆"。

宁志丸七_{合甘露饮二方}

人参　茯神　远志　柏仁　当归　琥珀　乳香　枣仁　黄芪　地黄五味各等分　朱砂减半为衣

因惊失志，怔忡不宁，梦乱，无寐，遗精，盗汗，此方主之。

淡泊明志，宁静致远，治心之验也。因惊失志，寸衷不可自问矣。故怔忡无寐，寐而梦乱，盗汗遗精。精遗，五味、地黄滋以固之；盗汗，黄芪、人参补而敛之；梦乱睡不熟，神不宁而火动，和以柏仁、远志、茯神。惊悸失志，神已怯而魂离，安以乳香、朱砂、琥珀。饵此丸外，更早眠晏起，专内视而简外事，间或焚香烹茶，弹琴看剑，消遣坐驰。如此数月，不惟病却，觉天机活泼，直欲与造化论锱铢也。率暴心痛、烦躁、发热、吐血、便血，皆可出入是方。

诗曰："宁志参芪琥珀神，远归枣地饵闺人，漫言唇血朱砂艳，乳味香逾柏子仁。"

如脾肾亏损，不能收摄精液，及带浊、经淋、虚滑不固，须菟丝、石枣、肉蔻、故纸、归、地理其肾，参、芪、术、草、莲子、山药、五味益其脾，茯神、朱砂、远志交通君相，沉香、附子、肉桂升降水火，则滑者秘涩而固者通利，精液治矣。此景岳固阴煎，苓术菟丝丸加减而变此方。屡施屡验，爰命名甘露饮云。

诗曰："桂沉莲蔻天香妙，术草萸朱药味好，当道故人附地仙，发丝神志超耆老。"

秘真丸八

人参　地黄　枣皮　山药　远志　柏仁　枣仁　五味　甘草　菟丝金樱子　当归　牡蛎　龙骨

一切滑泄带浊，淋遗多汗，及经水不固，致目暗羞明，此方主之。

精、气、神，真元之体也。神役气，气役精，真元之用也。一为情欲所伤，则体用乖张，故得上项诸症。是方也，有人参、山药、甘草，立胎顾母，则万汇咸宁。有枣仁、远志、柏子仁交通心肾，则淫火不作。有当归、地黄、山萸、五味、菟丝滋培水木，则源泉不断。其金樱子、龙骨、牡蛎者，涩可收脱，以诸药偕之，乃所以秘固真元，不为阴邪所耗耳，故曰秘真。

诗曰："真人地远不思归，柏枣成仁药吐丝，龙骨草甘栖牡蛎，金樱啖尽味山茱。"

二气左归丸九

白党参　黄芪　沙苑　鹿胶　龟胶　五味　枣皮二两　地黄　当归　枸杞　苁蓉　葳蕤仁　山药三两　夏枯草　肉桂　楮实子一两　防风　菊花　茺蔚子五钱

无时泪出，此方主之。泪之化液也，源于肾。泪之成木也，由于肝。肝窍不密，虚风内作，无时泣出，法宜肝肾同治。故用人参、山药、夏枯草、肉桂、黄芪、防风、白菊、茺蔚子、楮实升发肝中阳气，且以疏内风而实窍窦。地黄、当归、枸杞、苁蓉，山茱萸、龟鹿胶、蕤仁、五味子、沙苑，顾养肾中阴血，自可滋泛火而通化源。曰二气左归者，阳气归肝，阴气归肾，肝肾位左，以故名之。是丸成，宜龙眼、荔枝、大枣、姜煎汤，不时送下二三钱。

诗曰："二气药归参杞枣，黄芪楮地充枯草，防风沙苑菊苁蓉，龟鹿蕤仁桂味好。"

九仙丸十

人参　款冬花　桑皮　桔梗　五味　贝母　乌梅　罂粟壳　阿胶
久咳不已，白睛微红，生眵，此方主之。

新咳易愈，久咳难愈。所以难愈者，病邪传变而深入也。是故咳久，目因红而眵生焉。乃特汇一体九物以治肺。然经曰："五脏皆令人咳，则治肺又落第二义耳。"临斯症，其慎之毋执。

诗曰："九仙参贝款冬花，桔梗桑皮五味佳，尚有乌梅罂粟壳，阿胶丸就献当家。"

金锁固元丸十一

人参　白术　干姜　甘草　附子　乌梅　五味　枸杞子　肉豆蔻　诃

黎勒　地黄　山药

病目攻散太过，下利肌脱，睛陷或睑复胀起，此方主之。

散久伤气，攻多损血，理也。攻散太过则肠胃虚寒，自然下元不固，肌脱睛陷。或复睑胀者，因虚而湿气乘之也。是方干姜、附子、白术、甘草，理中散寒也，肉蔻佐之，又能暖下膈而治滑利。枸杞、地黄、五味、山药，安肾气也，人参佐之，亦可畅脾神而消虚肿。再有乌梅之酸以致液，燥者可使之润。诃子之涩以固脱，通者可使之塞，故曰"金锁固元"。顾名思义，此方有神验者欤。

诗曰："固元雅重地黄杞，附子理中药五味，肉蔻乌梅黎勒偕，不须金锁神门闭。"

白菊清金散十二

人参　山药　当归　五味　地黄　甘草　天冬　白菊花　紫菀　黄芪　百合

眵泪不禁，此方主之。眵泪，肺邪也。久流不住，则肺金甚矣。急虚则补其母，故用人参、山药、炙草。子能令母实，故用地黄、当归、五味。其白菊、天冬、紫菀、黄芪、百合五物，肺经主药，兼补泻而用之，乃所以驱邪扶正云。

诗曰："菊酒味甘性醇善，耆英日饮身合健，参山采药天冬归，满地黄云寒紫菀。"

养阴清燥汤十三

生地　玉竹　百合　百部　石斛　麦冬　石枣　淡竹叶　当归　人参　五味子　甘草　山药

漏睛，痼疾也，不治不变，治亦鲜愈。然无夜无明，血泪沾襟，风仪实不可观，不得不勉为燮理，以尽医职。故主是方，以清金润燥为首务。生地、百部、百合、玉竹、淡竹叶、麦冬、石斛，清燥者也，当归、人参、五味、甘草、石枣、山药，养阴者也。阴足则气治，水自上升。燥去则血荣，火随下降。水升火降，而睛漏如初，术其终穷已乎。漏睛久则必有管，当以庆云丹透净浊液，此汤乃效。

诗曰："养阴清燥石枣肉，百合百部金钗槲，麦门参地味酸甘，淡叶还当饶玉竹。"

因阵

病有不同，药无大异，穷原应变，临症圆通，汇因方。

保婴丸一

郁金　雄精　天竺黄　滑石　使君子_{取净肉}　蝎稍　蟾蜍_{去肠杂，炙酥，各二钱}　轻粉　牛黄　朱砂_{各一钱}　巴豆_{去净油，取霜}　麝香_{各六分}

浓煎二陈汤，调绿豆粉，蒸糊，丸如梧子大，阴干，飞石青为衣，铅罐收藏，听用。

小儿饮食失宜，冷热蕴蓄，阻塞太阴传送之路，致清浊不分，时泄时止。尔时不善为调护，必加目青面惨，肌退肢热，似疳非疳，而甚于疳。将谓投以和剂，则不着痛痒。投以热剂，则实实而耗气。投以寒以补，均非对症，术其穷矣。不尘为处此方，活者颇众，故谬曰保婴。或问故，曰："轻粉、竹黄、石青、丹砂，镇风热、坠顽痰之品也，益以滑石，兼能解肌行水，而火不内燔。郁金、雄黄、牛黄破结气，散恶血之品也，益以二陈、绿豆，或更清胃扶脾而谷气稍复。少佐巴豆、麝香者，盖癖积沉寒，法当以热下之。且妙有诸药监制，则威而不猛。初则通幽，继而止泻，固攻散之和剂也。且蟾蜍、蝎稍、使君子，总以积郁生虫，从而杀之，法制始备。雏嫩而弱者，不可过饵。"经曰："大积大聚，其可犯也，衰其半而止，过则死。"

诗曰："郁金巴豆赤雄精，滑石丹砂粉白轻，天竺牛黄蟾蝎麝，使君丸好保孩婴。"

六一散二

滑石_{六两}　甘草_{一两}

暑月身热烦渴，水溺不利，主此方者。

滑石性寒而淡，寒能清热，淡则利水，少佐甘草者，恐石性过寒，用以和中尔。散名六一，非因方中铢两起见，盖取天一生水、地六成之义，故河间又名天水散。本方加朱砂五钱，名益元散，加薄荷名鸡苏散，加青黛名碧玉散，治同。本方加红曲五钱，饭丸名清六丸，治赤痢。加干姜名温六丸，治白痢。本方加生柏叶、生藕节、生车前，名三生益元饮。本方以吴茱萸代甘草，治湿热吞酸，名茱萸六一散。以黄芪代滑石，治盗汗消渴，名黄芪六一散。以生石膏代滑石，名玉泉散，治阳明内热、烦渴、头痛。

十味香薷饮三

香薷　人参　橘皮　黄芪　白术　扁豆　甘草　厚朴　茯苓　木瓜

暑月身倦，神昏头重，吐利，目复欲作，此外感而兼内伤，当主是方。

其义维何？暑能伤气，故身体倦怠，神思昏沉，人参、黄芪、木瓜以益之。暑为阳邪，并于上，故头重，目复欲作，厚朴、橘皮、香薷以散之。暑邪于胃，必渴而引饮。湿热相薄，故既吐且利，白术、茯苓、扁豆以安之。如此调理，病不除而目复能为害，未之前闻。

诗曰："暑天却病尚香薷，扁豆参苓术亦宜，独怪瓜州甘氏子，厚煎陈橘饮黄芪。"

清暑益气汤二首四

人参　白术　橘皮　黄芪　升麻　甘草　当归　麦冬　五味　干姜葛根　青皮　苍术　神曲　泽泻　黄柏

长夏湿热炎蒸，神体倦怠不宁，身热气高，二便赤黄，渴而自汗，脉虚者，此方主之。暑令行于长夏，则兼湿令矣，乃有上项诸症。故东垣处此方，兼而治之。盖五味、当归、麦冬、人参、黄芪，所以宁神致液，而益既伤之气。二术、二皮、神曲、姜、草，所以调中破滞，而胜复伤之湿。余湿未除，清气不升，葛根、升麻发而解之。余热未退，浊气不降，黄柏、泽泻导而泄之。

诗曰："清暑益气补中得，外增苍术葛姜泽，麦冬五味雅相宜，去柴何取青曲柏。"

酷暑烁肺金，兼湿又伤胃土，应神不宁，脉虚自汗，药用补中益气是也。且暑燥，滋以五味、麦冬。湿溽，疏以曲、术、姜、葛，均合医理。

外此他经无症，故出柴胡。知出柴胡，奈何以青皮、泽泻、黄柏克伐厥阴、太阴，庭镜实不能解。是有诗之中末句云云。

人参　白术　茯苓　甘草　黄芪　五味　麦冬　当归　山药　扁豆　知母　白芍

暑月目病，攻散已退，寻复发热胀痛，此方主之。目既攻散，则阳邪无有，奈何再作？此表里俱虚，气不归元，而阳浮于外，所以发热，非火毒未尽也。只五味、芍药、麦冬、知母，凉且收敛其燥；归、芪、山、豆、参、术、苓、草，补而和平其胃。一服而再，再而三，则暑清气治。会收阳于内，推病而出。浅人遇此，必寒且散，不败不已。是方进而奏效，不尘其医医乎。元虚人，即初得上症，本方加石膏、淡竹叶、滑石。不合，除归、芪、五味准好。

诗曰："归芪四君合生脉，扁豆怀山芍药白，知母仍名益气汤，清暑或加膏竹石，顽医至死宝李方，务出青皮与黄柏。"

保胎流气饮五_{附正气天香汤}

当归　贝母　羌活　甘草　厚朴　干艾　黄芪　荆芥　枳壳　芍药　菟丝　芎䓖

因胎目病，此方主之。

胎气宜固，兼散非理也。然目病暴作，不得不暂与治标。故以羌活、芎䓖、荆芥、枳壳、贝母、厚朴疏风热而劫虚痰，黄芪、当归、甘草、芍药、菟丝、艾叶，护元神而平幽郁。夫郁舒风自息，痰去神乃宁，神宁则气流血行，胎其保而病亦潜除。经曰：有故无损，非无损也，此方之谓与。如血热气不和，四五月胎动，除羌活、荆穗、芎䓖、枳壳，用藿香、紫苏、黄芩。或依绀珠正气天香汤：乌药、干姜、橘皮、紫苏、香附尤稳。

诗曰："保胎流气药须知，枳朴芎归及吐丝，少佐草荆干艾叶，活羌贝母到黄芪。"

又诗："正气天香汤，台乌蜀白姜，橘苏香附子，明目保胎良。"

蜡子丸六

木香　干姜　百草霜_{一两}　肉豆蔻　丁香_{一两五钱}　杏仁_{一百四十粒，去皮}

四库全书中医眼科证方药类注（下）

巴豆七十粒，去皮膜，熨净油

共为细末，用好黄蜡四两，清茶油一两，同蜡熔化，重绢滤过，乘热调为丸，绿豆大，每服三十丸，姜汤下。

肥疳冷积，久伤脾胃，致休息泻利，欲盲双眼。用此丸而明者，盖丁香、肉蔻、干姜、巴豆破寒宣滞，立使关格通而阳复，木香、杏仁、草霜、黄蜡，导气和中，自然水谷化而年延。《医贯》谓此方神妙不可言，信乎。

诗曰："蜡子丸，丁木香，肉蔻杏仁百草霜，巴豆去油黄蜡滤，方中还有白干姜。"

蜡矾丸七

黄蜡二两　白矾一两

先将蜡镕化，退火，入矾和匀，为丸赤豆大，朱衣。以金银花五两、甘草一两，醇酒一升，重汤煮出味。每下十丸、二十丸，加至百丸；酒亦三杯、五六杯，渐饮至尽量，则有效。倘被毒虫蛇犬所伤，加雄黄五钱、乳香三钱、没药二钱。

一切疮疡觉发，便服此方。得奇效者，盖黄蜡甘温，白矾酸涩，能护膜托里，使毒不内攻。乳香辛温，没药苦平，能止痛和气，使火不上炎。再有金银花、雄黄清热辟邪。甘草、醇酒扶胃养血，游刃毒所，恢恢乎有余力矣。

托里消毒饮八

一方无连翘，有桔梗、皂刺，治同。

人参　白术　茯苓　甘草　当归　芎䓖　白芍　黄芪　连翘　白芷
忍冬花

《机要》曰：治疮须明托里、疏通脏腑、调和荣卫三法。内之外者，其脉沉实，发热烦躁。外无焮赤，痛甚于内，其邪深矣。当疏通脏腑，以绝其源。外之内者，其脉浮数，焮肿在外，恐邪极而内行，当先托里。外无焮恶之气，内亦脏腑宣通，知其在经，当和荣卫。用此三法，虽未必即瘥，决无变症。此方其兼备欤。外科方证，至为繁杂，且各有专家，未能多识。缘有因毒一款，姑择数方以应缓急。引伸触类，属望于后之学者。

诗曰："托里消毒饮，四君加归芪，芷芎翘芍忍，五物力相如。"

仙方活命饮九

忍冬藤，即金银花　贝母　甘草节　天花粉　橘皮　当归　防风　白芷　乳香　没药　皂角刺　穿山甲

一切痈疽及不知名恶疮，初得，此方主之。

痈疽皆由气血逆于肌理，加寒与湿凝，风共火搏乃发。红肿尖痛，为阳为痈。深硬黑陷，为阴为疽。势大身发热，食日减，晓夜不安眠，其症则重而险。入手醇酒煎服。盖忍冬花、甘草节、天花粉、贝母、橘皮清热解毒，兼能利湿除痰。当归、防风、白芷、乳香、没药活血疏风，更可定痛护膜。乃皂角刺、穿山甲引前药直达病所，以决壅破坚。酒煎者，欲其通行周身，使邪速散云尔。服而活命，非仙方如何。

诗曰："仙方没药粉加餐，乳母归宁未忍还，芷橘甘草年可引，采芝防刺莫穿山。"

神授卫生汤十

羌活　防风　白芷　穿山甲　沉香　红花　连翘　忍冬花　皂角刺　花粉　熟大黄　石决明　乳香　当归　甘草

痈疽初起，焮肿赤痛，顶高根活，皮薄而光，脉浮大有力，活命饮不应，主此方。方解前已悉，其所以不应者，倏增身热头痛，二便秘结。故去贝母、橘皮、没药，用羌活、沉香内升外发，逼邪从表出。大黄、连翘小清大利，俾毒随便下。其石决、红花，以肿系血凝，脓由痰化。进二三剂，未成则散，已成则溃。署名卫生是已，神授恐未必然。

诗曰："药剂十五九前方，为贝非川橘没香，羌选红花沉石决，大黄乔办卫生汤。"

屠苏酒十一

拣净金银花五两　甘草二两　醇酒一升

重汤煮出味。如疡色平硬，加黄芪三两，酒不足可量添入。

大小疡毒初见，进此酒。金银花寒能清热，甘能疗虚，芬芳能醒脾。

甘草化毒和中，虚实无忌。均属外科圣药。煮酒一壶，昼夜徐徐饮尽，药力到矣。到则以前方先后煎服，病许顿灭。量不胜者，亦须拼醉毋辞。

珠珀蜡矾丸十二

黄蜡四两　白冬蜜二两　白明矾二两　琥珀　明雄黄　珍珠各一两

如无珠，用朱砂亦得。

先将四药碾极细，用铜勺镕蜡与蜜，离火俟少凝，入前末搅，众手急丸，赤小豆大。每下三十丸，病甚者日进三服，乃得。凡痈疽及恶蛇、疯狗伤，毒盛且急，不能外出，必致内攻。先进兹丸护心，贞吉无咎。盖人心清虚中正，邪不易受，亦不敢令邪犯。以故痈疡内陷，蛇犬外伤，毒气斯攻入寸中，命必倾矣。是方蜡、蜜甘温润燥，矾石酸涩祛汗，护膜托里，推此居最。再有气味辛厉之雄黄，辟邪而杀百毒。性质精灵之珠珀，镇火以定惊魂。毒纵盛纵急，无能为害。徐对症度量处方，计日可决痊期。

诗曰："银花草酝屠苏酒，加芪阴毒化无有，护心古制蜡矾丸，珠珀雄黄新方好，缺珠丹砂尽可充，蜜丸金衣真活宝。"

内托千金散十三

肉桂　当归　黄芪　人参　忍冬花一两　芎藭　没药　天花粉　白芷五钱　乳香　桔梗　甘草七钱　芍药　防风三钱

恶疮未成不消，已成不溃，此方主之。

疮之恶者多矣，未能枚举。不消不溃，乃精血大虚，不能作气成脓。切莫纯用凉药，致肌肉冰寒，益难收局。须甘温补而兼和之品，助气活血，以速其起顶溃脓，庶无变症。上方人参、黄芪、甘草、乳香，补气者也，且以健脾生津。当归、肉桂、没药、芎藭，理血者也，更能益荣行瘀。忍冬花、天花粉、桔梗专主解毒排脓，脓出则少用。白芷、防风、芍药，允足除湿敛口，湿去可勿施。用屠苏酒调者，亦虚不厌补、补不嫌多之意。语云："方在灵不在多，医在圆通，不在信守，其斯之谓欤。"

诗曰："千金内托尚参芪，桂草天花桔芷归，再入忍冬芎芍乳，宁防没药病难驱。"

痈疽之患，盖由情欲戕贼真元。真元损，则眉宇纵可观，身子空空如也。凡百乖厉客气，易于感召。感召之际，较他人另深。是以毒作。丹溪谓阴阳相滞而生，理不外是。但滞字未得病情，当谓阴阳互相牵累，积郁而致。如邪中气分，津液稠浊，为痰为饮，积久渗入脉中，血为之馁，此阳累于阴也。邪郁血分，隧道淹沮，或溢或结，积久渗出脉外，气为之乱，此阴累于阳也。其毒大小浅深，随人之禀赋感召以为轻重。初见用活命饮，继用卫生汤。俟成症知名，验看顶高、根活、色赤、焮肿、疼痛、皮光薄、势欲溃，及溃，脓厚，鲜黄不臭，进托里消毒饮，腐肉自脱，焮肿随消。倘顶平、根散、色黯，不热不疼肿，虽坚不作脓，不溃腐或溃腐肿痛仍不消减，脓水清稀，新肉弗长，形恶气奇秽，须内托千金散，再则十全养荣、八物回生等汤，大补气血，稍逆转为顺，渐次略带消解，十亦可愈五六。必曰死、曰不治，听渠堕败，大失作医之道。

隔蒜灸法：凡毒现形，取大蒜切片置顶中，艾丸子灸三壮一换，不拘数目，以痛灸至不痛，不痛灸至痛乃止。

无蒜时，切生姜亦可。倘阴毒及焮肿不见顶，用湿纸刷上，先干处即是。笔识之，再铺纸，干如前，不问一处、二三处，无妨总灸，灸毕，根据次服药准效。此疮科起手第一要着。经曰：知其要者，一言而终。学者勉诸。

外科以膏药为首务，汤剂丹丸次之。揆其因有三：曰便、曰醒、曰捷。便者，非要即有，毒初萌，凉其蕴热，祛其游风，潜伏而内消之谓也；醒者，非教病家警觉，毒既见，遏抑势焰，静观转应，得以驱除之谓也。捷者，非使人乐从，毒方炽，明知善恶，防其变迁，急拔而出之谓也。故便而方药两劣，则痛不少减，而红肿弥加。醒而不详审究，则祸烈而溃腐无期。捷而听其至止，则病变多端，而败坏莫测。三者兼备，庶从事有济，厥方于以知名。如太乙膏、玉红膏，诸书具载，远近遍传。是已考其药，太乙之元地、肉桂、当归、乳香、没药行血止痛。白芷、玄参、大黄、赤芍、黄丹清火散风，再润以麻油，毒从中化。玉红之当归、血竭、紫草、轻粉去瘀生新，白芷、甘草、白蜡、麻油理肌敛口，自然肉好如初。其他万灵、万应，品汇纵多，总不外个中消息，吾徒欲兼精是道。尽有名言，无妨博搜远采。

太乙膏十四

白芷　当归　赤芍　玄参　肉桂　大黄　大元地二两　乳香　没药五钱
麻油一斤　黄丹六两

将前七味油浸十余日，慢火熬至浮起，滤净，下黄丹搅匀。俟略冷，入乳、没再搅。过硬添油，软加丹，务以得中适用为度。倾入瓷罐藏好，勿泄气。

诗曰："太乙铅丹乳没药，当归玄参京赤芍，大黄白芷桂麻煎，膏成不怕疮疡恶。"

玉红膏十五

当归　紫草　白蜡各二两　甘草一两五钱　白芷五钱　血竭研细　轻粉飞，各四钱　麻油一斤

将前五件油浸四五日，慢火熬微焦，滤净。复煎沸，下血竭少停，下白蜡镕化。退火，投轻粉搅匀，藏用。

诗曰："粉草油油芷叶长，佳人帘卷日当阳，蜡红衫子鲜如血，映得花容紫玉光。"

五苓散十六

白术　茯苓　芝苓　泽泻　肉桂

因湿眼肿，并水泻，小便不利，此方主之。

经曰："诸湿肿满。"又曰："湿胜则濡泻。水道不利者，湿并于大肠故也。"经曰："淡味渗泄为阳，咸味涌泻为阴。"二苓、泽泻之功用也，脾土健顺，则能制湿。膀胱气化，则能利水，白术、肉桂之功用也。大凡邪入太阳，目病头痛，发汗不愈，小便虽利而渴，亦宜五苓引而竭之，使邪从下出。然无恶寒症，不可用桂。故本方除桂名四苓散。本方加茵陈，名茵陈五苓散，治湿热睛黄，便秘烦渴。本方合四君子，名春泽汤，治病瘥后便涩而渴。本方合平胃散，名胃苓汤，又名对金饮子，治中暑伤湿，停饮夹食，腹痛泄泻，及口渴便秘。本方合黄连香薷饮，治伤暑泄泻，发热口渴及疟疾热多寒少，口燥心烦。不效，再合小柴胡，名柴苓汤，治之准的。

诗曰："四苓散，白术起，芝苓泽泻茯苓止，热因热用肉桂增，除渴还能利小水。"

疏凿饮导十七

羌活　秦艽　商陆　槟榔　泽泻　木通　花椒目　大腹皮　茯苓皮　赤小豆　姜皮_{佐煎}

遍身水肿，喘呼烦渴，大小便秘，目赤痛，此方主之。

外而一身尽痛，内而喘渴便秘，再目赤痛，此上下表里俱病，务必分清其势乃瘥。羌活、秦艽，疏表药也。水邪之在表者，触之由汗而泄。泽泻、腹皮、苓皮，渗利药也。水邪之在里者，触之由溺而泄。水毒壅塞，商陆、槟榔以攻之。水气蒸淯，椒目、赤豆以燠之。如此立法，非神禹疏江凿河之理乎。于以名方，未为过实。

诗曰："疏凿槟榔合商陆，苓皮姜皮花椒目，赤豆羌艽大腹毛，水泽何愁泻不速。"

大顺散十八

甘草　杏仁　干姜　肉桂

此方非治暑，乃治暑月受伤之脾胃尔。夫脾胃喜燥恶湿，喜温恶寒。时虽夏月，引饮餐凉，过于寒湿，则阴阳互逆，必致霍乱吐泻。乃用干姜、肉桂之爽利以顺性，甘草、杏仁之温腻而顺气，故曰大顺。

诗曰："散名大顺，药止四味，四味维何，杏草姜桂。"

桂苓甘露饮十九

五苓散加滑石、石膏、寒水石，仍斟酌分两，作散为妙。

夏月引饮过多，太阳受伤，致小便不利，湿热上攻眼目。亟用三石以清热，五苓以利湿。河间此方，诚为甘露。张子和加人参、甘草，因脉虚而补气。加木香、干葛，欲化湿以除烦。

诗曰："寒水流滑石，猪术沾膏泽，桂苓治火煎，甘露清炎热。"

六和汤二十

木瓜　厚朴　扁豆　茯苓　砂仁　半夏　杏仁　白术　人参　甘草　藿香

六和者，和六气也。盖风寒暑湿燥火，夏月杂感为多。先于脾胃调之，此知务之医也。药之为性，香能醒脾，藿香、厚朴是也。辛能暖胃，半夏、砂仁是也。四君之用，酷暑横流，必伤金水，扶其所不胜也。乃杏仁、木瓜清燥生津之品，合以前药，正六气之和剂也。伤冷加干姜，温散阴逆，伤热加香薷，发越暑气也。缩脾饮用砂仁、干葛、草果、乌梅、扁豆、甘草，治九夏伏热，更伤酒食，理脾清暑，同而异、异而同者也。

诗曰："六和藿朴杏砂并，半夏人参赤茯苓，扁豆木瓜甘草术，煎增姜枣气清宁。"

羌活胜湿汤二十一

羌活　独活　藁本　甘草　芎䓖　蔓荆子　黄芪　防风

外伤于湿，头痛，一身尽痛，此方主之。

脾胃虚弱，湿从内生，二陈平胃之类主之。水停于膈，湿盛濡泄，六一、五苓之类主之。水渗皮肤，肢肿黄胀，五皮、茵陈之类主之。今头痛，一身尽痛，乃湿流关节，决非上件所宜。经曰："无窍不入，惟风为能。"爰用黄芪、甘草率诸风药升而散之。或曰："药既属风，何以又能胜湿？"盖风动气满，湿则潜消。譬衣初浣濯，当风高悬，不终日水自去矣。此汤除黄芪，汪氏谓可治伤风头痛，亦近理。

诗曰："羌活胜湿尚防风，黄芪藁本蔓荆芎，外加独活天麻桂，寒湿升头痛不攻。"

平胃散二十二

苍术_{五钱}　橘皮　厚朴_{三钱}　甘草_{二钱}

湿淫于内，满闷呕泻及山岚障气，不服水土，主此方者。

苍术本辛烈，加以橘皮则燥湿而利气，厚朴微苦温，和以甘草则宽中而散满。四药泻中有补，凉中有温，直令胃土和平，永无湿郁之患，故曰平胃。又经曰：谷气通于脾。山岚障气，谷气也。人受之不服水土，而腹胀不食。盖土湿太过，故用苍术以燥之，甘草以和之，橘皮、厚朴宽中利气以行之。本方加麦芽、神曲，名加味平胃散，治宿食不消，吞酸嗳气。本方加藿香、半夏，名不换金正气散，治腹痛呕吐，及瘴疫湿疟。加草果、姜枣煎，名对金饮子，治疟疾。饮内再加人参、茯苓、乌梅，名人参养胃汤，治外感风寒，内伤生冷及夹食停痰发为痎疟。本方合小柴胡汤，名柴平汤，治湿疟。湿疟者，疟发时一身尽痛，手足沉重，寒多热少，脉濡是也。

升消平胃散二十三

芎劳　紫苏　橘皮　白芷　姜炒厚朴　蜜炙甘草　砂仁　麦芽　藿香　山楂　苍术　香附

目已病，忽头痛腹痛，吐泻交作，此感寒停食，主是方者。盖芎、苏、橘、芷散虚风而逐阴寒，砂、藿、楂、芽正乖戾而消滞腻。再有调中之姜、朴、蜜、草，和气之香附、苍术，大剂煎投，自当立效。是故痘疹发热，腹急痛，或呕或泄，症既相符，因应无异，进此散仍佳。

诗曰："平胃橘皮苍草朴，升消增芷芎苏藿，山楂麦附缩砂仁，觉校本方殊老作。"

升阳除湿汤二十四

升麻　柴胡　防风　甘草　苍术　泽泻　芝苓　神曲　橘皮　麦芽

脾虚不治，湿胜濡泄，视昏而惑，此方主之。

清气在下，则生飧泄，故用升麻、柴胡提而降之。又曰："湿胜则濡泄，故用苍、防、苓、泽，散而通之。"但泄虽云蕴湿，多从饮食而得，又须曲麦以消食，甘、橘以利饮。进此汤短睡半晌，徐徐压以美膳，昏惑自销。

诗曰："升阳柴胡橘，除湿芝苓木，曲麦附升麻，防风生草泽。"

活血散二十五

当归　赤芍　芎劳　紫草　红花五钱　木香　血竭二钱

痘中气血凝滞，欲作目疾，速用芎劳、木香、当归行其滞，紫草、红花、赤芍、血竭消其凝。服此不愈，再加橘皮、升麻疏痰利饮，木通、甘草导热和中，更名"消毒旨"哉。

诗曰："痘中红赤上双睛，活血芎归紫木能，不愈通加升橘草，别名消毒服之灵。"

调元化毒汤二十六

红花　木通　荆芥　鼠黏子　紫草茸　白芍药　甘草　桔梗　前胡　生地黄　黄连　当归　黄芪　防风　蝉蜕　山楂　人参　黄芩　连翘

痘疹，前人皆谓心火炎盛而发。盖子之孕母腹也，母呼亦呼，母吸亦吸。呼吸者，阳也，阳化气，而动作生焉。母食生精，母饮生血。饮食者，阴也，阴成形而体质生焉。阴具阳足，十月而诞。所受胎毒，遇岁会天符，天时亢热乘心，心热则散，一齐并发。故七日齐，七日盛，三七火数尽而谢。小儿耳尖冷，欠伸，睡中惊嚏，双眼含泪，壮热，知其必作。放点起胀时，目即病者，乃毒气上攻。稍失检点，为祸不测。收靥落痂时，暴赤肿痛，虽为余毒，险急一同，统与前汤。若痘中夹丹、夹疹，尤为得旨。盖防风、荆芥、前胡、蝉蜕升发阳气者也，亦可祛诸风邪。牛蒡、连翘、山楂、桔梗解利邪毒者也，亦可散诸郁结。无湿不疹，除以木通、甘草无热不癍，降以黄芩、黄连。气不上下，人参、黄芪以通之。血不流行，红花、生地、紫草、归、芎以顺之。如此化裁，功非独能于目，即专事痘科，用治紫黑而干，亦良剂也。东垣谓痘疮从寒，水逆流克火而致，初则膀光壬水，又有流而克小肠丙火，故颈以上先见。次则肾经癸水，又克心经丁火，故胸以上次见。终则二火炽盛，反制寒水，故腹已下后见。夫火受水克，既不能为祸，酿成痘毒，安得炽盛，反制寒水。且寒水值制，便当壮水灭火，乃又消癍化毒，攻散处方，岂不雪上加霜？立言如此，医名何自而得。痘疹之原，世谓咽下血饼，有落地即挖净，更用黄连、甘草抹儿口以解之。后不惟无痘，竟以痘死。谓非此血所致，何人人不免？必岁会、天符，气满则发，何里中传染无休？必痘神种子，择地流布，何在处？人工可种，果其胎毒耶？有公孙母女同作者，果其蕴热耶？疮疡常弥月数举，此生身不再见。造物渊微，诚非管蠡能测。腐儒一经品题，不是理学，便是数学，谈天说地，溯往穷来，俨然身历目见，凿凿可据。问以身历目见，如痘疹等事，直若鼾声梦呓，不自知其所出。子弟有当值者，偏惑于妖医奸觋，夜词晓祝，旷达者面鄙之，恬不为怪。今古一辙，可胜悼叹。

诗曰："楂地参芪紫草茸，不甘荆桔梗连通，却芩芍药红花发，蝉鼠当前叫午风。"

苏合香丸二十七

沉香　丁香　乳香　檀香　麝香　安息香　香附　白术　冰片　荜茇柯子　朱砂　犀角　苏合　香油各等分

因风、因厥，眼盲、睛斜，喉中痰沫壅盛，水饮难通，非辛香温热，不能开窍还阳，故集上项诸药。必用朱砂、柯子、犀角者，防温热之过燥而耗心血，辛香之走散真气，以敛肺液尔。中寒中恶，用亦适宜。然终能耗元神而动内风，备以救急可也，慎毋令人多服。

诗曰："苏木丁沉乳麝脐，片檀安息荜沾泥，都来香附柯梨勒，油合丹砂即画犀。"

抱龙丸二十八

胆南星二两　天竺黄一两　朱砂五钱　琥珀　珍珠　雄精三钱　檀香　人参二钱　麝　木香　沉香一钱　甘草煎膏为丸，芡实大，金衣

小儿一切惊搐，致辘轳转关诸症，主此方者。

宝气可以镇惊，金珠、琥珀、雄精是也。香气可以散搐，沉、檀、木、麝、竺黄是也。惊搐因风虚，人参、甘草扶其元。风虚生痰火，南星、牛胆，清其热。抱龙二字义未详，或者龙为肝火，定风镇惊之谓与。

诗曰："天竺星珠独夜光，丹砂珀酒人雄黄，木沉檀麝香初热，席抱龙须卧石床。"

升解散二十九

芎藭　生地　芍药　黄芩　木通　升麻　朱砂　茯苓　甘草各等分
小儿痘已现形，暴发惊搐，目赤，畏光，泣出，此方主之。
痘形既见，热应渐退，复发而惊搐，兼得目病，明系木火两盛。爰用芎藭、生地、芍药凉血而平木，黄芩、升麻、木通导赤以泄火。朱砂、苓、

草三物，特以镇惊收泪耳。然此症来势险甚，服一二次不减，须着精神。

诗曰："痘见目随红，急需芩草通，朱芎苓芍地，升解不无功。"

五积散三十

当归　芎䓖　桔梗　茯苓一钱五分　干姜　肉桂　半夏　苍术　厚朴
芍药　甘草一钱　麻黄　白芷　橘皮　枳壳六分

此方能治寒积、食积、气积、血积、痰积，故名五积。究其义，麻黄、白芷精专解表，甘草、芍药德合和里，苍术、厚朴平胃中之敦阜，橘皮、枳壳发膜原之蕴藏，姜、桂、芎、归入血分，兼祛寒湿，半夏、苓、桔逐浮饮，更豁顽痰。盖阴阳表里通用之剂也。外感风寒，内伤生冷，身热无汗，头痛目暴发，服亦准。元气素虚人，出麻黄、苍术、枳壳，入参术。再肢冷自汗，加附子、生黄芪。

诗曰："五积枳橘陈成壳，芷芎姜桂苍于朴，麻黄半夏采苓归，草梗删除看芍药。"

天保采薇汤三十一

人参　黄芪　当归　地黄　甘草　白芍　谷精草　黄连　山楂肉　葳
蕤仁　黄芩　木通　桔梗　前胡　连翘　紫草茸　麦门冬　大力子即鼠黏子

此清毒活血、攻补兼施之方也。

痘中目暴发，明知邪干风木，然痘色淡而浆空，主气血大虚，却不敢骤补。盖补则痘利，决害于目，目赤疼而翳生，变幻多端。仍不能寒散，寒散则目宁有伤于痘。当家殊觉棘手，谩言庸劣上方。人参、黄芪、地黄、当归、甘草，滋益真元者也；真元济则黄芩、黄连、木通、大力可施其克伐。芍药、谷精、山楂、蕤仁、紫草，调和荣卫者也，荣卫调则桔梗、前胡、麦冬、连翘可靖其娇氛。夫如是，症虽异而药参同喫，两不相妨。曰天保采薇者，借言吉人荷天保安，俾单厚戬谷，厥药用无不宜，病莫不兴，兴矣。益曲尽其情，敬司乃事，毋使病起而忘护持。人谓金不利，治弗良，医无恒，术不精。作此方者，其思全省疚，寡尤寡悔之师乎。夏禹铸亦有此汤名，药名大相悬绝，不知何所取义，且无论症之顺逆，总教人按方煎服，尤不可解。

诗曰："天保采薇汤，翘芩连地黄，归芪参大力，甘桔芍通方，紫草饶鲜色，蕤仁有密香。前胡云谷麦，性质等楂凉。"

附夏方："枳桔二陈药，升酒犹芎藿，柴葛前饮醋，羌苍独谨朴。"

达原饮三十二

槟榔　知母　芍药　黄芩　厚朴　草果　甘草

热疫蒸烁神膏，痛不能耐。但治其疫，目自宁。上方槟、朴辟瘴恶，且疏通岁运。草果发伏邪而不损天和。热甚伤形故痛，知母、黄芩以清之。热久销阴则痉，芍药、甘草以平之。夫疫，乃天地非常之气，其中人不由经络表里，舍于夹脊，附近于胃，即《针经》所谓横连膜原者是。得此汤而直达之，重者渐轻，轻者顿解。

诗曰："槟芩芍药蔻，知母难消受，炙草厚而甘，达原宜急就。"

清平丸三十三

槟榔<small>四两</small>　苍术　厚朴　半夏曲<small>三两</small>　草果仁　广橘皮　山楂肉　香附　白芍药　黄芩　知母<small>二两</small>　柴胡　干葛　藿香梗　紫苏叶<small>一两五钱</small>　青皮　枳实　甘草<small>一两</small>

生姜汁调六神曲，净粉，打糊为丸，弹子大。每用一丸，嚼化，缓缓咽下。如精神稍爽，照药品作汤剂，仍加神曲，并扭生姜汁对服。上方专治重痢噤口，饮食不入，入即吐，及一切时行传染，内外壮热，无汗口渴。盖天地乖戾客气，随人呼吸入胃，正不胜邪，登时疾作。头腹急痛，已而发热，或吐或泻，水浆不能下咽。槟榔、草果、苍、朴、姜、曲、甘草、半夏可达原而平胃，橘皮、苏叶、藿梗、楂肉、柴胡、干葛，可解肌而正气。热毒上格，故凡物不纳，白芍药、黄芩、知母以凉之。厉气中结，故滞下不顺，香附子、枳实、青皮以利之。病骤形实，沉困自当顿苏。再就是验症增删，无人不起，乃名其丸曰"清平"。

诗曰："清平首选达原方，平胃香苏散合襄，再入葛柴楂枳曲，青皮瘦骨复无常。"